临床细胞形态学教学图谱

主　编　王永伦　闵　迅

科学出版社

北　京

内 容 简 介

本书是一部临床细胞形态学显微镜诊断技术专著，采用500余幅显微镜摄影高清彩图并配套简要的文字进行描述。其内容主要涵盖各系统的正常及异常细胞形态的识别特征、骨髓增生程度、细胞化学染色及血细胞识别训练；此外，还精选28种临床血液病典型病例的骨髓图片及临床恶性肿瘤典型病例的脱落细胞图片以供读者参考。

此书可供临床检验人员、临床医师及医学院校学生学习、查阅。

图书在版编目(CIP)数据

临床细胞形态学教学图谱/王永伦，闵迅主编. —北京：科学出版社，2017.1
ISBN 978-7-03-051591-9

Ⅰ. 临… Ⅱ. ①王… ②闵… Ⅲ. 人体细胞学－细胞形态学－图谱
Ⅳ. R329.2-64

中国版本图书馆CIP数据核字(2017)第006755号

责任编辑：程晓红 董 林 / 责任校对：李 影
责任印制：赵 博 / 封面设计：龙 岩

科学出版社 出版
北京东黄城根北街16号
邮政编码：100717
http://www.sciencep.com

涿州市般润文化传播有限公司印刷

科学出版社发行 各地新华书店经销

*

2017年1月第 一 版 开本：787×1092 1/16
2025年1月第十次印刷 印张：8
字数：214 000

定价：72.00元

（如有印装质量问题，我社负责调换）

序

细胞形态学检验是检验医学领域的一门非常重要的学科，可为许多疾病的诊断、治疗、监测及预后等提供直接的证据。随着技术的不断进步，细胞形态学检验也迎来了更好的发展，如流式细胞、FISH 等技术的应用，拓展了临床对血液系统疾病的认识；全自动血细胞形态学分析仪等的普及，降低了检验人员的工作强度。但是尚无任何一台仪器能够完全取代传统的人工显微镜辨识，有经验的细胞形态学检验人员给出的检验结果仍然是细胞学检验辨识的“金标准”。因此，加强对形态学检验人员的培养仍然是检验医学学科的重要任务。

本书作者从事血液学检验临床工作 30 余载，在细胞形态学辨识方面积累了丰富的实践经验。经过收集整理，作者精选出 500 余幅清晰度较高的典型案例图片，以图文并茂的形式编著出版《临床细胞形态学教学图谱》，供在相关领域工作、学习的临床工作人员参考。

鉴于该书内容与临床细胞形态学日常检验工作紧密联系，其对临床医生、检验人员及检验专业学生细胞形态学的认识及鉴别水平必将大有裨益，是一本较为实用的工具书和参考书。

重庆医科大学检验医学院 尹一兵 教授

2016 年 6 月

前　言

随着自动化血细胞分析仪、流式细胞分析仪等仪器的广泛应用，细胞形态学的显微镜诊断技术已逐渐被忽略甚至大有被自动化分析仪取代之趋势。不同疾病引起的细胞形态学改变千差万别，而自动化分析仪器有限的参数设置难以识别细胞形态学的千变万化，故传统的显微镜诊断技术仍是细胞形态学诊断的“金标准”，也是从事细胞形态学检验工作的基础。为避免人们逐渐淡忘细胞形态学，重视其显微镜诊断技术在临床检验中的重要价值，我们结合临床工作实际和“医学检验专业”实验教学需要，特编写《临床细胞形态学教学图谱》，可供《临床血液学检验及检验基础》实验教学使用，也可供临床检验人员在工作中参考。

本书共分 4 章。第 1 章简述造血细胞的基础理论；第 2 章采用图文并茂形式介绍各系统的正常细胞形态和异常细胞形态、骨髓增生程度、部分常用细胞化学染色判断标准、血细胞识别训练等，亦简要介绍血细胞形态学检验质量控制的基本要领；第 3 章展示临床常见血液病及少见血液病病例的高清晰血细胞图片；第 4 章介绍临床脱落细胞形态学检验的基本要领、恶性肿瘤细胞形态学变化的共同特征，展示临床典型病例的高清晰恶性肿瘤细胞图片。

编者主要参考国内出版的有关血细胞形态学图谱，采用自己从事临床血液学及脱落细胞学检验工作 30 余年中收集的病例图片汇编成册。

本图谱在编写过程中得到遵义医学院退休老领导——孙显明教授（贵州省血液病学专业知名专家，曾任遵义医学院第一附属医院院长，贵州省医学会血液病学分会副主任委员，中华医学会贵州分会副会长，《贵州医药》杂志编委，享受国务院政府特殊津贴）的细心指导，特此致谢。

由于编者水平和经验有限，不足之处在所难免，敬请专家和读者批评指正，以便再版时修改。

编　者

2016 年 8 月

目　录

第1章

血细胞发育与成熟的基础理论

第一节 血细胞发育演变规律

一、血细胞发育演变总体规律

造血干细胞在造血微环境及细胞因子等的诱导下，分化成为各系祖细胞。祖细胞向下分化成为形态可辨认的各系原始细胞，进一步发育形成具有特定功能的终末细胞(图 1-1-1)。

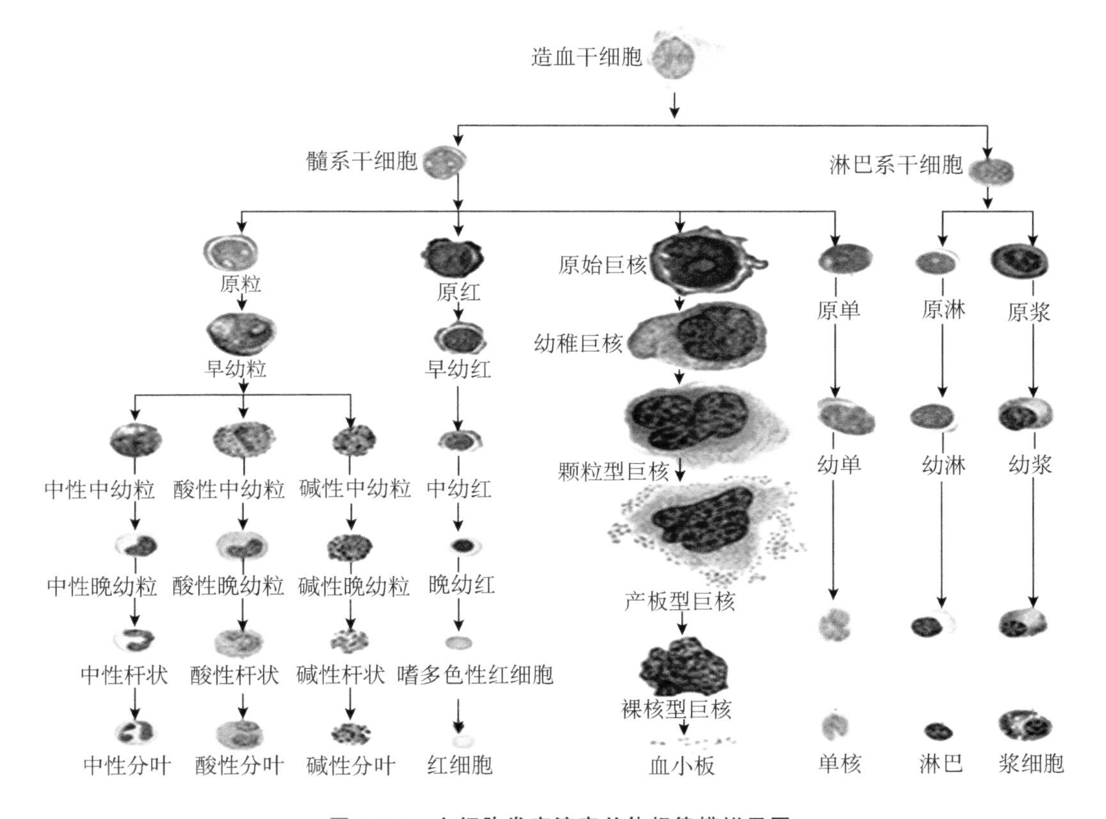

图 1-1-1 血细胞发育演变总体规律模拟示图

二、血细胞发育成熟中形态演变一般规律

血细胞发育成熟是一个连续的过程，为研究等目的，人为将其划分为各个阶段。在细胞分类中，处于上、下阶段之间的细胞一般划入下一阶段。血细胞发育过程中形态演变一般规律见表 1-1-1。

表 1-1-1 血细胞发育过程中形态演变一般规律

项目	原始→幼稚→成熟	备注
细胞大小	大→小	巨核细胞由小变大，原粒细胞比早幼粒细胞小
核大小	大→小	成熟红细胞核消失
核形态	规则→不规则（如圆形→凹陷→分叶）	
核染色质	细致→粗糙，疏松→致密	
核染色	淡紫色→深紫色	
核膜	不明显（薄）→明显（厚）	
核仁	有→无	
胞质量	少→多	小淋巴细胞胞质少
胞质颜色	深蓝→浅蓝或蓝→红	
胞质颗粒	无→少→多	红细胞无颗粒，粒细胞颗粒分化为 3 种

第二节　血细胞的命名

血细胞按所属系列分为六大系统，即红细胞系统、粒细胞系统、单核细胞系统、淋巴细胞系统、浆细胞系统及巨核细胞系统。每一系统又依细胞成熟水平分为原始、幼稚和成熟 3 个阶段，其中红系和粒系的幼稚阶段又分为早幼、中幼和晚幼 3 个阶段；而粒细胞又根据细胞质内所含颗粒的特征不同再分为中性粒细胞、嗜酸粒细胞和嗜碱粒细胞。

第2章

血细胞形态学检验的基本方法

血细胞形态主要是指血细胞经瑞氏或瑞氏-吉姆萨染色后在光学显微镜下的形态特征。血细胞形态学检验包括外周血及骨髓两部分，两者同时进行，有利于临床诊断和鉴别诊断。检验人员必须把血细胞形态学检验的基础知识应用在临床实际工作中，即把因疾病发生血细胞质和(或)量的变化在光学显微镜下能正确识别、描述及发出正确的检验报告是医学检验技术人员必须掌握的基本功，也是实验室为临床提供疾病诊断准确信息的基础。

第一节　血和骨髓涂片的制备与染色方法

血液、骨髓涂片制备和染色的质量直接影响细胞形态及检验结果。一张合格的血液、骨髓涂片，要求样本涂膜为楔形，长与宽约 3cm×2cm、表面光滑、厚薄适宜、头体尾分明、两边留有一定(小于 0.3cm)空隙且染色良好，是保障细胞形态学检验结果可靠性的关键。

一、载玻片清洁

【物品准备】

1. 新载玻片　规格 75 mm×25mm，厚度 1～1.2mm。

2. 试剂　浓盐酸(化学纯或分析纯、CR/AR)，洗洁精，玻璃清洁剂，95%乙醇。

【新载玻片清洁】

方法一：新载玻片逐片放入 2%盐酸溶液中浸泡过夜(12 小时以上)，取出用自来水反复冲洗；再用 1%洗洁精浸泡 5 分钟(可适当刷洗)、自来水冲洗干净；最后用蒸馏水冲洗 3 次以上，晾干或烘干备用。亦可再次放入 95%乙醇溶液中浸泡，用时用干净布或毛巾擦净后，整理入盒，备用。

方法二：新载玻片逐片放入 1%玻璃清洁剂中浸泡 20 分钟以上，取出用自来水反复冲洗干净，最后用蒸馏水冲洗 3 次以上，晾干或烘干备用。亦可再次放入 95%乙醇溶液中浸泡，用时用干净布或毛巾擦净后，整理入盒，备用。

二、血液和骨髓涂片的制备方法(手工推片法)

【血液涂片制备方法】

1. 物品准备　洁净载玻片、洁净磨边推玻片、75%酒精、皮肤喷雾消毒剂、无菌干棉球或棉签、一次性无菌采血针等。

2. 采血部位选择　成年人以左手无名指为宜，半岁以下婴幼儿宜选大拇指或足跟部。

3. 采血　操作者先用 75%酒精棉球或皮肤喷雾消毒剂消毒自己双手；然后轻轻按摩被采血者的采血部位，以促使局部血液循环充盈，再用 75%酒精棉球消毒穿刺部位，待干；操作者用左手拇指和食指紧捏刺血部位两侧，右手持一次性无菌采血针，自指尖内侧迅速穿刺，穿刺深度一般以 2.0～2.5mm 为宜，稍加挤压血液流出；取血 1 小滴(15～20μl)，置距载玻片的一端 1.0～1.5cm 处或近一端 1/3 处。

4. 血涂片　左手持盛有血滴的载玻片，右手持另一张边缘光滑(磨边)的推玻片，用推玻片头部下缘从左至右靠近血滴，从上向下压，使血滴沿边缘展开至适当宽度，掌握推玻片与载玻片夹角成30°～45°，匀速、平稳地向左侧推动推玻片至血滴全部展开形成薄血膜为止，晾干备用。

5. 按压穿刺部位　采血完毕，用无菌干棉球按压穿刺部位，嘱被采血者按压3～5分钟，直至达到止血。

【骨髓涂片制备方法】

(1)物品准备：0.5%碘伏、2%利多卡因、无菌棉签、无菌手套、无菌一次性注射器(10～20ml各1个)、无菌8号头皮针(仅适用于2岁以内的患儿)、无菌血管钳、无菌骨髓穿刺包(包括洞巾、纱布、骨髓穿刺针等)、口罩、医用胶布条、洁净载玻片、洁净磨边推玻片等。

(2)骨髓穿刺部位选择

1)髂前上棘穿刺点：位于髂前上棘后上方1～2cm处。此处骨面较平，容易固定，操作方便安全。

2)髂后上棘穿刺点：位于骶椎两侧，臀部上方骨性突出部位。

3)胸骨穿刺点：位于胸骨柄或胸骨体相当于第1、第2肋间隙位置。此处骨髓含量丰富，当上述部位穿刺失败时，可做胸骨柄穿刺，但此处骨质较薄，其后有心房及大血管，严防穿透发生危险，尽量少选用。

4)胫骨穿刺点(仅适用于2岁以内的患儿)：位于胫骨粗隆下0.5～1.0cm内侧平坦处。

(3)骨髓穿刺体位选择：胸骨、髂前上棘及胫骨穿刺时取仰卧位。髂后上棘穿刺时可取侧卧位或俯卧位。

(4)骨髓穿刺操作术

1)助手打开骨髓穿刺包并置于器械车上。

2)术者遵循消毒原则洗手，戴帽子、口罩及无菌手套，检查骨髓穿刺包内器械齐全无损坏、穿刺针是否通畅后，常规消毒皮肤3次，消毒顺序为由中心向外周，消毒范围10～15cm，末次消毒范围应小于前2次；立即铺好消毒洞巾(可用无菌钳或胶带将消毒洞巾上方边缘固定于患者皮肤上)；用2%利多卡因做局部皮肤、皮下及骨膜浸润麻醉，并应做“品”字形多点麻醉，等待2分钟左右(使骨膜已达到麻醉效果)；将穿刺针固定器固定在适当的长度(胸骨穿刺约1.0cm处，髂骨穿刺约1.5cm处，除胸骨穿刺外，其他部位的骨髓穿刺对肥胖者可适当放长)，用左手的拇指和食指固定穿刺部位，以右手持针向骨面垂直刺入(若为胸骨柄穿刺，穿刺针与骨面成30°～40°斜行刺入)，当穿刺针接触到骨质后则左右旋转，缓缓钻刺骨质，当感到阻力消失(有落空感)时，且穿刺针已能固定在骨内，表示已进入骨髓腔，若穿刺针不固定，则应再旋钻少许达到能固定为止；用干燥的10ml或20ml注射器，将内栓退出1cm，拔出针芯，放于无菌盘内，接上干燥注射器，用适当力量缓慢抽吸，即有少量红色骨髓液从注射器针头进入注射器中，骨髓液吸取量以0.2～0.5ml为宜，取下注射器，将抽取的骨髓液推出滴于一张洁净载玻片上(亦可不插入针芯，将穿刺针拔出后立即置于水平位，再用注射器吸入少量空气、连接穿刺针，将穿刺针内骨髓液滴于洁净载玻片上)。

(5)抽吸完毕，将针芯重新插入穿刺针内，左手取无菌纱布置于针孔处，右手将穿刺针连同针芯一起拔出，随即将纱布盖于针孔上，压迫止血3～5分钟，再用胶布加压固定。

(6)骨髓涂片：将上述行骨髓穿刺术获得骨髓液的载玻片，小心置放在准备用于骨髓涂片操作的平整处或平台上，立即用右手持一张推玻片、左手持一张载玻片，用推玻片头部下缘蘸取少许(20～30μl)骨髓液，置于载玻片近左端1.0～1.5cm处或近左端1/3处，从上向下压，让其骨髓液沿边缘迅速展开至适当宽度,掌握推玻片与载玻片夹角成 25°～35°,匀速、平稳地向左侧推动推玻片至骨髓液全部展开形成薄髓膜为止(可视其骨髓液的黏稠与稀薄而定,骨髓液越黏稠,角度越需放低、推的速度越需放慢;反之,角度需适当放大,推的速度亦需适当放快)。迅速制作涂片 3～8 张(初诊者至少需要 5 张),自然晾干备用。

三、血液和骨髓涂片的染色方法

——瑞氏-吉姆萨(Wright-Giemsa)混合染色法

【染色原理】

把血液或骨髓液均匀地涂于载玻片上制备成薄血膜或薄骨髓膜。血液或骨髓液中不同细胞所含的化学成分不同,与瑞氏-吉姆萨混合染液中的酸性染料伊红和碱性染料亚甲蓝(天青B)的亲和力也不一样,细胞中的碱性物质与酸性染料结合染成红色,酸性物质与碱性染料结合染成蓝色,中性物质既能与酸性染料结合又能与碱性染料结合而染成紫红色。因而,血细胞经瑞氏-吉姆萨染色后可使各种细胞染色呈现出各自的特征。例如,红细胞中的血红蛋白、嗜酸粒细胞胞质中的颗粒等碱性物质与染液中酸性染料伊红结合染成红色,淋巴细胞胞质、嗜碱粒细胞胞质中的颗粒等酸性物质与染液中碱性染料亚甲蓝(天青 B)结合染成蓝紫色,而中性粒细胞胞质颗粒为中性物质、呈等电状态则染成淡紫红色。

【试剂】

1. 瑞氏染液的配制方法

(1)瑞氏染粉:1g。

(2)甲醇(AR):500ml(1 瓶)。

称取 1g 瑞氏染粉直接放入一瓶甲醇溶液中,盖好瓶盖,振荡混匀 10 次,放置暗处 3 个月以上即可应用。如需急用,则需将新鲜配制的瑞氏甲醇溶液放置在日常工作的操作台旁,每天上、下班时各振荡混匀 3～5 次,2 周后可使用。新鲜染液效果较差,放置时间越长,染色效果越好。放置时间大于 1 年,染液效果更好。

2. 吉姆萨染液的配制方法

(1)吉姆萨染粉:1g。

(2)丙三醇(AR):66ml。

(3)甲醇(AR):66ml。

称 1g 吉姆萨染粉,加入 66ml 丙三醇(甘油)中混匀,放于 56℃水浴箱中 3 小时助溶,中间需混匀 3～5 次,取出冷却至室温,再加入 66ml 甲醇(分析纯)中,混匀即可应用。

3. 磷酸盐缓冲液(pH=6.4～6.8)的配制方法

(1)磷酸二氢钾(KH_2PO_4,AR):0.5g。

(2)磷酸氢二钠($Na_2HPO_4 \cdot 12H_2O$,AR):0.5g。

(3)蒸馏水:1000ml。

先称取磷酸二氢钾(KH_2PO_4,AR)0.5g 放入 500ml 蒸馏水中溶解(如有少许溶解太慢,可适当加温助溶)后,再称取磷酸氢二钠($Na_2HPO_4 \cdot 12H_2O$,AR)0.5g 放入其中,补足蒸馏水至 1000ml 溶解、混匀备用。此磷酸盐缓冲液配制的浓度较其他介绍的配制方法要高,其优点是加大缓冲强度,用来配制的新鲜染液可在一定时间内(4 小时)反复使用。

4. 染色时染液准备

(1)瑞氏染液:将配制好能应用的瑞氏染液倒入磨砂茶色玻璃广口瓶(容量200～250ml、瓶颈≥30mm)中,盛装量以装满广口瓶的2/3～3/4为宜,随时盖好瓶盖可长期使用;量消耗可随时补充,期间不能沾水,更不能把吉姆萨染液混入其中,否则会影响染色效果,一旦沾水或混入吉姆萨染液,应彻底废弃、重新更换。

(2)吉姆萨染色液与磷酸盐缓冲液混合比例(约1:20):吉姆萨染色液1.5～2.0ml,加磷酸盐缓冲液30～40ml,用50ml染缸或杯混匀盛装。每天上、下午各新鲜配制1次。

【染色方法】

(1)已晾干的血或骨髓涂片在室温下放入瑞氏染色液中固定3～5秒,取出。

(2)放入吉姆萨染色液与磷酸盐缓冲液混合液中,一般染色15～20分钟,淋巴细胞白血病患者涂片染色≤15分钟,慢性粒细胞白血病患者涂片染色≥30分钟,取出,小流水冲洗干净,晾干或用滤纸吸干即可做镜下观察。

第二节　血和骨髓涂片的观察方法

显微镜观察

1. 低倍镜(10×10)观察　经瑞氏-吉姆萨染色后的血或骨髓涂片,在低倍镜(10×10)下观察全片血细胞的分布和染色情况,注意观察涂片尾部和边缘有无体积较大的异常细胞,如有应转换油镜(10×100)识别。

2. 油镜(10×100)观察　在油镜下浏览全片,尤其要注意观察涂片的体尾交界处、两侧边缘及尾部的细胞形态,需从细胞大小、细胞核大小及结构、细胞质色泽及颗粒特征等方面认真仔细地观察所存在的形态学特点。

3. 白细胞或骨髓有核细胞分类计数区域　选择涂片的体尾交界处细胞分布均匀、染色良好的区域,滴加香柏油1滴,用油镜(10×100)观察,并按一定顺序(一般沿涂片短轴、按"弓"字形)移动视野(图2-2-1),对所见到的每个白细胞或骨髓有核细胞可采用分类计数器计数或用手工画"正"字的记录方式进行分类计数,血涂片一般计数100个白细胞,骨髓涂片计数200个或500个有核细胞。

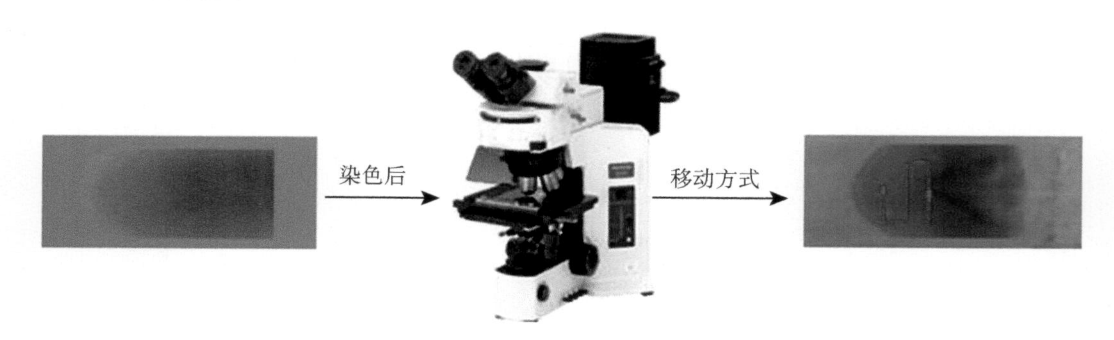

图2-2-1　白细胞或骨髓有核细胞分类计数方法

第三节　血细胞形态学检验质量控制的基本要领

一、载玻片清洁环节的质量控制

用于制作血和骨髓涂片的载玻片必须经过规范的清洁液浸泡、洗刷、清洗等处理，处理后应呈中性、无油腻、无划痕、洁净及干燥。

二、采集血液和骨髓液环节的质量控制

【采集血液】

采血应选择血液循环良好的部位，易操作，不能在有瘢痕、感染等部位采血，也不能过度挤压。

【骨髓穿刺】

(1)骨髓穿刺术前应做出血、凝血检查，有自发性皮下出血史、血友病史或凝血功能严重不良者禁忌做骨髓穿刺术。

(2)注射器及穿刺针必须干燥，以免发生溶血。

(3)骨髓穿刺操作时，穿刺针头进入骨质后，避免摆动过大，以免折断；胸骨穿刺用力不可过猛，以防穿透内侧骨板；抽取骨髓液量如做细胞形态学检查不宜过多，否则会导致血液稀释；抽取骨髓液后应立即涂片，否则会很快凝固，导致涂片有凝块或失败。

(4)术后应压迫止血，对有出血倾向者，防止骨膜下血肿形成或出血不止；术后 3 日内，穿刺部位勿用水洗，防止感染。

三、血液和骨髓涂片及染色环节的质量控制

1. 使用洁净载玻片时只能手持载玻片边缘，切勿触及载玻片平面。

2. 制备血涂片或骨髓涂片时，需灵活控制推玻片与载玻片的夹角，应根据血液、骨髓的黏稠程度而定，血液越浓、骨髓越黏稠，控制的角度相对越小；反之，则大。一般血涂片掌控在30°～45°，骨髓涂片掌控在 25°～35°，且推骨髓片时移动推片的速度也较推血片慢。要求涂膜为楔形，长与宽约 3cm×2cm、表面光滑(骨髓涂膜有骨髓小粒、脂肪滴等可粗糙)、厚薄适宜、头体尾分明、两边留有小于 0.3cm 的空隙。涂膜过厚，细胞易重叠；涂膜太薄，有核细胞多集中于尾部及边缘；涂膜的两侧及尾部未留空隙，则影响对某些异常细胞(大或成堆细胞)的观察。

3. 涂片血膜或骨髓膜未干不能叠放、固定和染色，否则导致细胞脱落。涂片在运送过程中严防涂膜擦伤、沾水和打碎等。

4. 涂片完毕，应立即标识患者唯一信息。

5. 瑞氏染液配制后放置的时间越长，染色效果越好。染色时，瑞氏染液不能沾水、吉姆萨染液不能直接混入瑞氏染液中，否则会导致被染片细胞溶解。

6. 配制磷酸盐缓冲液(pH＝6.4～6.8)时应注意结晶水的含量，如不同，需重新计算用量，否则会导致配制磷酸盐缓冲液的 pH 不准而影响染色效果。

7. 临用时配制的吉姆萨与磷酸盐缓冲液混合染液，无论用过与否，配制后超过 4 小时均应废弃。要求每天上、下午必须新鲜配制，重新更换。否则，混合染液偏酸、严重影响染色效果。

8. 染色时间控制：应适当根据外周血白细胞数、血涂膜或骨髓涂膜厚薄程度、骨髓有核细

胞增生程度及室内温度等控制染色时间，当外周血白细胞数越高、血涂膜或骨髓涂膜越厚、骨髓有核细胞增生越好、室内温度偏低等，染色时间应相对延长；反之，则适当缩短。亦应根据不同病种适当控制染色时间，如淋巴细胞白血病患者的白血病细胞易着色，染色时间应适当缩短，而慢性粒细胞白血病患者的白血病细胞数量多且不易着色，染色时间需明显延长。

四、观察血和骨髓涂片环节的质量控制

1. *在油镜下观察白细胞形态*　要随时旋转小螺旋调焦，注意观察血涂片中各种白细胞的核质结构、胞质颗粒大小、染色和分布等特点。

2. *染色误差*　染色偏碱或染色时间过长，可能将嗜中性颗粒误认为中毒颗粒，应注意全片各种细胞的染色情况。

3. *注意浏览全片*　特别要留意血涂片尾部及两侧边缘体积较大的细胞，如发现幼稚细胞，应在结果报告中加以描述。

4. *区别不同类型细胞*　含中毒颗粒的中性粒细胞应与嗜碱粒细胞区别，其要点是嗜碱粒细胞的核分叶常轮廓不清楚、染色较浅，胞质颗粒着色深、呈紫黑色，大而不均匀，常在细胞边缘分布较多，亦可有少许覆盖于细胞核上。

5. *能力培训*　必须通过理论和实践培训，包括制片，识别正常血细胞、异常血细胞、寄生虫、细菌等，工作责任心亦尤为重要。

第四节　正常血细胞形态学

一、粒细胞系统

(一)原始粒细胞(myeloblast)

胞体直径为 10～20μm，外形及核形呈圆形或类圆形，核占细胞的 2/3 以上，居中或略偏位，核染色质呈均匀细颗粒状，核仁 2～5 个、较小、清楚；胞质量少，染天蓝色，有透明感，无颗粒(图 2-4-1)。

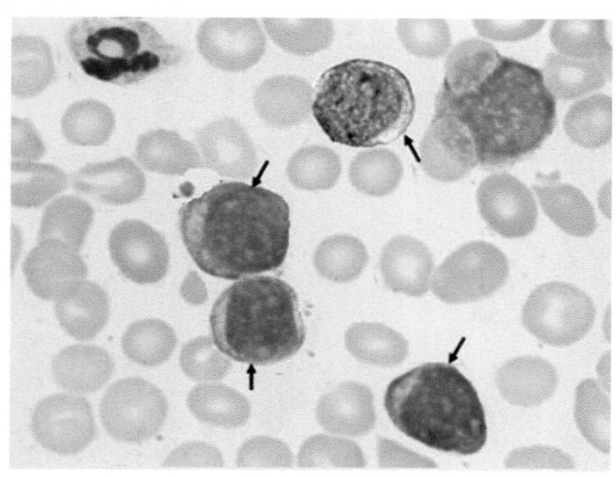
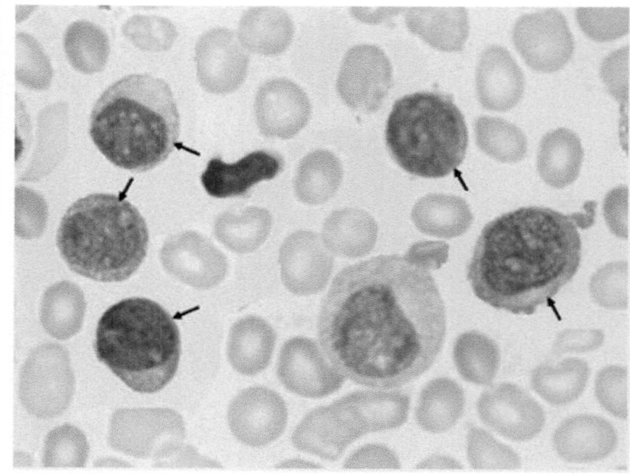

图 2-4-1　10×100 原始粒细胞

(二)早幼粒细胞(promyelocyte)

胞体直径为 12～25μm,胞体较原粒细胞大,核染色质较原粒细胞粗糙,染色质颗粒开始有聚集,核仁可见或消失;胞质染淡蓝色、蓝色或深蓝色,内含大小不等、形态不一的紫红色颗粒(即非特异性颗粒),胞质边缘可见瘤状突起(图 2-4-2)。

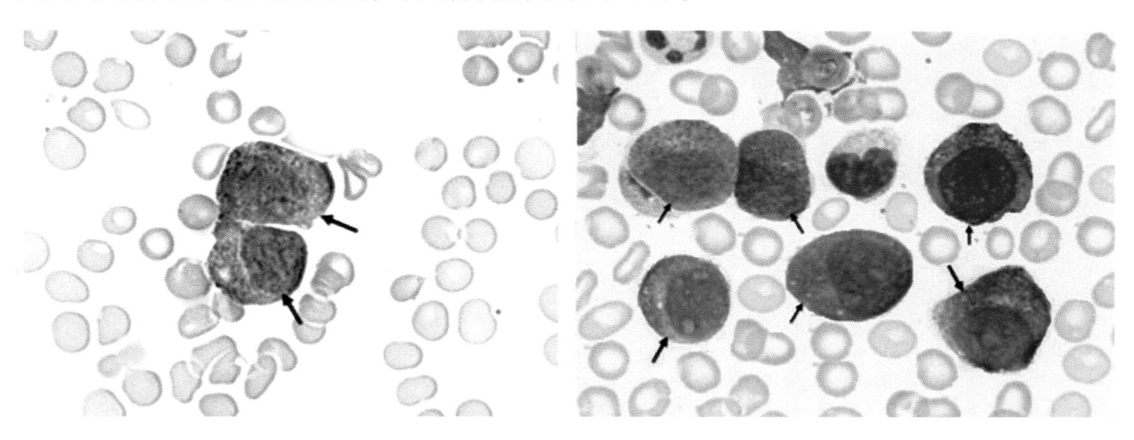

图 2-4-2　×1000 早幼粒细胞

(三)中幼粒细胞(myelocyte)

1. *中性中幼粒细胞*(neutrophilic myelocyte)　胞体直径为 10～20μm,外形呈圆形,胞核呈椭圆形或一侧开始扁平,可有凹陷,其凹陷程度常小于假设圆形核直径的 1/2,核常偏于一侧,占细体的 1/2～2/3,核染色质聚集呈索状,核仁隐约可见或消失;胞质量多,染淡红或少数区域略偏蓝,含大小一致的红色细小颗粒,即嗜中性特异性颗粒(至少有一个区域)(图 2-4-3)。

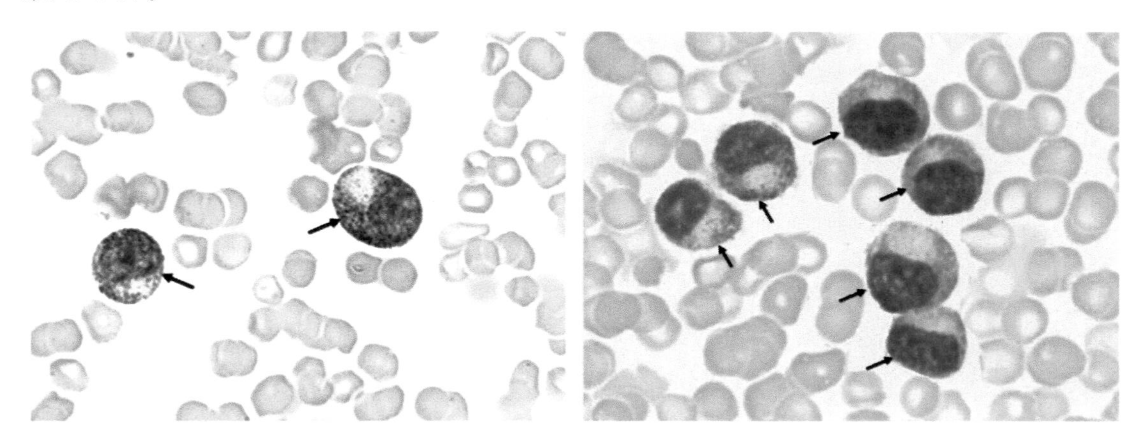

图 2-4-3　×1000 中性中幼粒细胞

2. 嗜酸性中幼粒细胞(eosinophilic myelocyte)　胞体直径为 15～20μm,核与中性中幼粒细胞相似;胞质内充满粗大而均匀、排列紧密、呈橘红色的嗜酸性特异性颗粒(图 2-4-4)。

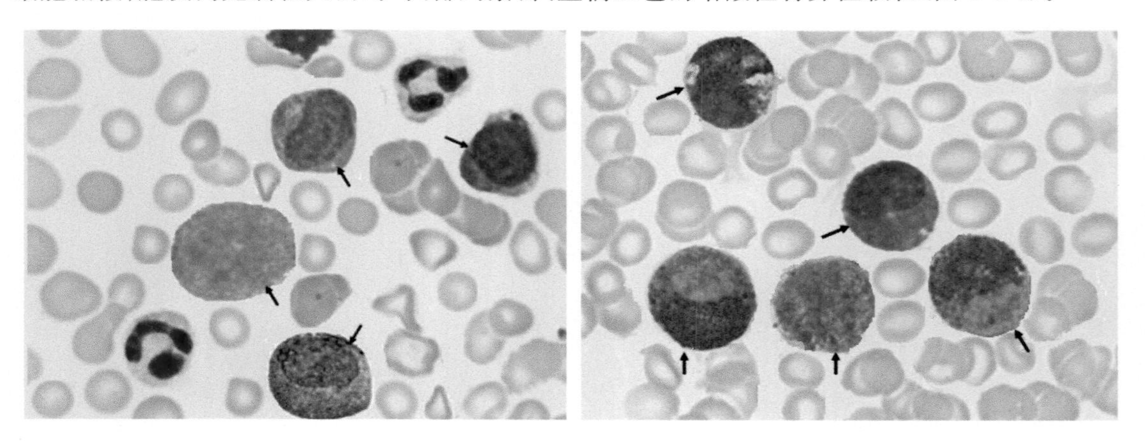

图 2-4-4　×1000 嗜酸性中幼粒细胞

3. 嗜碱性中幼粒细胞(basophilic myelocyte)　胞体直径为 10～15μm,核呈圆形或椭圆形,但常轮廓不清,核染色质较模糊,无核仁;胞质内及核上含有排列零乱、大小不一、数量不多的紫黑色嗜碱性颗粒(图 2-4-5)。

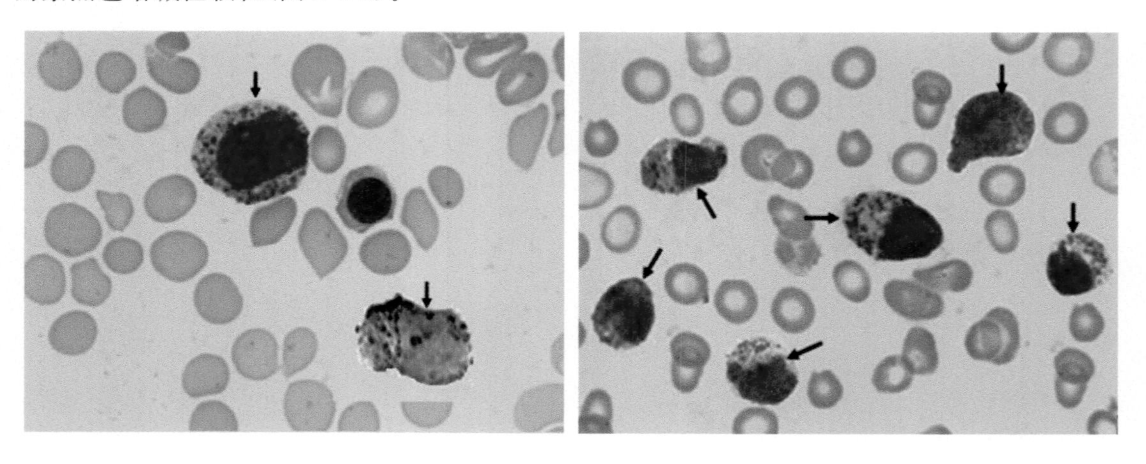

图 2-4-5　×1000 嗜碱性中幼粒细胞

(四)晚幼粒细胞(metamyelocyte)

1. 中性晚幼粒细胞(neutrophilic metamyelocyte)　胞体直径为 10～16μm,核明显凹陷,呈肾形、马蹄形、半月形,但其核凹陷程度与假设圆形核直径之比常为 1/2～3/4,核染色质粗糙而紧密,无核仁;胞质量多,浅红色,充满中性特异性颗粒(图 2-4-6)。

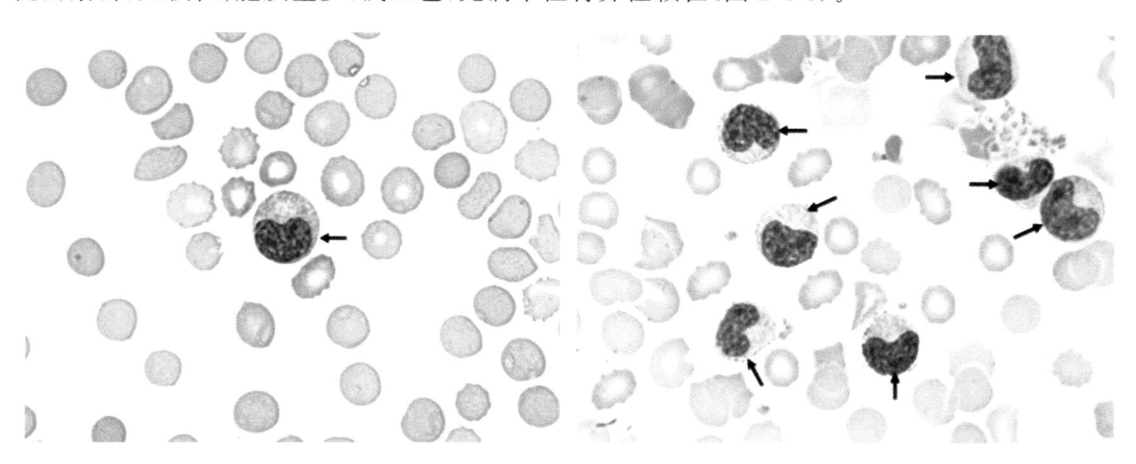

图 2-4-6　×1000 **中性晚幼粒细胞**

2. 嗜酸性晚幼粒细胞(eosinophilic metamyelocyte)　胞体直径为 10～16μm,核形及结构与中性晚幼粒细胞相似;胞质内充满橘红色、大小一致的嗜酸性特异性颗粒(图 2-4-7)。

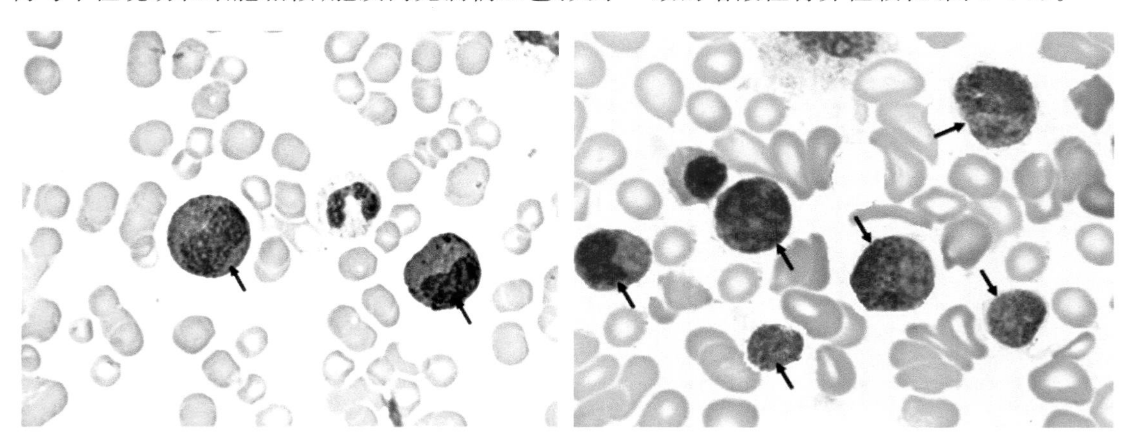

图 2-4-7　×1000 **嗜酸性晚幼粒细胞**

3. 嗜碱性晚幼粒细胞(basophilic metamyelocyte) 胞体直径为10～14μm,核固缩呈肾形,轮廓模糊;胞质内及核上含有排列零乱、大小不一、数量不多的紫黑色嗜碱性颗粒(图2-4-8)。

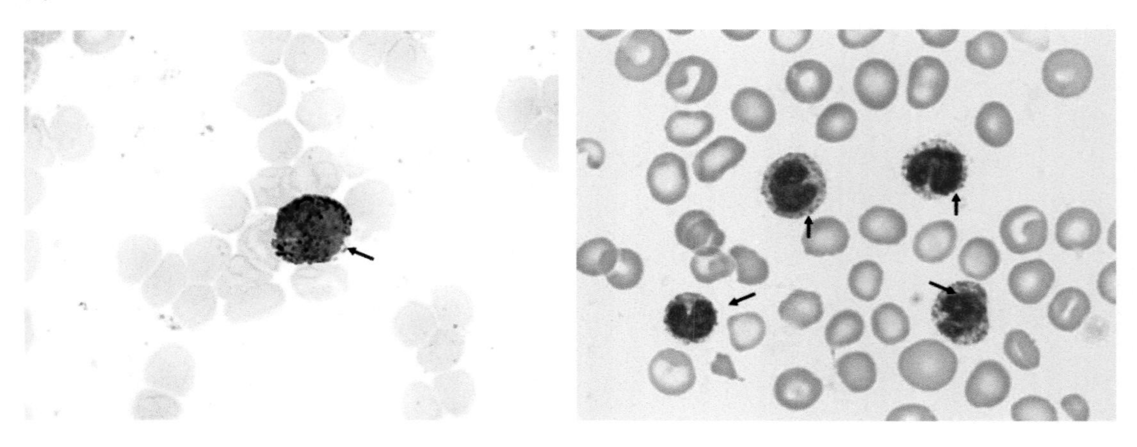

图2-4-8 ×1000 嗜碱性晚幼粒细胞

(五)杆状核粒细胞(stab granulocyte)

1. 中性杆状核粒细胞(neutrophilic stab granulocyte) 胞体直径为10～15μm,核凹陷程度超过假设直径的一半,核径最窄处大于最宽处1/3以上,呈带状弯曲,核染色质粗糙呈块状;胞质充满中性特异性颗粒(图2-4-9)。

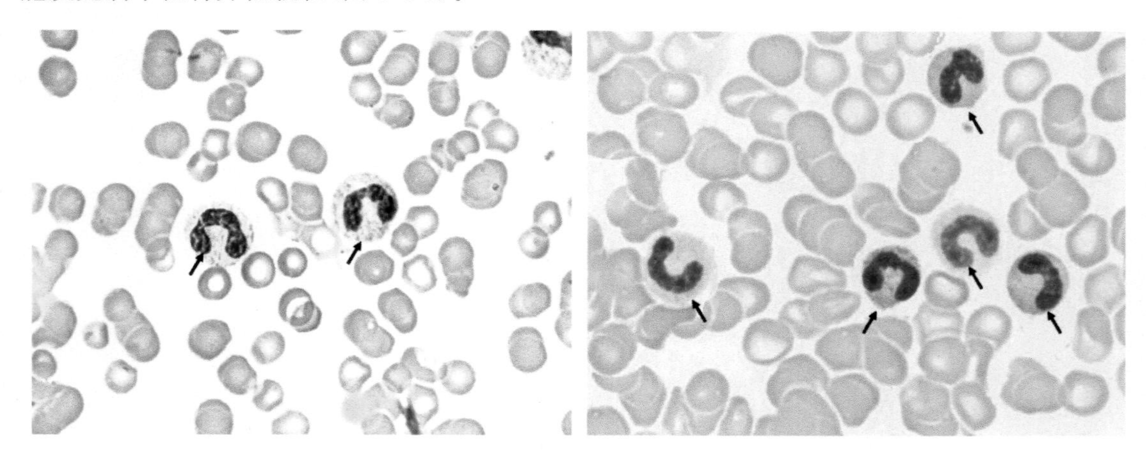

图2-4-9 ×1000 中性杆状核粒细胞

2. 嗜酸性杆状核粒细胞(eosinophilic stab granulocyte)　胞体直径为 11～16μm，核与中性杆状相似；胞质内充满嗜酸性颗粒(图 2-4-10)。

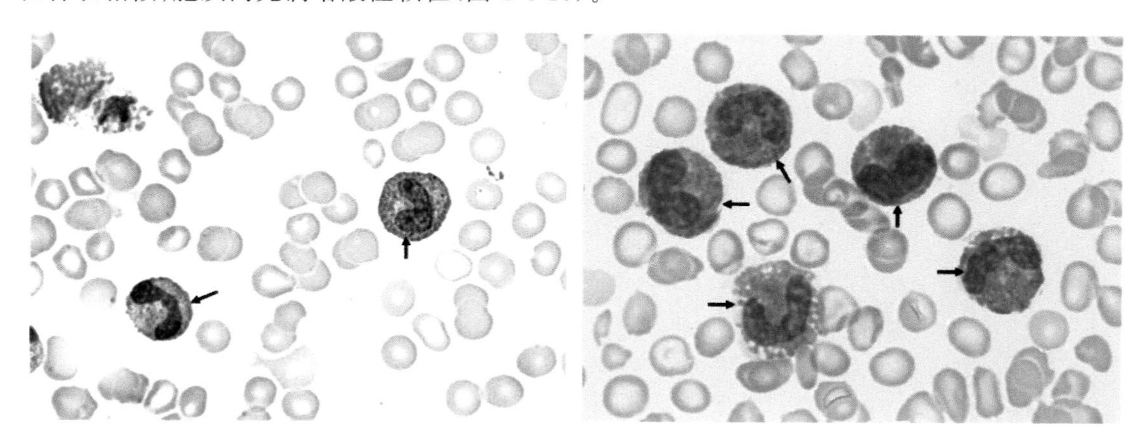

图 2-4-10　×1000 嗜酸性杆状核粒细胞

3. 嗜碱性杆状核粒细胞(basophilic stab granulocyte)　胞体直径为 10～12μm，核呈模糊杆状；胞质内及核上分布有少量嗜碱性颗粒(图 2-4-11)。

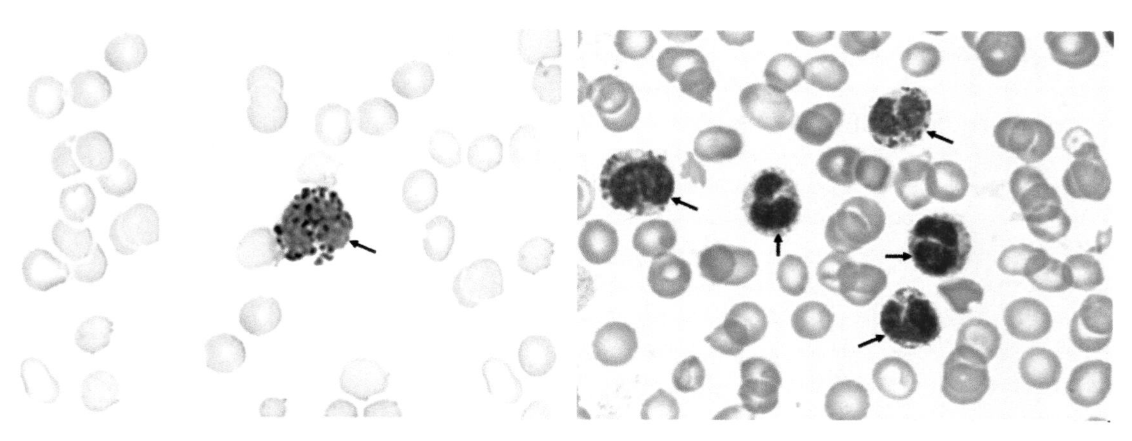

图 2-4-11　×1000 嗜碱性杆状核粒细胞

(六)分叶核粒细胞(segmented granulocyte)

1. 中性分叶核粒细胞(neutrophilic segmented granulocyte) 胞体直径为 10～14μm,核呈分叶状,2～5 叶,胞质内含淡红色均匀细小颗粒(图 2-4-12)。

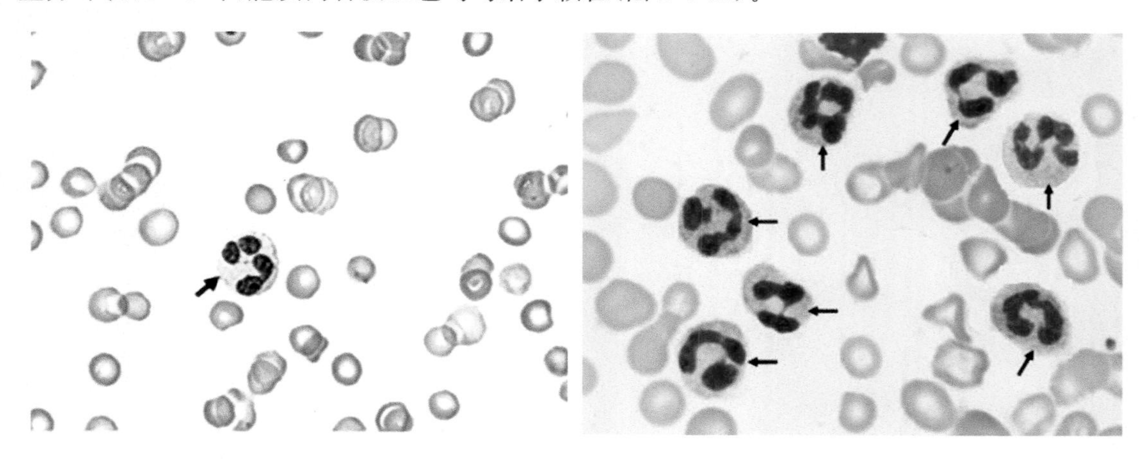

图 2-4-12 ×1000 中性分叶核粒细胞

2. 嗜酸性分叶核粒细胞(eosinophilic segmented granulocyte) 胞体直径为 11～16μm,核常分两叶,胞质内含橘红色嗜酸性颗粒(图 2-4-13)。

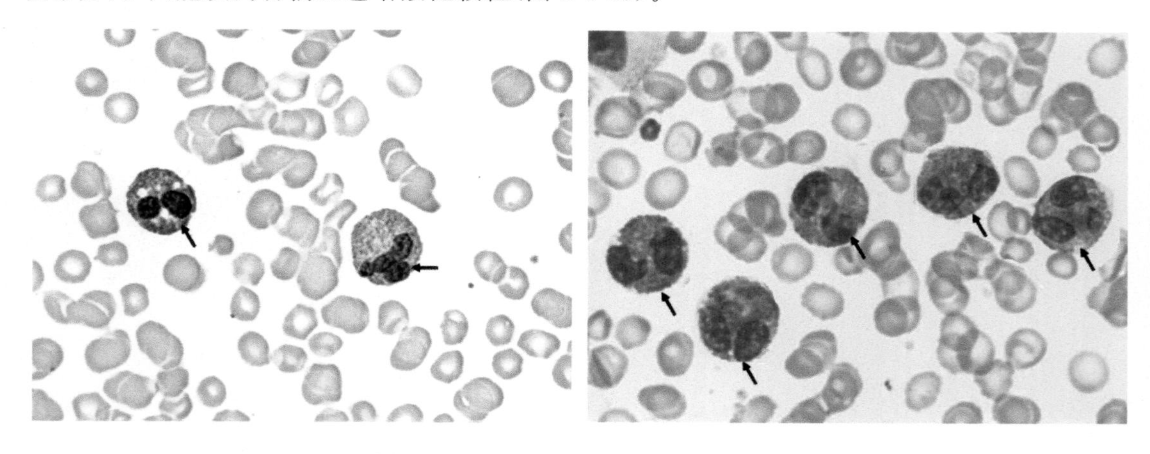

图 2-4-13 ×1000 嗜酸性分叶核粒细胞

3. 嗜碱性分叶核粒细胞(basophilic segmented granulocyte) 胞体直径为 10～12μm，核分 3～4 叶或分叶看不清楚；胞质内及核上分布有少量嗜碱性颗粒(图 2-4-14)。

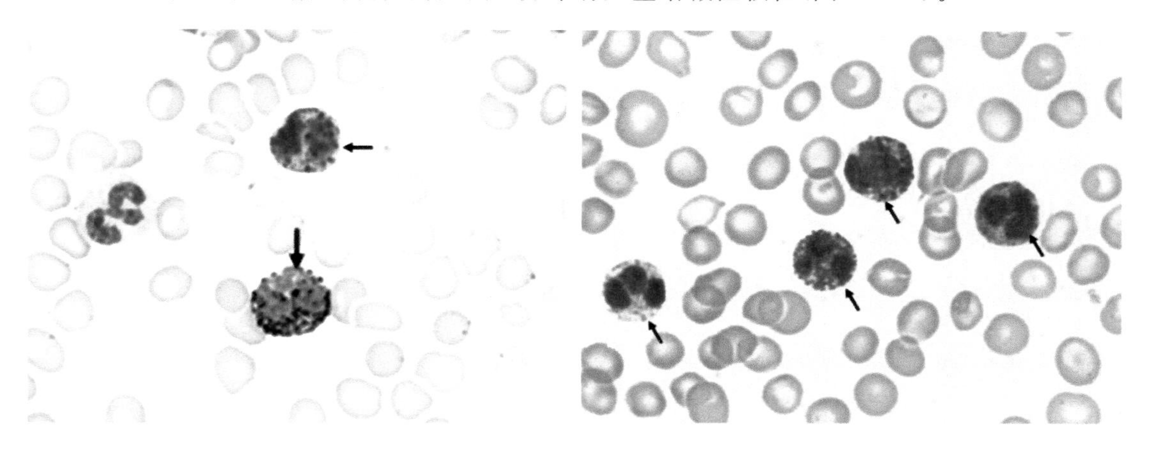

图 2-4-14 ×1000 嗜碱性分叶核粒细胞

二、红细胞系统

(一)原始红细胞(pronormoblast)

胞体直径为 15～25μm，呈圆形或椭圆形，边缘常呈钝角状或瘤状突起；核呈圆形，居中或偏位，约占细胞体的 4/5，核染色质呈颗粒状，较原粒细胞粗而密集，核仁 1～3 个、大小不一、形状不规则、呈浅蓝色或暗蓝色；胞质量少，染深蓝色、不透明，有油画蓝感，无颗粒(图 2-4-15)。

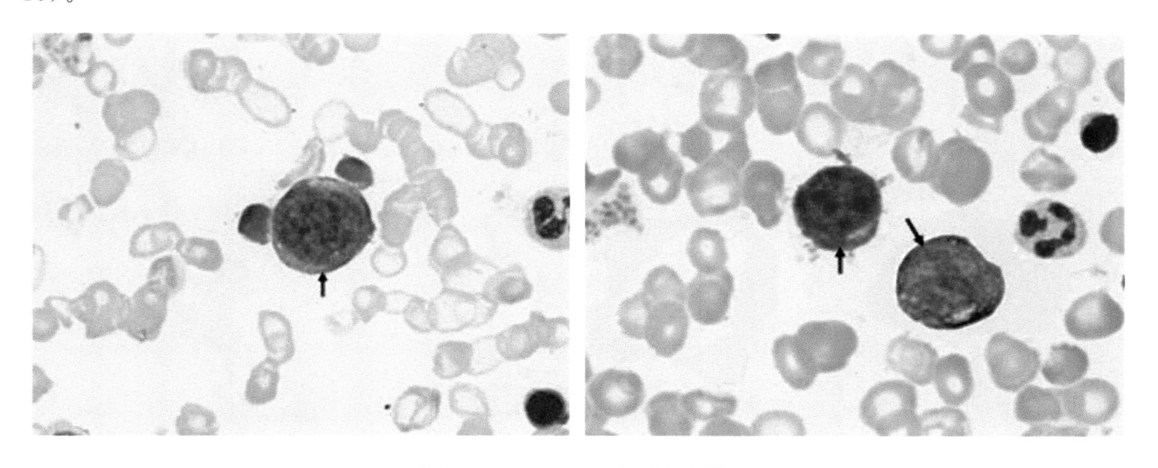

图 2-4-15 ×1000 原始红细胞

(二)早幼红细胞(early normoblast)

胞体直径为 10～18μm,核呈圆形或椭圆形,约占细胞的 2/3 以上,核染色质颗粒有浓集现象,较原红细胞粗糙,核仁模糊或消失;胞质量增多,染不透明蓝色或深蓝色,边缘可见瘤状突起(图 2-4-16)。

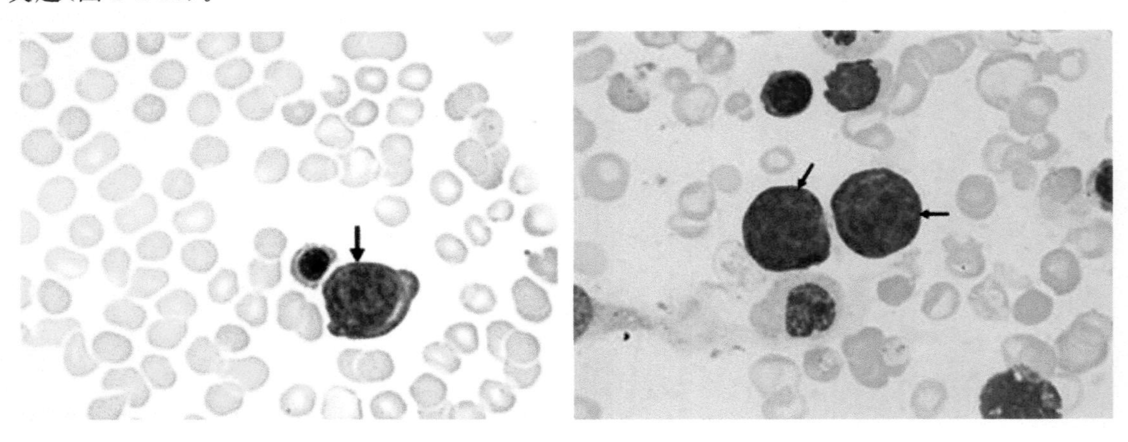

图 2-4-16　×1000 早幼红细胞

(三)中幼红细胞(polychromatic normoblast)

胞体直径为 8～15μm,核呈圆形,约占细胞的 1/2,染色质凝聚呈细条索状或块状,中间有明显空隙,如压碎饼干样或打碎墨砚感,无核仁;胞质量相对较多,由于胞质内已合成不等量的血红蛋白,常染呈不同程度的嗜多色性(图 2-4-17)。

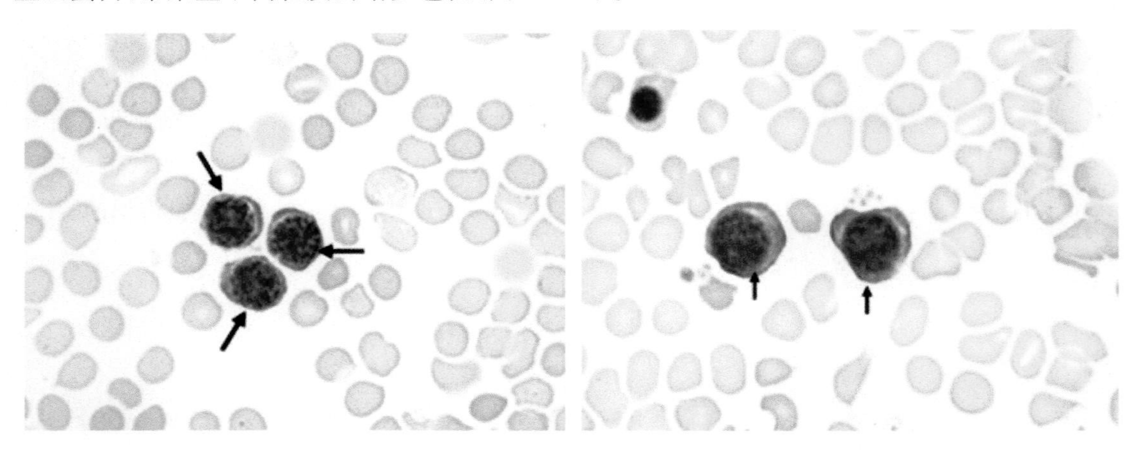

图 2-4-17　×1000 中幼红细胞

(四)晚幼红细胞(orthochromatic normoblast)

胞体直径为 7～10μm,核圆形居中或偏位,占细胞的 1/2 以下,核染色质致密聚集成结构不清的紫黑色团块状,无核仁;胞质量较多,因已合成大量血红蛋白,常染浅灰红色或浅红色(图 2-4-18)。

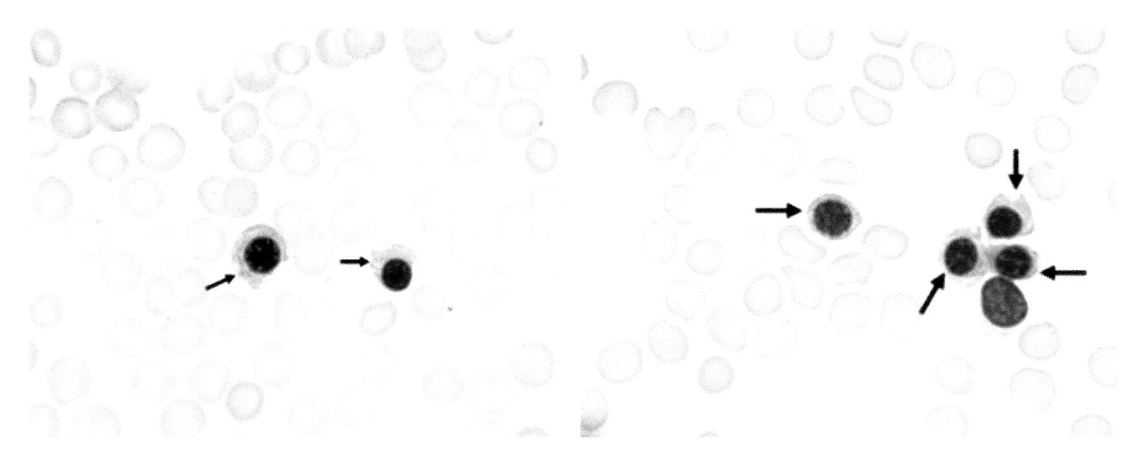

图 2-4-18　×1000 晚幼红细胞

(五)嗜多色性红细胞和网织红细胞(reticulocyte)

胞体直径为 7.2～7.5μm,为晚幼红细胞刚脱核而成,是尚未完全成熟的红细胞,经瑞氏-吉姆萨染色后为嗜多色性,故称为嗜多色性红细胞(图 2-4-19);嗜多色性红细胞如经煌焦油蓝活体染色后,可将该细胞的部分细胞质染成蓝色细颗粒状或蓝色线状或蓝色网状结构,即称网织红细胞(图 2-4-20)。

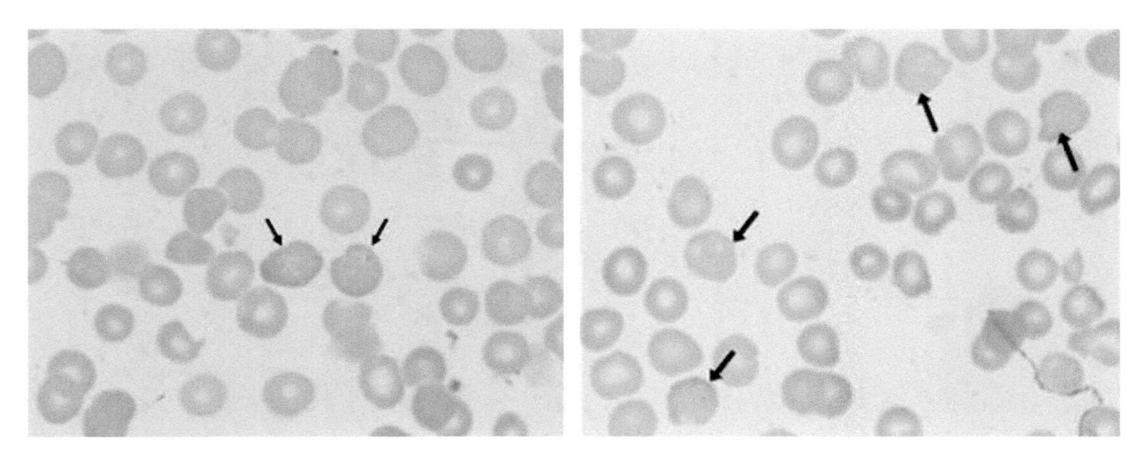

图 2-4-19　×1000 嗜多色性红细胞

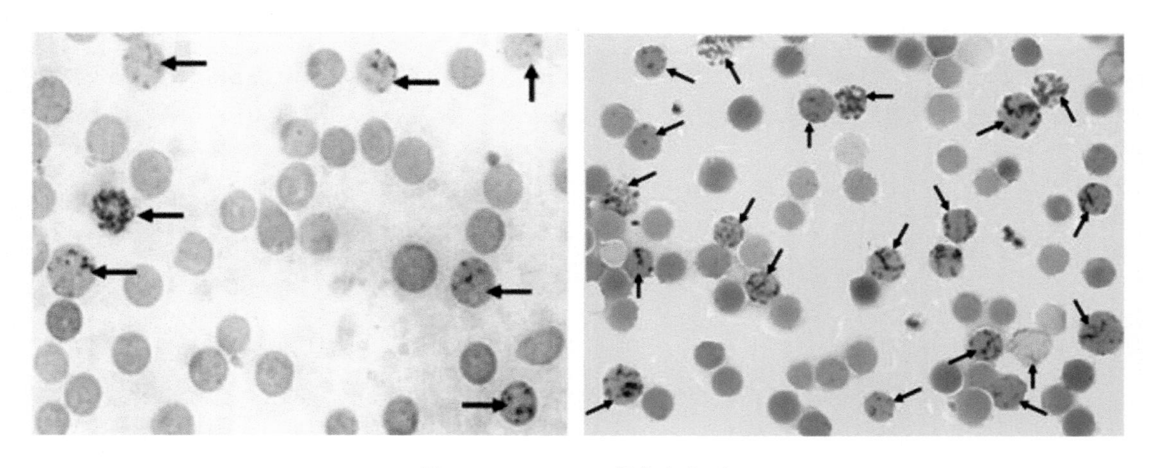

图 2-4-20 ×1000 网织红细胞

(六)红细胞(erythrocyte)

正常红细胞平均直径为7.2μm,呈双面微凹的圆盘状,中央较薄,染色浅,边缘较厚,染色深,呈粉红色,无核(图2-4-21)。

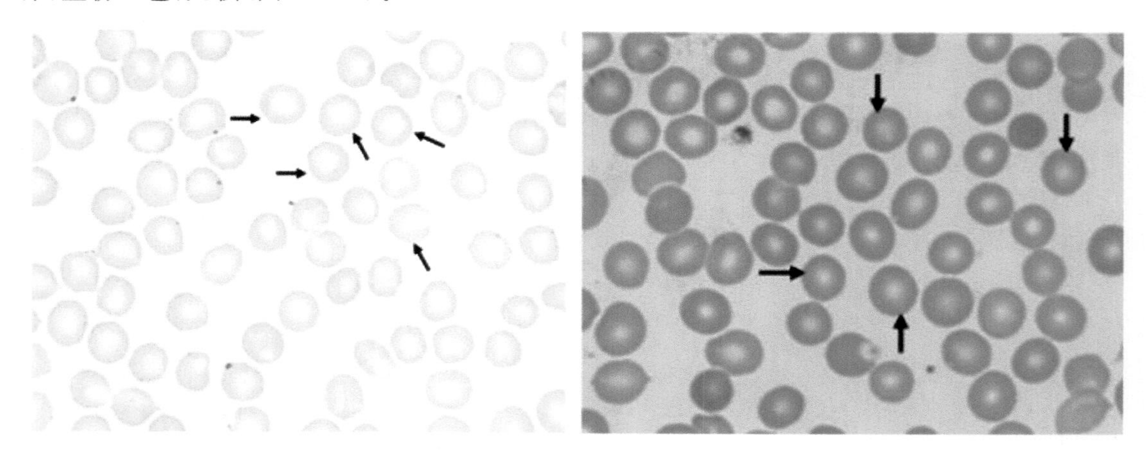

图 2-4-21 ×1000 红细胞

三、单核细胞系统

(一)原始单核细胞(monoblast)

胞体直径为14～25μm,呈圆形或不规则形,有时可有伪足。核较大,呈圆形或不规则形,可有扭曲、折叠状,核染色质纤细,呈疏松细网状结构,核仁1～3个;胞质量较其他原始细胞丰富,灰蓝色,不透明,边缘不规则或有伪足状突起(图2-4-22)。

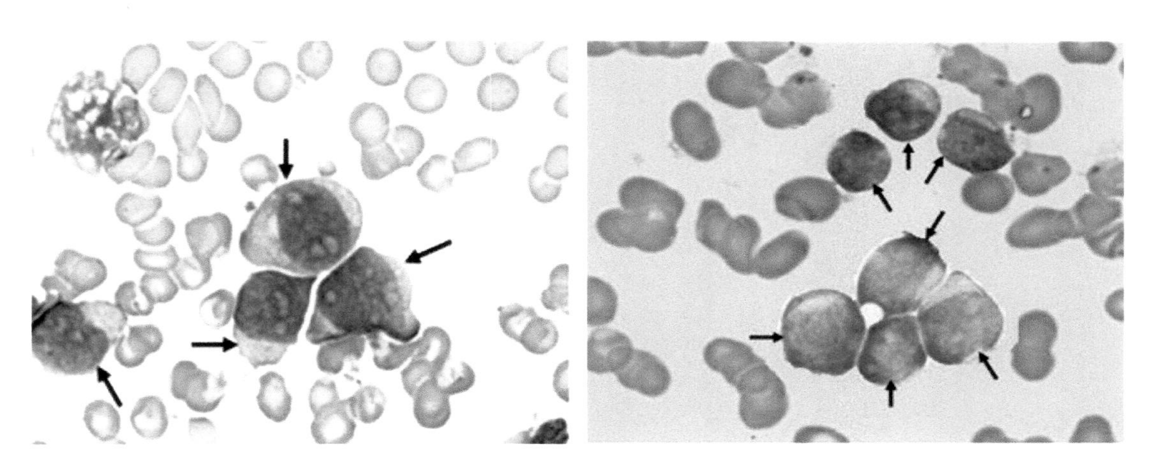

图 2-4-22 ×1000 原始单核细胞

(二)幼稚单核细胞(premonocyte)

胞体直径为 15～25μm,呈圆形或不规则形,有时可有伪足。核呈圆形或不规则形,易见扭曲、凹陷、切迹等改变,核染色质较原始单核细胞粗糙疏松,核仁可有可无;胞质染浅灰蓝色,不透明,可见细小紫红色颗粒(图 2-4-23)。

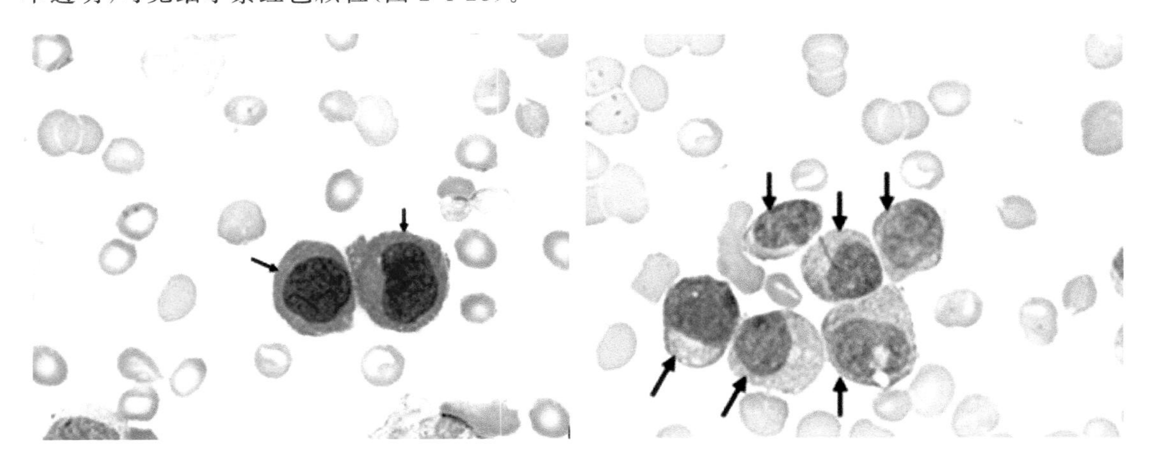

图 2-4-23 ×1000 幼稚单核细胞

(三)单核细胞(monocyte)

胞体直径为 12～20μm,呈圆形或不规则形,可见伪足。核形态常不规则,有肾形、马蹄形、"S"形、分叶状、笔架形等,核染色质疏松呈丝网状或条纹状结构,无核仁;胞质量较多,染不透明的灰蓝色,可见细小红色颗粒(图 2-4-24)。

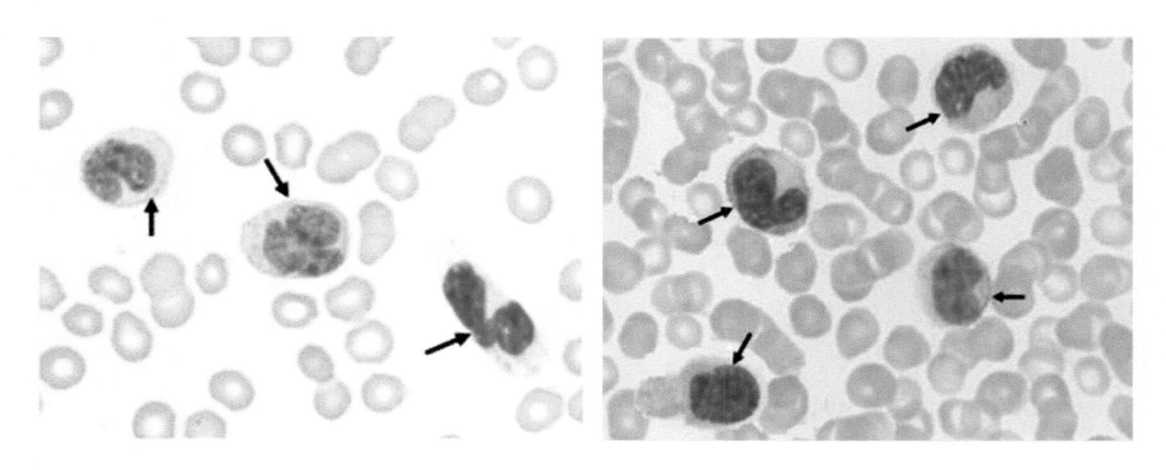

图 2-4-24　×1000 单核细胞

四、淋巴细胞系统

（一）原始淋巴细胞（lymphoblast）

胞体直径为 10～18μm，呈圆形或椭圆形。核呈圆形或椭圆形或类圆形，核染色质呈细颗粒状，核仁 1～2 个；胞质量少，呈蓝色，近核外可有透明区，无颗粒（图 2-4-25）。

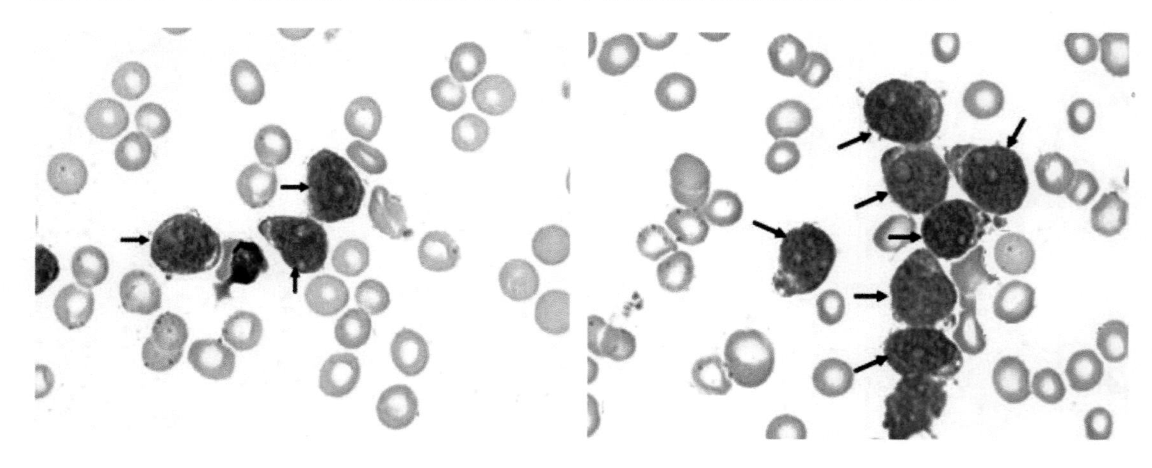

图 2-4-25　×1000 原始淋巴细胞

（二）幼稚淋巴细胞（prelymphocyte）

胞体直径为 10～16μm，呈圆形或类圆形。核亦呈圆形或类圆形，核染色质仍较细致，但比原始淋巴细胞粗，核仁可有可无；胞质量较少，呈淡蓝色或蓝色，偶见少许紫红色颗粒（图 2-4-26）。

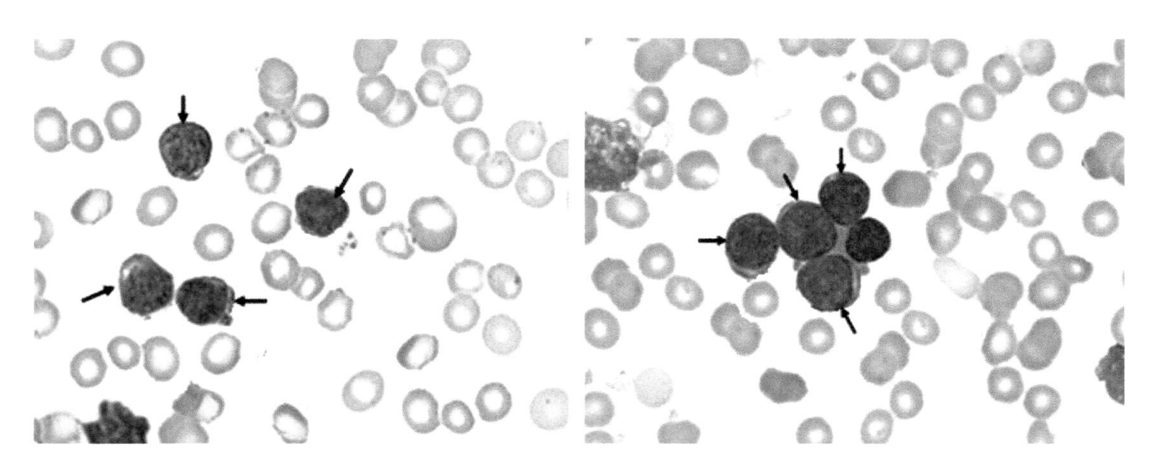

图 2-4-26　×1000 幼稚淋巴细胞

(三)淋巴细胞(lymphocyte)

1. 大淋巴细胞　胞体直径为 12～15μm，呈圆形或类圆形。核呈椭圆形，常偏于一侧，核染色质紧密而均匀；胞质量相对较多，染透明淡蓝色，可有少量大小不等的紫红色嗜天青颗粒(图 2-4-27)。

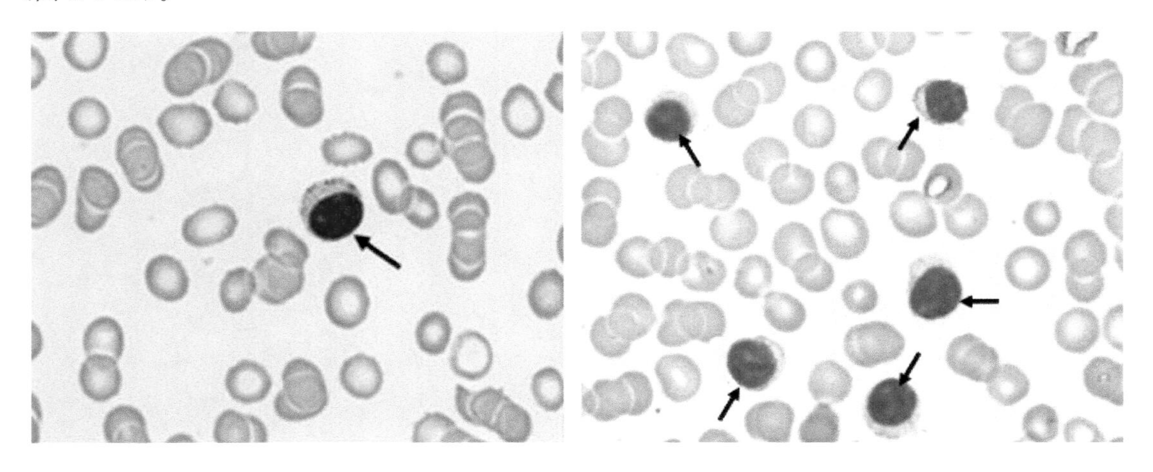

图 2-4-27　×1000 大淋巴细胞

2. 小淋巴细胞　胞体直径为 6～9μm，呈圆形或类圆形。核相对较小，呈圆形或类圆形，核染色质紧密呈大块状；胞质少量、浅蓝色，常无颗粒，有时胞质极少，颇似裸核(图 2-4-28)。

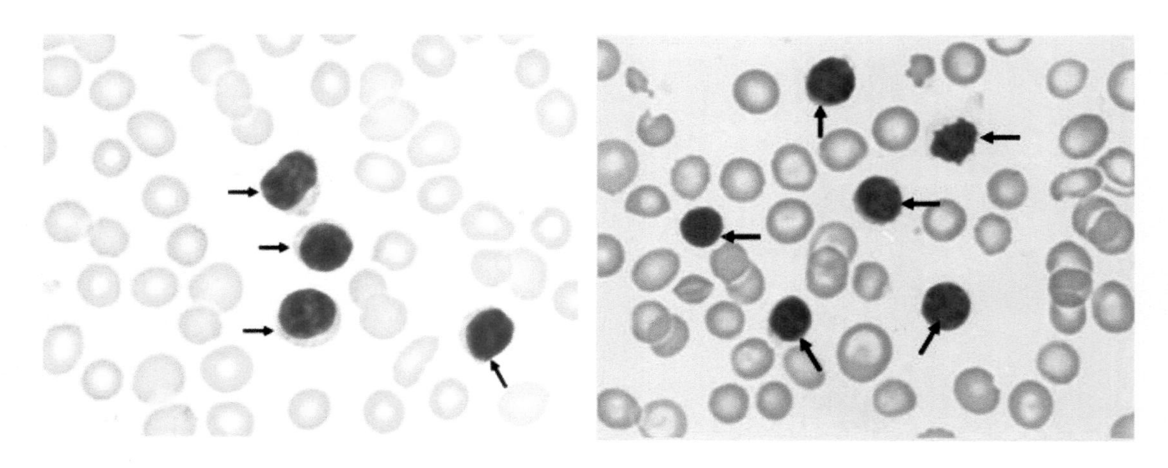

图 2-4-28　×1000 小淋巴细胞

五、浆细胞系统

(一)原始浆细胞(plasmablast)

胞体直径为 14～18μm,呈圆形或椭圆形。核呈圆形,占胞体的 2/3 以上,居中或偏位,核染色质呈粗颗粒网状,核仁 2～5 个;胞质量多,染深蓝色,不透明,无颗粒,可有空泡(图 2-4-29)。

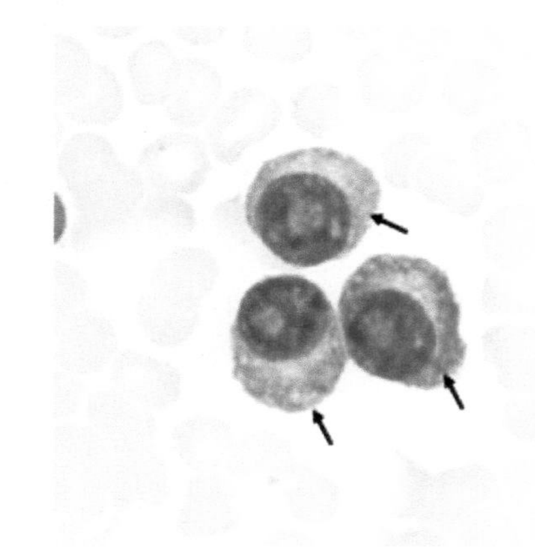

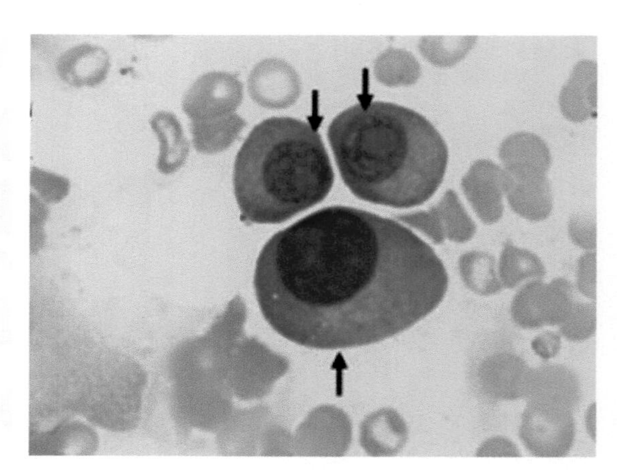

图 2-4-29　×1000 原始浆细胞

（二）幼稚浆细胞（proplasmacyte）

胞体直径为 12～16μm，常呈椭圆形。核呈圆形或椭圆形，占胞体的 1/2，居中或偏位，核染色质较原始浆细胞粗糙紧密，核仁模糊或消失；胞质量多，呈深蓝色或紫蓝色或呈蓝色火焰状，不透明，有时可有空泡及少数紫红色颗粒（图 2-4-30）。

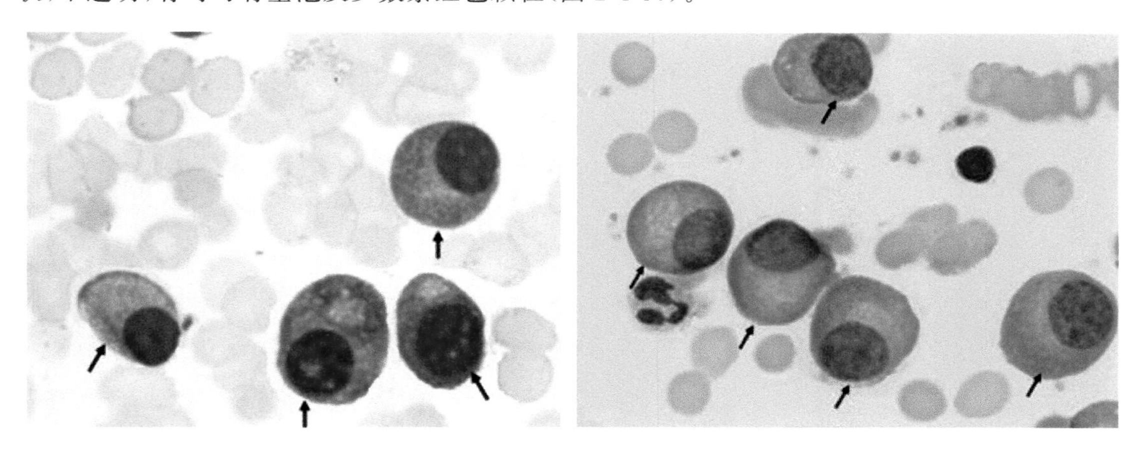

图 2-4-30　×1000 幼稚浆细胞

（三）浆细胞（plasmacyte）

胞体直径为 8～15μm，常呈椭圆形。核呈圆形，占胞体的 1/3 以下，常偏于一侧，核染色质浓集呈块状，常排列呈车轮状，无核仁；胞质量丰富，染蓝色或紫蓝色，不透明，有时有泡沫感，胞质内可有小空泡和（或）少量紫红色颗粒（图 2-4-31）。

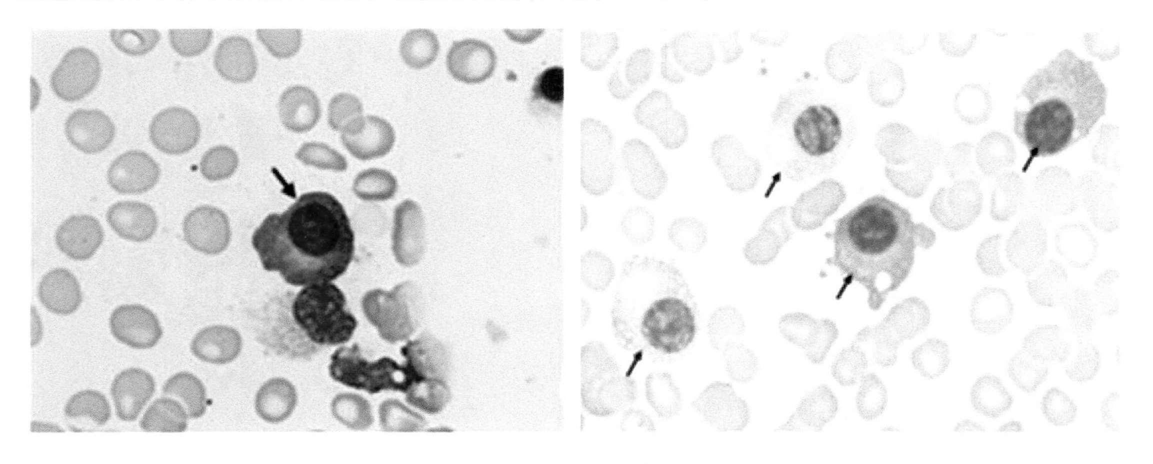

图 2-4-31　×1000 浆细胞

六、巨核细胞系统

（一）原始巨核细胞（megakaryoblast）

胞体直径为15～30μm，呈圆形或不规则形。核大，呈圆形或不规则形，核染色质较其他原始细胞粗，排列紧密，分布不均匀，核仁2～3个，淡蓝色，不清晰；胞质量较少，染深蓝色，周边浓染，无颗粒（图2-4-32）。

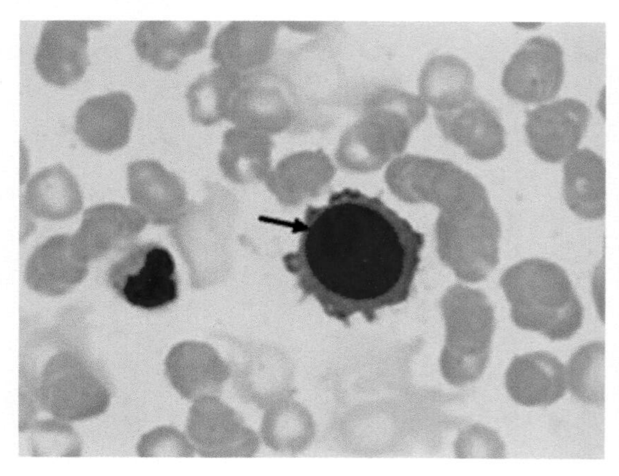
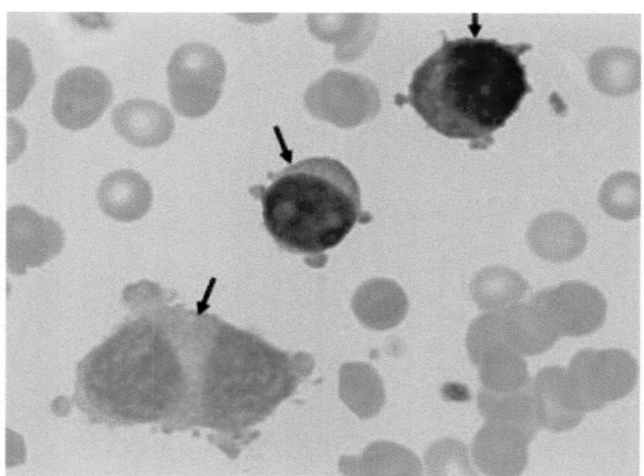

图2-4-32　×1000 原始巨核细胞

（二）幼稚巨核细胞（promegakaryocyte）

胞体直径为30～50μm，外形不规则，核亦不规则，有重叠，可扭转呈肾形或分叶状，核染色质呈粗颗粒状或局部浓集呈小块状，排列紧密，无核仁或不清晰；胞质丰富，常有伪足状突起，染深蓝色或蓝色，在近核处出现或多或少的淡红色细小颗粒（图2-4-33）。

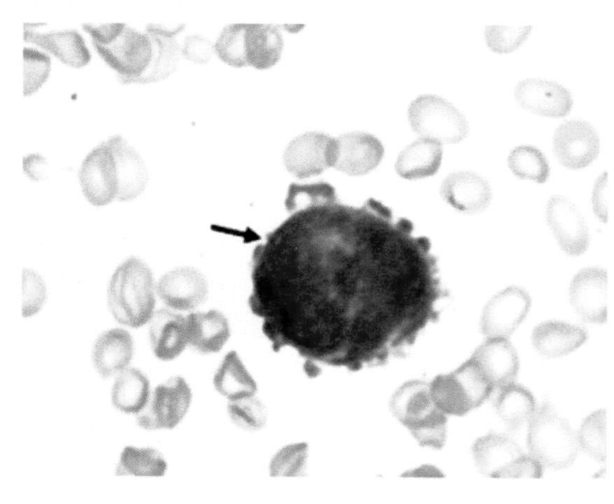
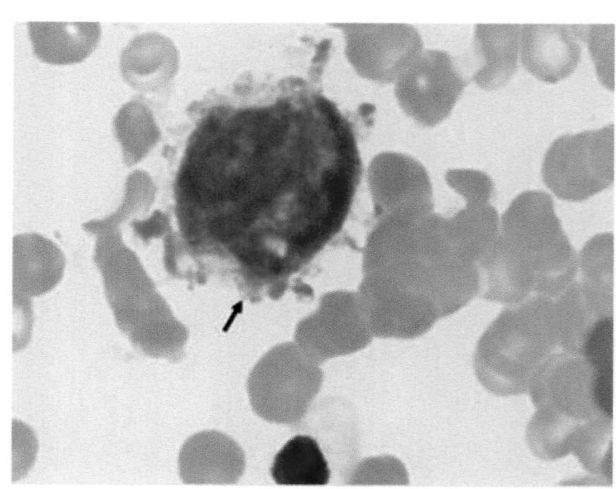

图2-4-33　×1000 幼稚巨核细胞

（三）颗粒型巨核细胞（granular megakaryocyte）

胞体直径为 40～70μm，可达 100μm，外形不规则，核巨大，不规则，核分叶后常重叠，核染色质呈块状或条索状；胞质量极丰富，染淡蓝色、浅红色或浅红色夹杂有蓝色，内含大量细小紫红色颗粒，但无血小板形成（图 2-4-34）。

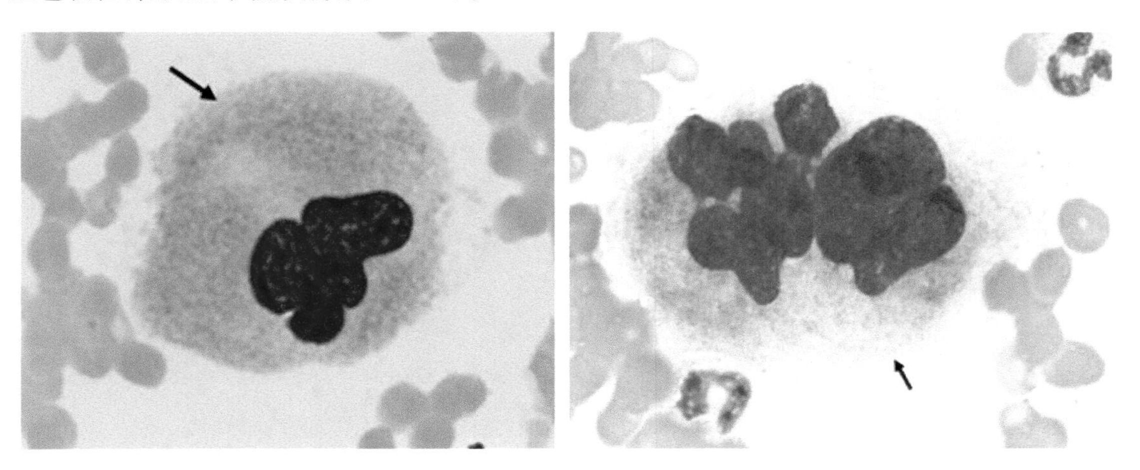

图 2-4-34　×1000 颗粒型巨核细胞

（四）产血小板型巨核细胞（thromocytogenic megakaryocyte）

胞体直径为 40～70μm，可达 100μm，形态大致与颗粒型巨核细胞相似，唯有不同的一点是胞质内充满细小紫红色颗粒及数量不等的血小板（图 2-4-35）。

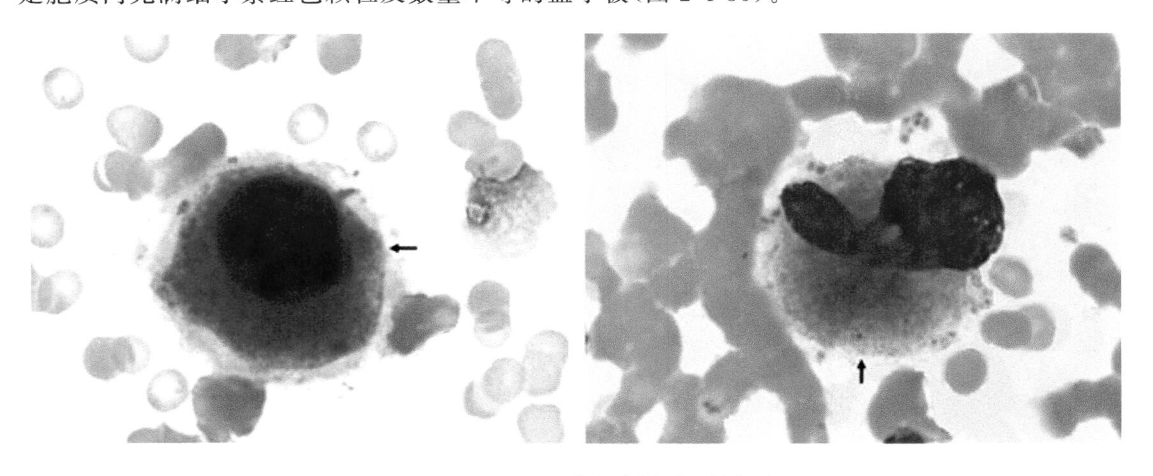

图 2-4-35　×1000 产血小板型巨核细胞

(五)裸核型巨核细胞(naked megakaryocyte)

产板型巨核细胞的胞质解体后，释放出大量血小板，仅剩1个细胞核，称为巨核细胞裸核(图2-4-36)。

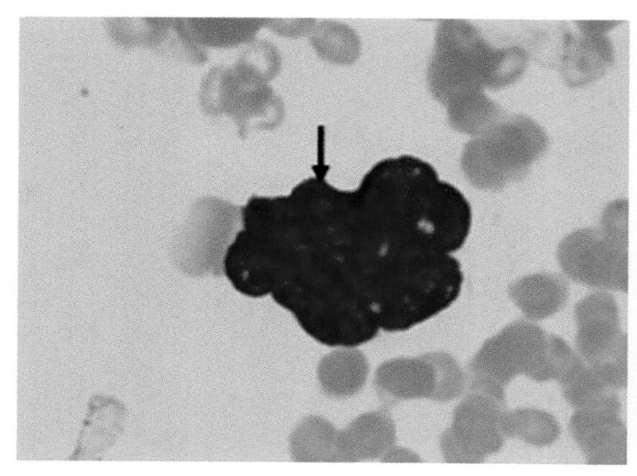
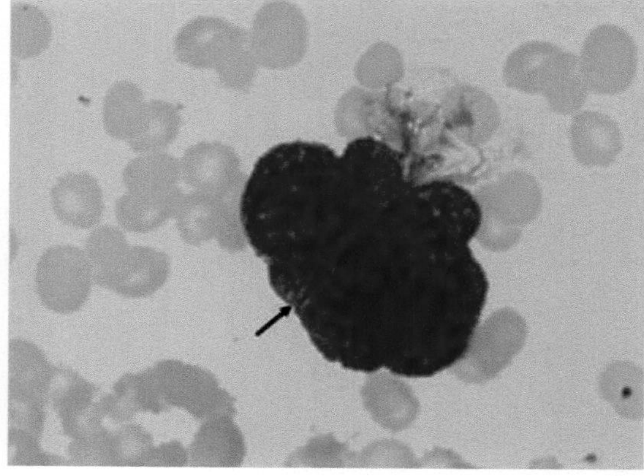

图2-4-36 ×1000 裸核型巨核细胞

(六)血小板(platelet)

胞体很小，直径为2～4μm，呈圆形、椭圆形、逗点状或不规则形，中心部位有细小紫红色颗粒，无细胞核，涂片上血小板常三五成群、成堆分布(图2-4-37)。

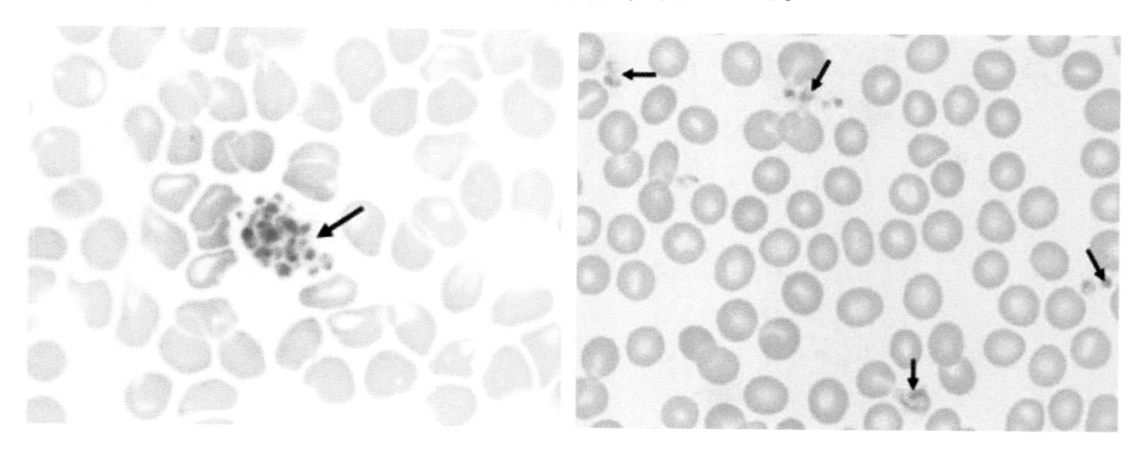

图2-4-37 ×1000 血小板

七、其他细胞

骨髓中的其他细胞包括：组织嗜碱细胞、组织细胞、吞噬细胞、成骨细胞、破骨细胞、脂肪细胞、内皮细胞、纤维细胞、破碎细胞及退化细胞等。

(一)组织嗜碱细胞(fissuve basophilic cell)

组织嗜碱细胞又称肥大细胞,直径 12～20μm,呈圆形、椭圆形、梭形、多角形等;核小,呈圆形或椭圆形,居中或偏位,核染色质常被颗粒遮盖,结构模糊不清;胞质丰富,充满粗大、圆形、排列紧密、大小一致、深紫色的颗粒(图 2-4-38)。

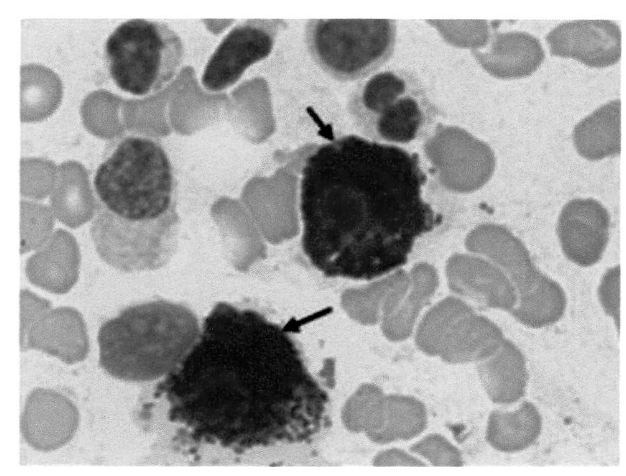
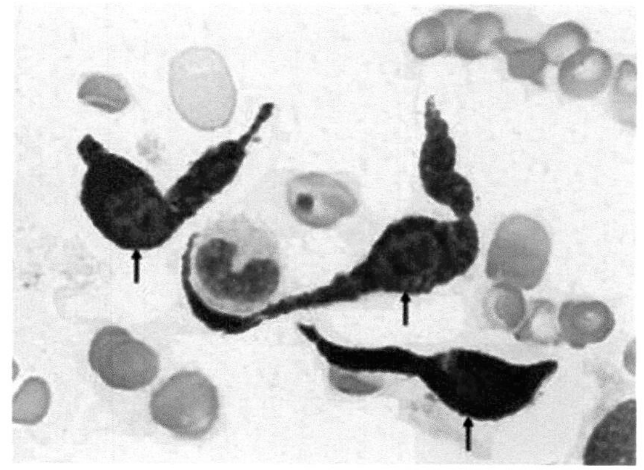

图 2-4-38　×1000 组织嗜碱细胞

(二)组织细胞(histiocyte)

胞体大小不一(通常较大),长轴直径可达 20～50μm,形态多样,一般呈圆形、椭圆形或不规则形;核可有圆形、椭圆形、肾形,核染色质呈疏松粗网状,核仁 1～2 个、清晰;胞质丰富,染色常不一致,有深蓝、淡蓝、灰蓝色等,边缘多不规则或不清楚,无颗粒或含有少量或细或粗或粗细不一的紫红色颗粒,可有空泡或含异物等(图 2-4-39)。

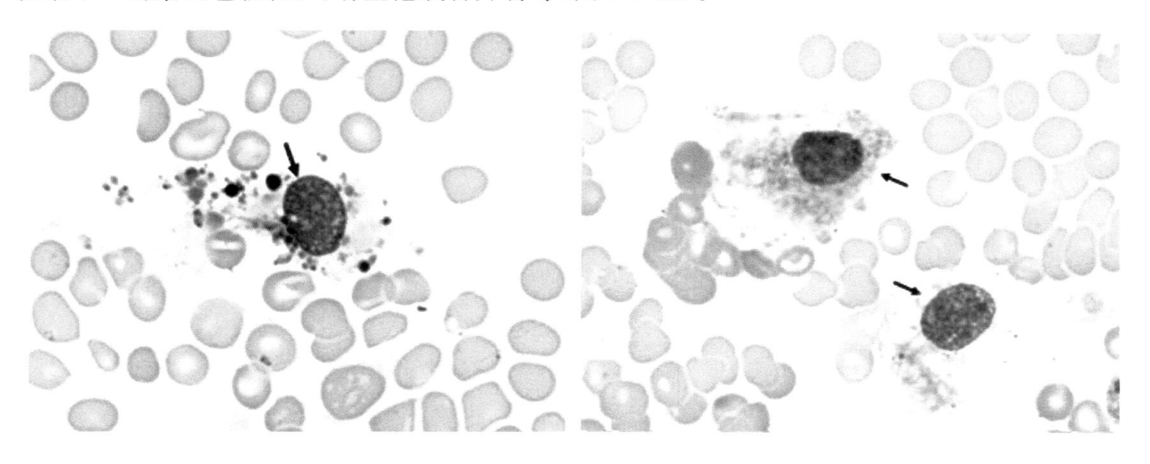

图 2-4-39　×1000 组织细胞

(三)吞噬细胞(phagocyte)

吞噬细胞不是一种独立系统的细胞,而是胞质内含有吞噬物质的一组细胞的总称。具有吞噬功能的细胞有单核细胞、组织细胞、粒细胞、内皮细胞、纤维细胞等。吞噬细胞的形态极不一致,由吞噬物的类型及多少而定。其胞核呈圆形、椭圆形或不规则形,通常为1个核,有时为双核或多核,核常被挤压至一侧,核染色质较疏松,核仁可有可无。胞质多少不一,淡蓝色,常有空泡,并有数量不等的吞噬物,吞噬物包括色素、颗粒、有核细胞、红细胞、血小板、碳核、细菌等。有时吞噬细胞成堆存在(图 2-4-40)。

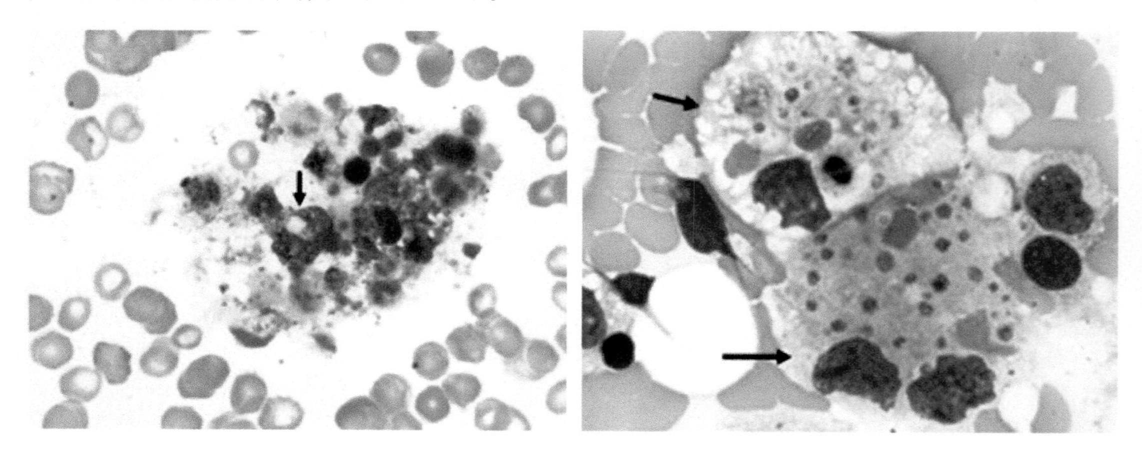

图 2-4-40 ×1000 吞噬细胞

(四)成骨细胞(osteoblast)

胞体较大,直径 20～40μm,常为长椭圆形或不规则形,多个成簇分布。核呈圆形或椭圆形,常偏于一侧,核染色质呈粗网状,核仁可有 1～3 个;胞质丰富,染深蓝色、蓝色或淡蓝色,边缘常与相邻的细胞胞质融合(图 2-4-41)。

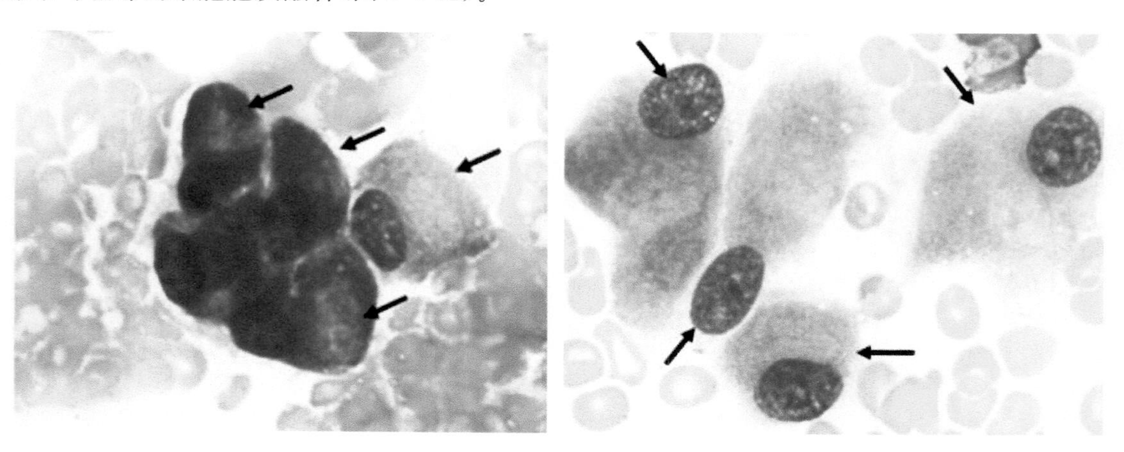

图 2-4-41 ×1000 成骨细胞

（五）破骨细胞（osteoclast）

胞体巨大，直径为 60～100μm，形态不规则。核数量较多、1～100 个不等，呈圆形或椭圆形，大小、形状彼此相似，边缘清晰，彼此独立，无核丝相连，随意排列，核染色质呈粗网状，几乎每个核都有 1～2 个蓝色核仁；胞质极丰富，染淡蓝色或浅红色，含大小不等的紫红细小颗粒（图 2-4-42）。

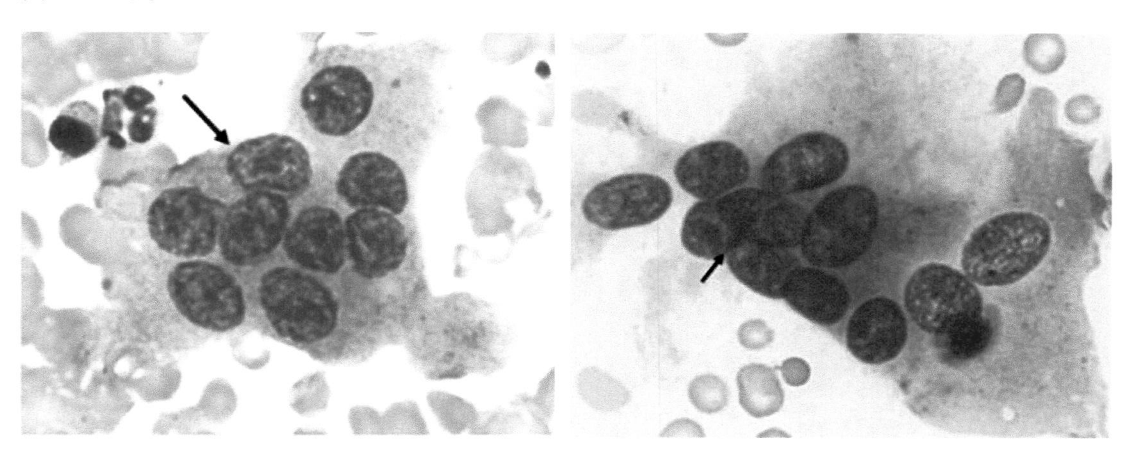

图 2-4-42　×1000 破骨细胞

（六）脂肪细胞（fatty cell）

脂肪细胞是组织细胞摄取脂肪滴形成的，胞体直径 30～50μm，呈圆形或椭圆形。核较小，常被挤压在一边，形状不规则，核染色质致密，无核仁；胞质内充满大量大小不一、相互融合的空泡（图 2-4-43）。

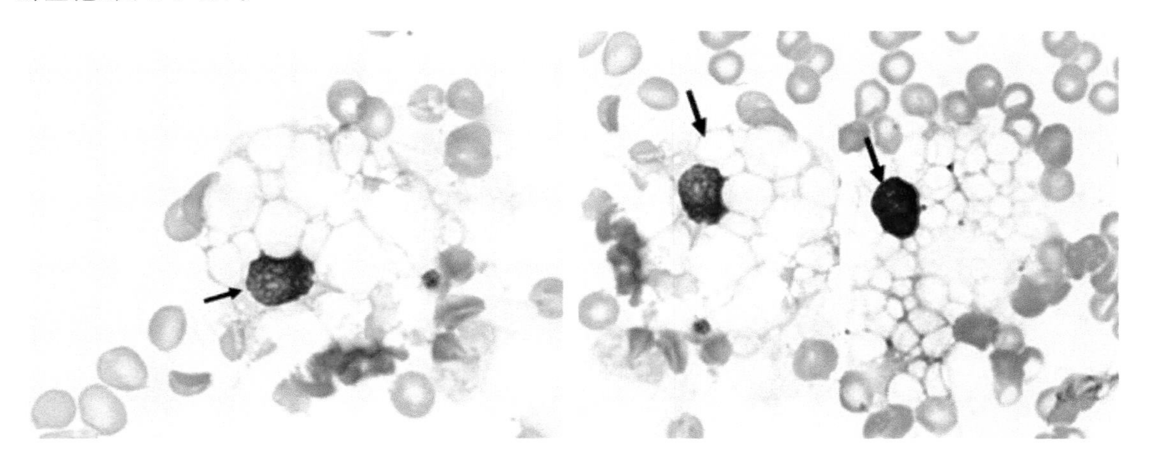

图 2-4-43　×1000 脂肪细胞

(七)内皮细胞(endothelial cell)

胞体直径为 8～22μm,形态极不规则,多呈梭形。核呈圆形、椭圆形或不规则形,核染色质呈网状,多无核仁;胞质量较少,染淡蓝色,常分布于核长轴的两侧或一端,可有细小紫红色颗粒(图 2-4-44)。

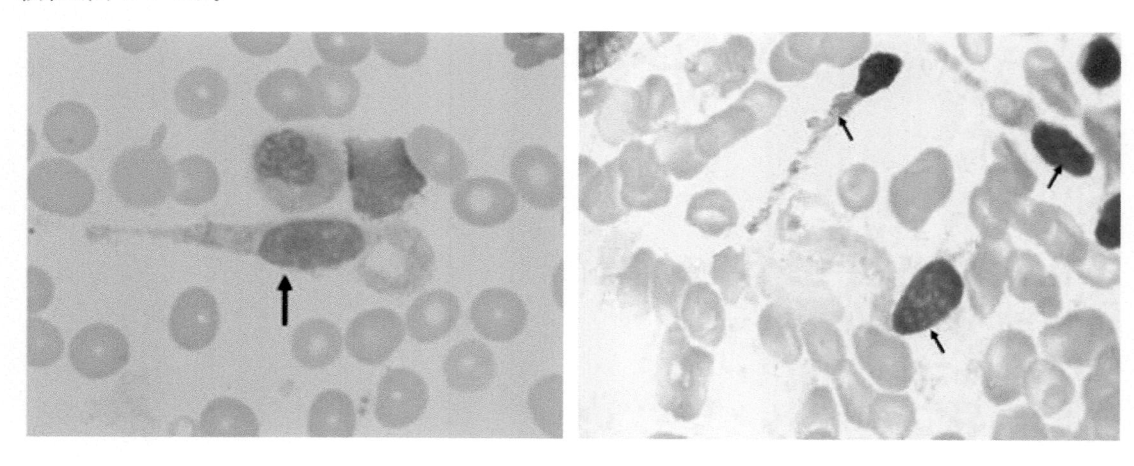

图 2-4-44　×1000 内皮细胞

(八)纤维细胞(fibrocyte)

胞体较大,长轴直径可达 200μm,不规则,多为梭形,可多个聚集在一起。核为 1 个、卵圆形,核染色质呈或细或粗网状,核仁 1～2 个、不清晰,成熟者无核仁;胞质丰富,多分布在细胞两端,染淡蓝色,内可有纤维网状物及少许紫红色细小颗粒(图 2-4-45)。

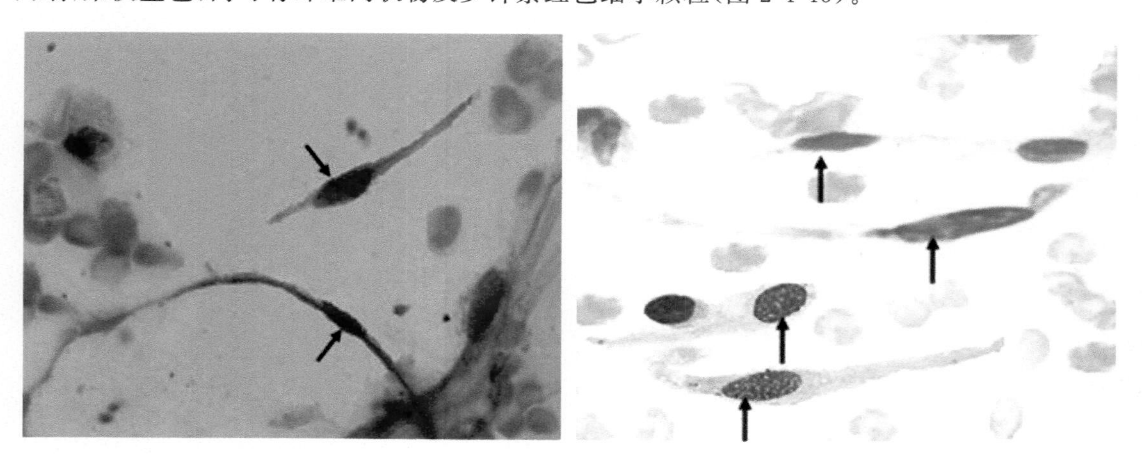

图 2-4-45　×1000 纤维细胞

(九)退化细胞或涂抹细胞(或称篮细胞)

退化细胞或涂抹细胞是由细胞衰老退化或推片时使细胞破碎所致。形态特征:多为裸核,胞体变大,胞膜不完整,胞核肿胀变大,核染色质结构不清或呈均匀的紫红色,有时可见核仁(图 2-4-46)。

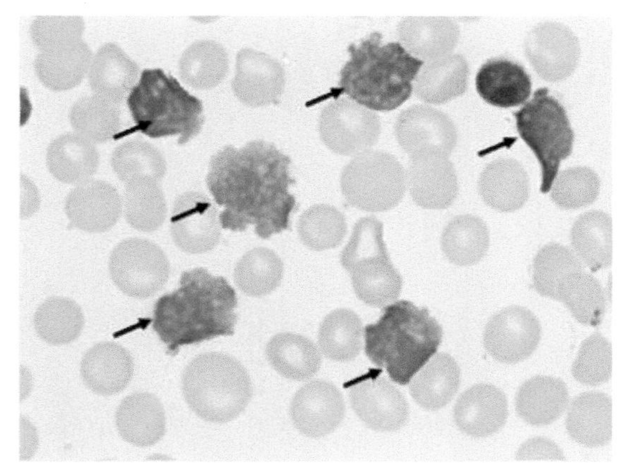
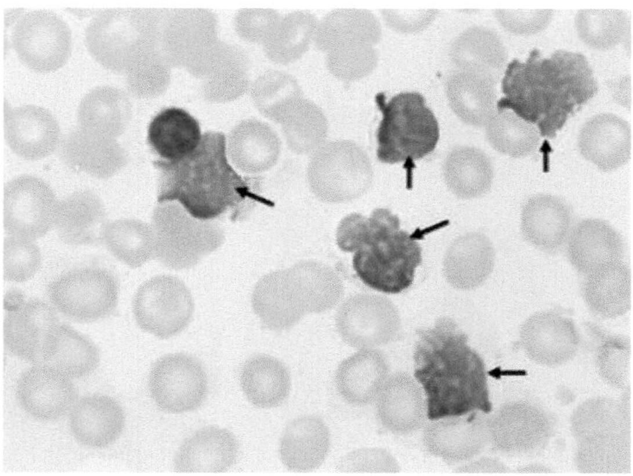

图 2-4-46 ×1000 退化细胞

第五节 异常血细胞形态示图

一、异常红细胞形态示图

1. 小细胞低色素性红细胞 如图 2-5-1 所示。

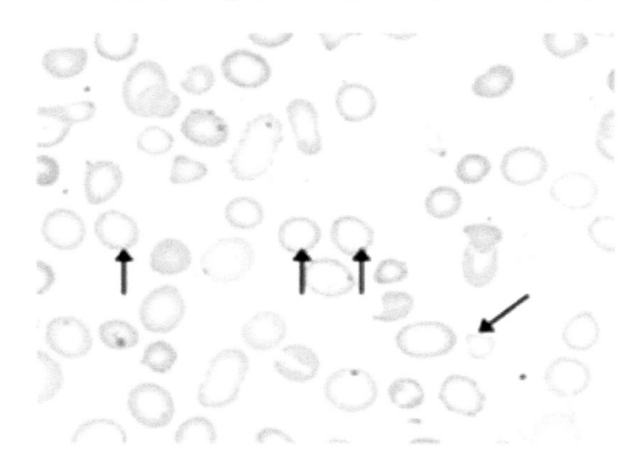

图 2-5-1 ×1000 小细胞低色素性红细胞

2. 大红细胞及巨大红细胞 如图 2-5-2 所示。

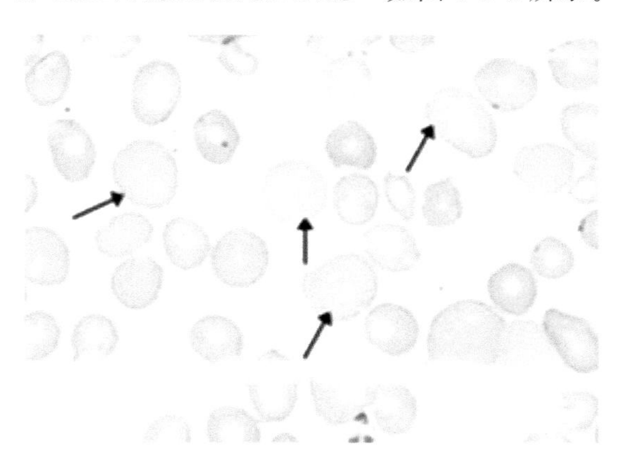

图 2-5-2 ×1000 大红细胞及巨大红细胞

3. 球形红细胞　如图 2-5-3 所示。

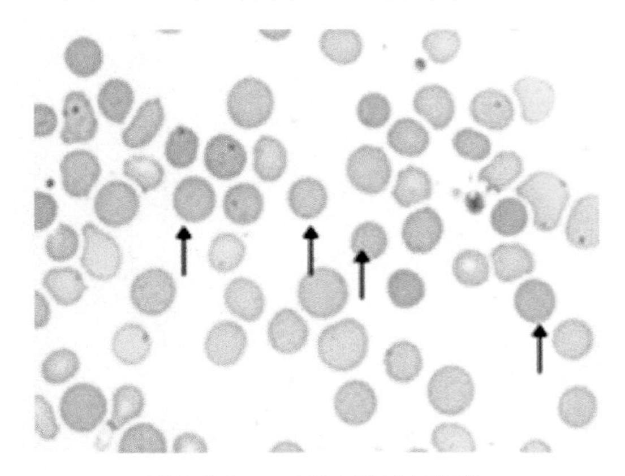

图 2-5-3　×1000 球形红细胞

4. 椭圆形红细胞　如图 2-5-4 所示。

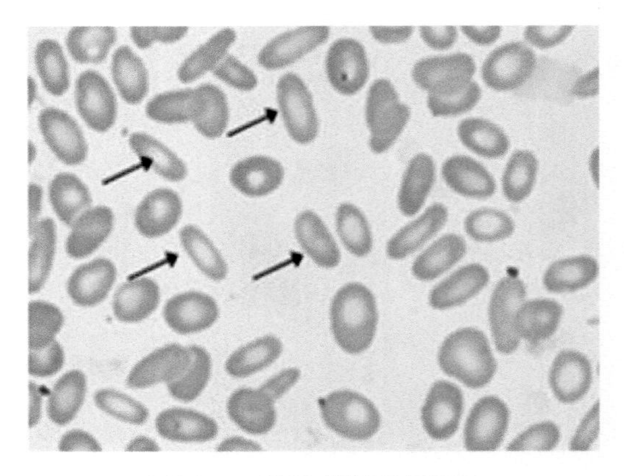

2-5-4　×1000 椭圆形红细胞

5. 口形红细胞　如图 2-5-5 所示。

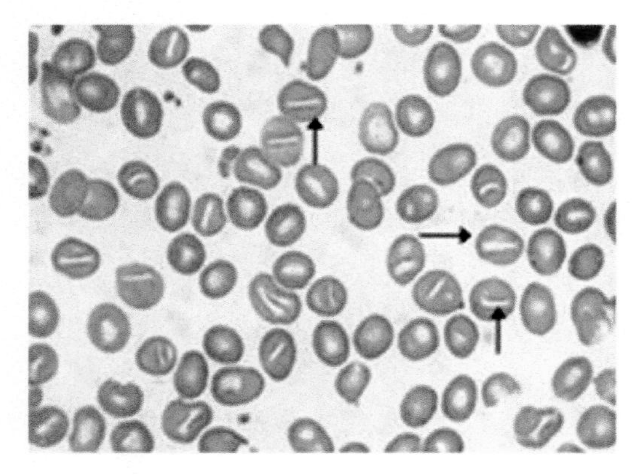

图 2-5-5　×1000 口形红细胞

6. 棘红细胞或锯齿状红细胞　如图 2-5-6 所示。

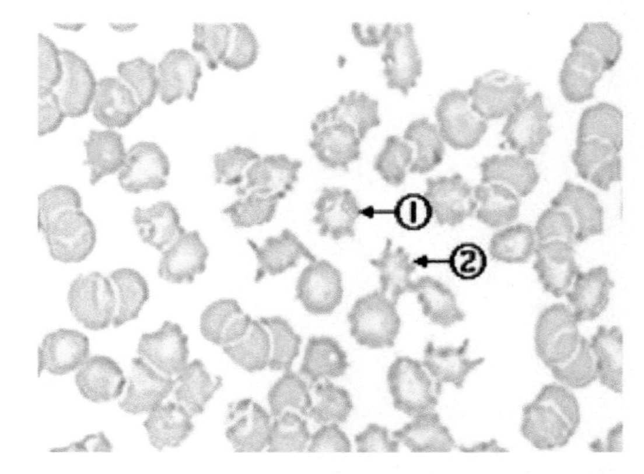

图 2-5-6　×1000 ①棘红细胞；②锯齿状红细胞

7. 靶形红细胞　如图 2-5-7 所示。

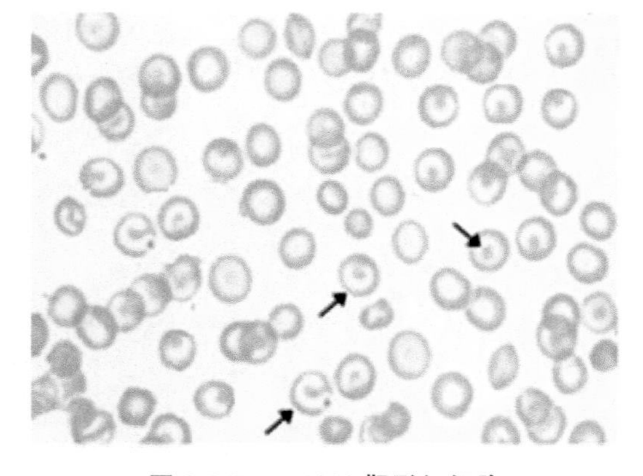

图 2-5-7　×1000 靶形红细胞

8. 镰形红细胞　如图 2-5-8 所示。

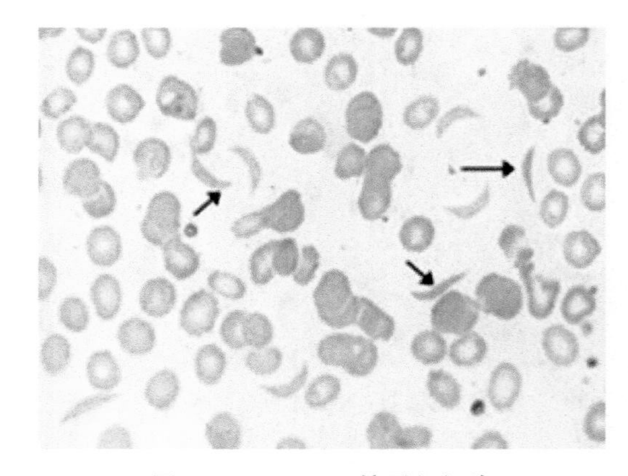

图 2-5-8　×1000 镰形红细胞

9. 畸形或裂红细胞　如图 2-5-9 所示。

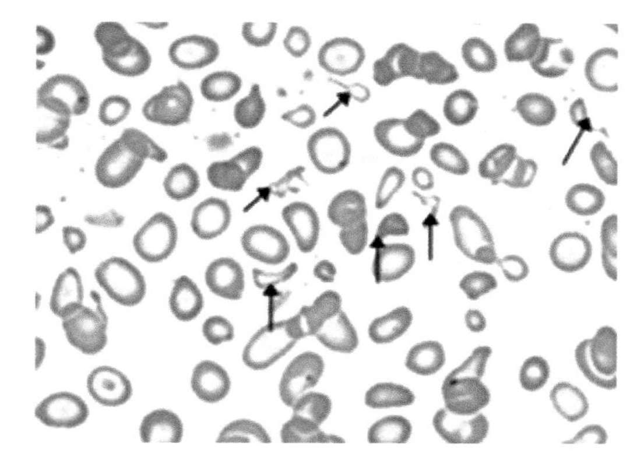

图 2-5-9　×1000 畸形或裂红细胞

10. 缗钱状红细胞　如图 2-5-10 所示。

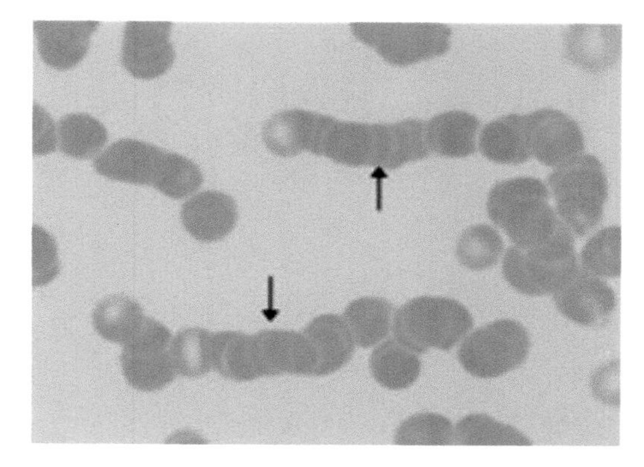

图 2-5-10　×1000 缗钱状红细胞

11. 嗜多色性红细胞　如图 2-5-11 所示。

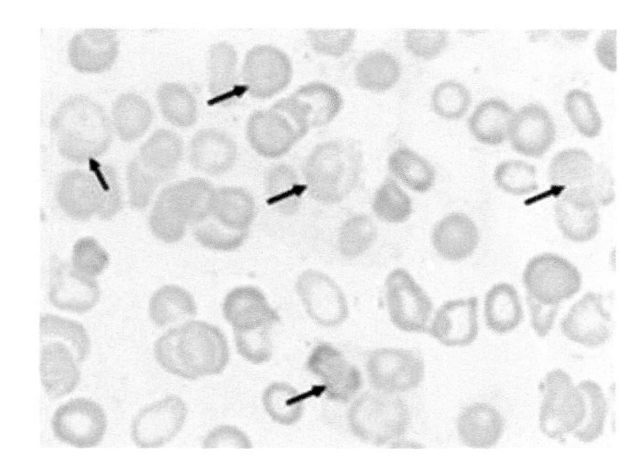

图 2-5-11　×1000 嗜多色性红细胞

12. 嗜碱红细胞　如图 2-5-12 所示。

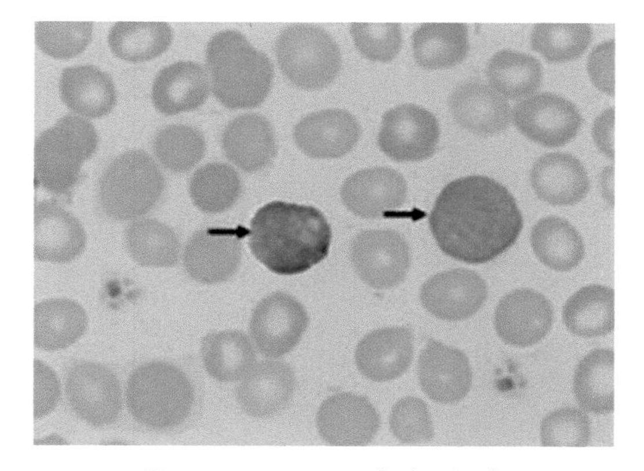

图 2-5-12　×1000 嗜碱红细胞

13. 嗜碱性点彩红细胞　如图 2-5-13 所示。

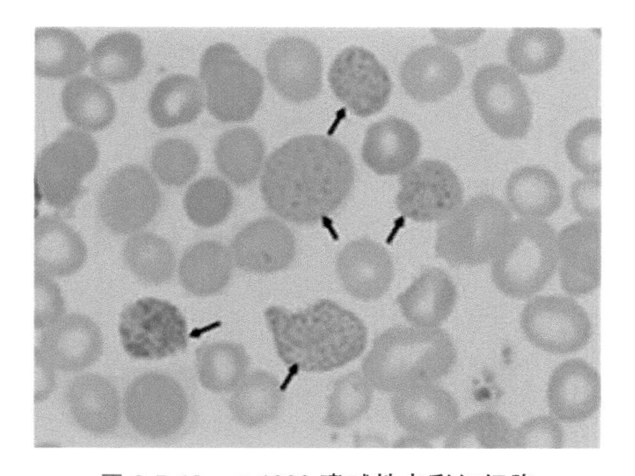

图 2-5-13　×1000 嗜碱性点彩红细胞

14. 卡波环(Cabot's ring)　如图 2-5-14 所示。

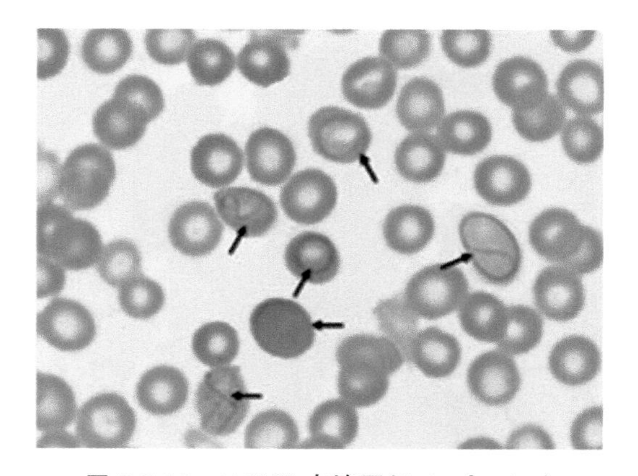

图 2-5-14　×1000 卡波环(Cabot's ring)

15. Howell-Jolly 小体　如图 2-5-15 所示。

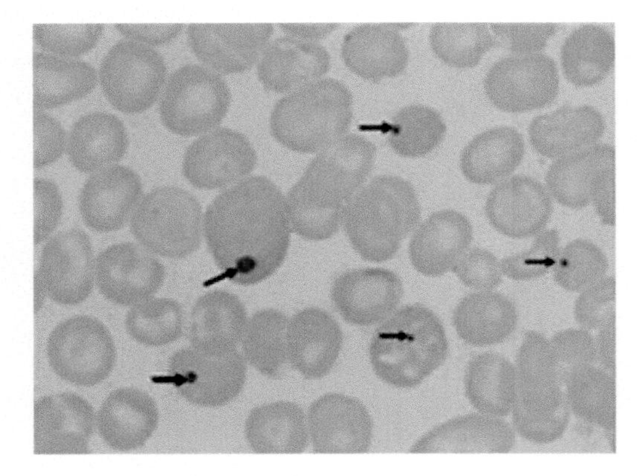

图 2-5-15　×1000 Howell-Jolly 小体

16. 疟原虫感染红细胞　如图 2-5-16 所示。

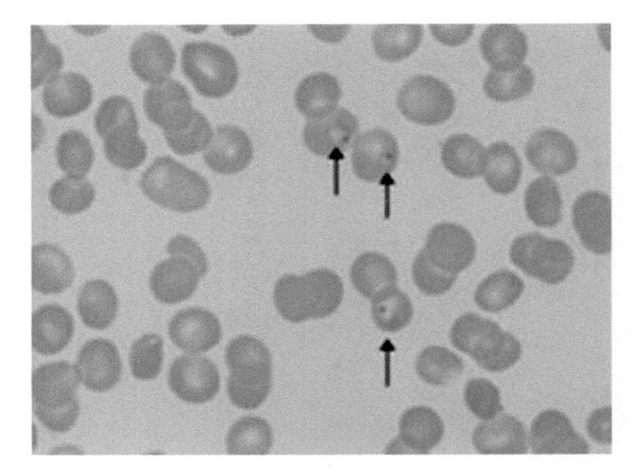

图 2-5-16　×1000 疟原虫感染红细胞

17. 巨大原始红细胞　如图 2-5-17 所示。

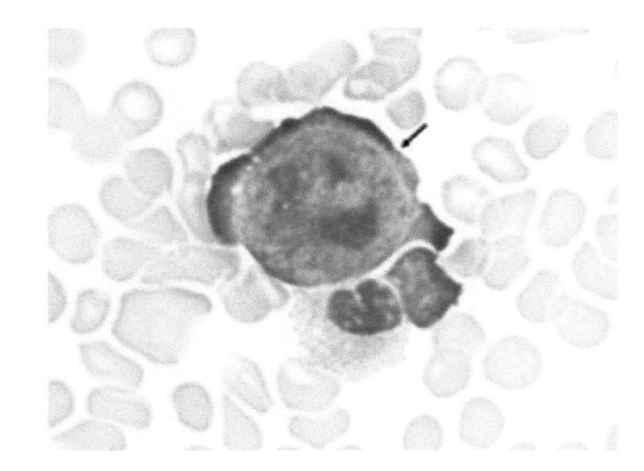

图 2-5-17　×1000 巨大原始红细胞

18. 巨早幼红细胞　如图 2-5-18 所示。

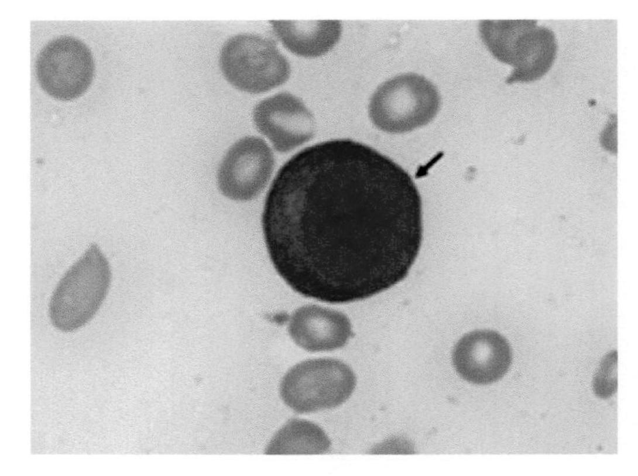

图 2-5-18　×1000 巨早幼红细胞

19. 巨大中幼红细胞　如图 2-5-19 所示。

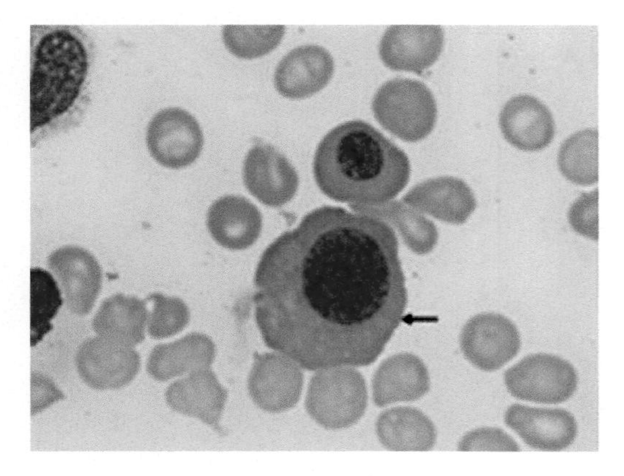

图 2-5-19　×1000 巨大中幼红细胞

20. 巨大晚幼红细胞　如图 2-5-20 所示。

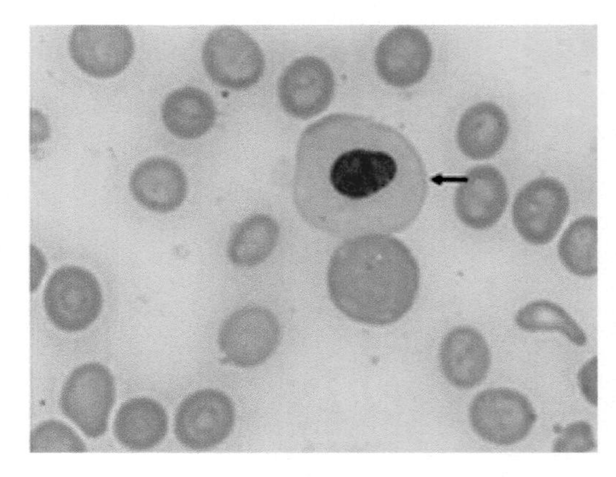

图 2-5-20　×1000 巨大晚幼红细胞

21. 碳核样晚幼红细胞　如图 2-5-21 所示。

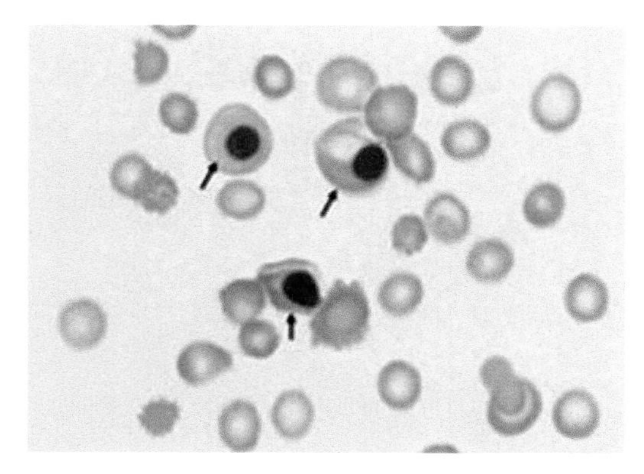

图 2-5-21　×1000 碳核样晚幼红细胞

22. 晚幼红细胞脱核障碍　如图 2-5-22 所示。

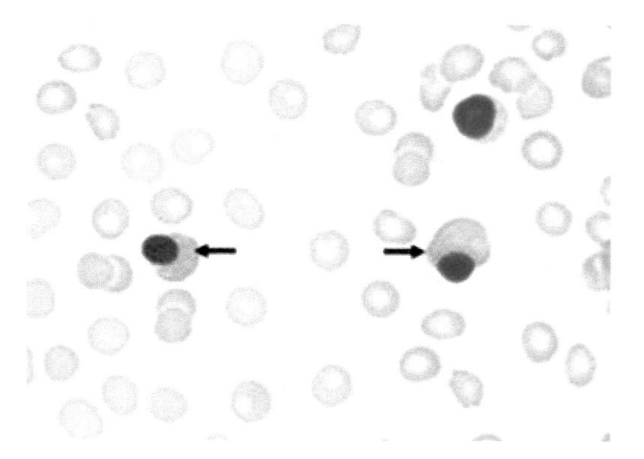

图 2-5-22　×1000 晚幼红细胞脱核障碍

23. 嗜碱性点彩晚幼红细胞　如图 2-5-23 所示。

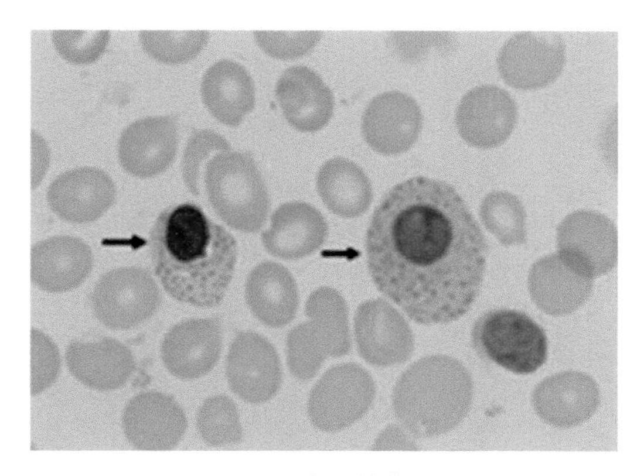

图 2-5-23　×1000 嗜碱性点彩晚幼红细胞

24. 含 Howell-Jolly 小体幼红细胞　如图 2-5-24 所示。

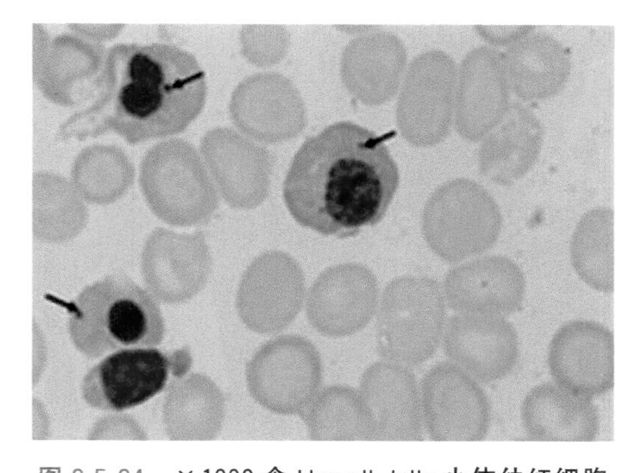

图 2-5-24　×1000 含 Howell-Jolly 小体幼红细胞

25. 巨大多核幼红细胞　如图 2-5-25 所示。

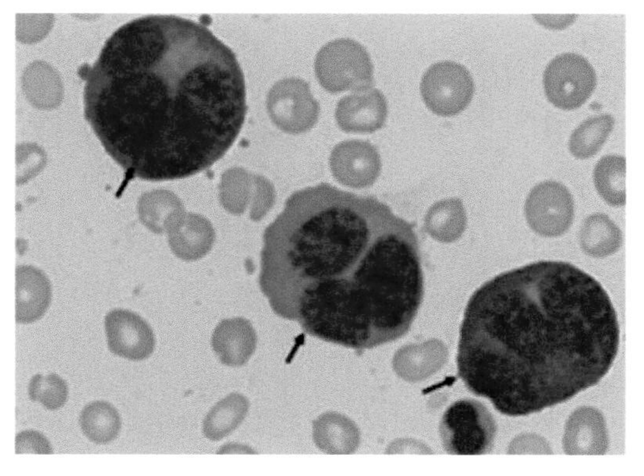

图 2-5-25　×1000 巨大多核幼红细胞

26. 花瓣样幼红细胞　如图 2-5-26 所示。

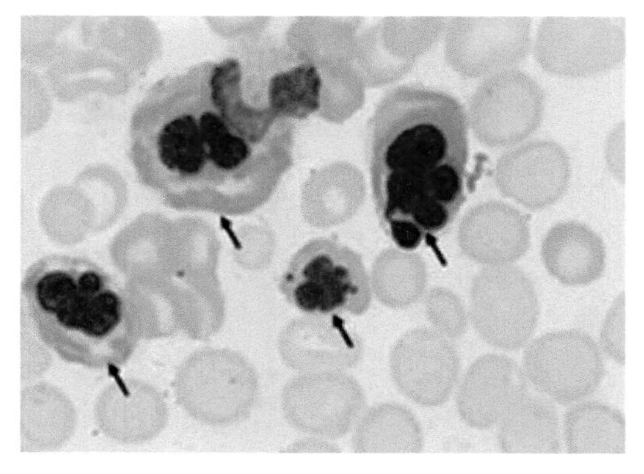

图 2-5-26　×1000 花瓣样幼红细胞

二、异常白细胞形态示图

1. 中性粒细胞中毒颗粒　如图 2-5-27 所示。

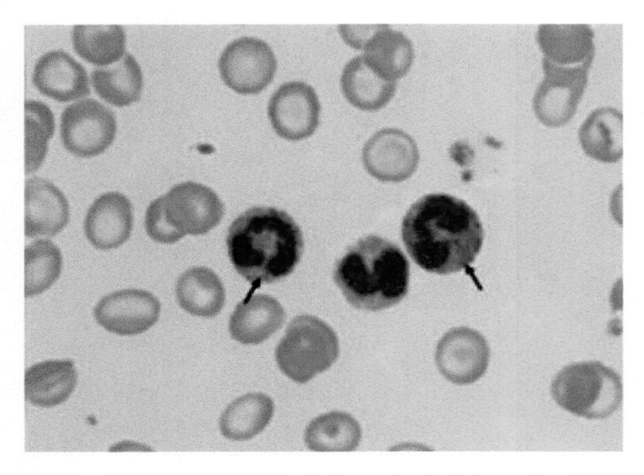

图 2-5-27　×1000 中性粒细胞中毒颗粒

2. 中性粒细胞空泡变性　如图 2-5-28 所示。

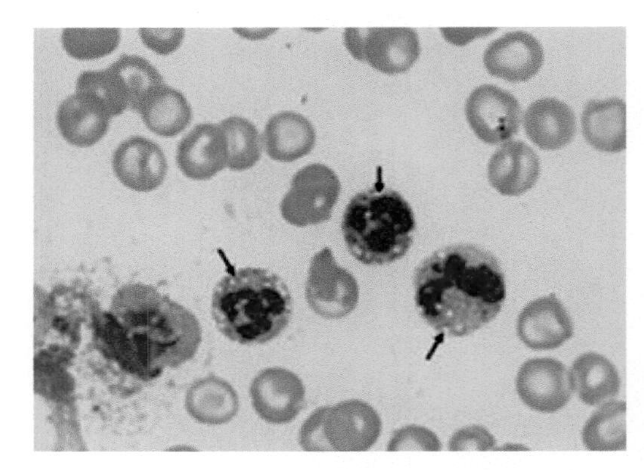

图 2-5-28　×1000 中性粒细胞空泡变性

3. 中性粒细胞退行性变　如图 2-5-29 所示。

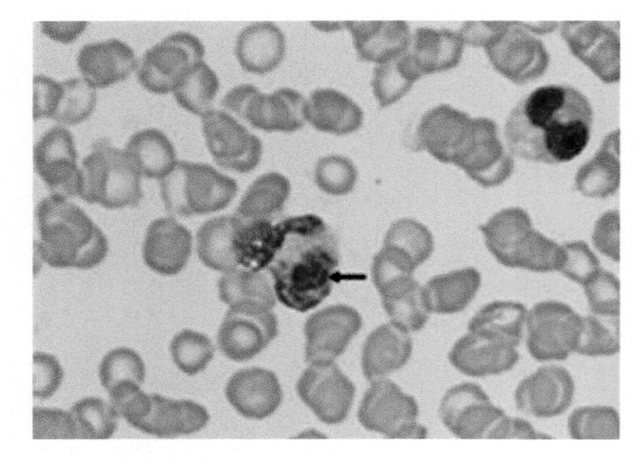

图 2-5-29　×1000 中性粒细胞退行性变

4. 杜勒小体(Döhle body)　如图 2-5-30 所示。

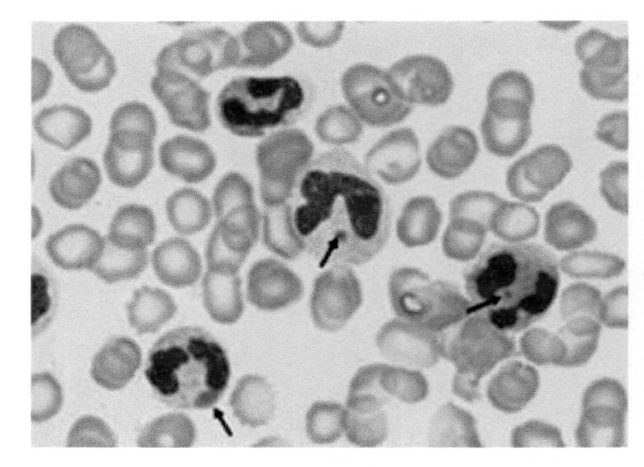

图 2-5-30　×1000 杜勒小体

5. 中性粒细胞过多分叶　如图 2-5-31 所示。

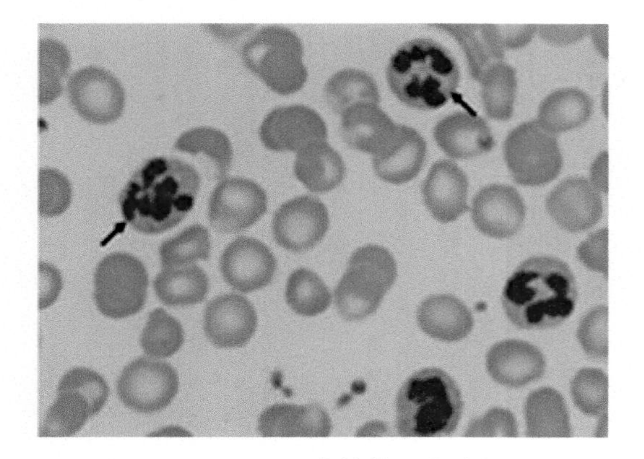

图 2-5-31　×1000 中性粒细胞过多分叶

6. 巨杆状核中性粒细胞　如图 2-5-32 所示。

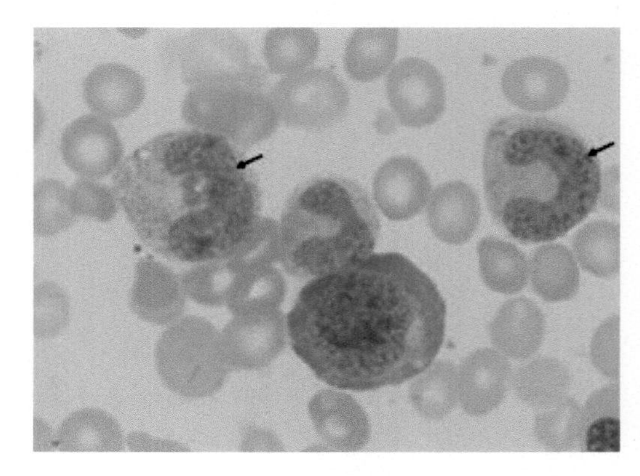

图 2-5-32　×1000 巨杆状核中性粒细胞

7. Auer 小体　如图 2-5-33 所示。

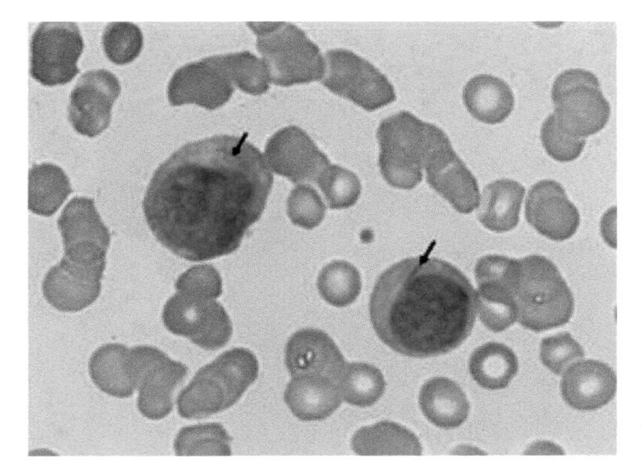

图 2-5-33　×1000 Auer 小体

8. Mey-Hegglin 畸形　如图 2-5-34 所示。

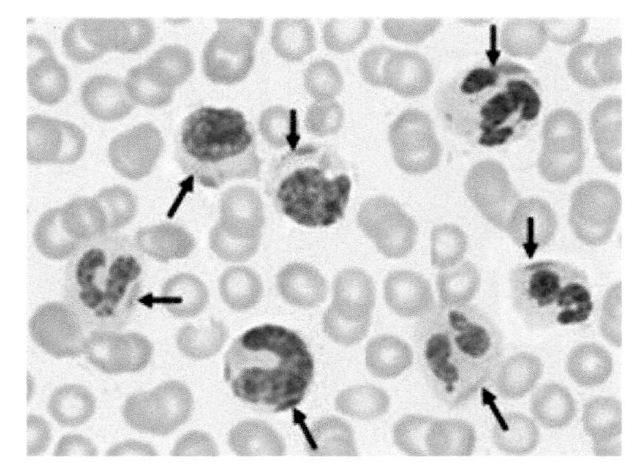

图 2-5-34　×1000 Mey-Hegglin 畸形

9. Chediak-Higashi 畸形　如图 2-5-35 所示。

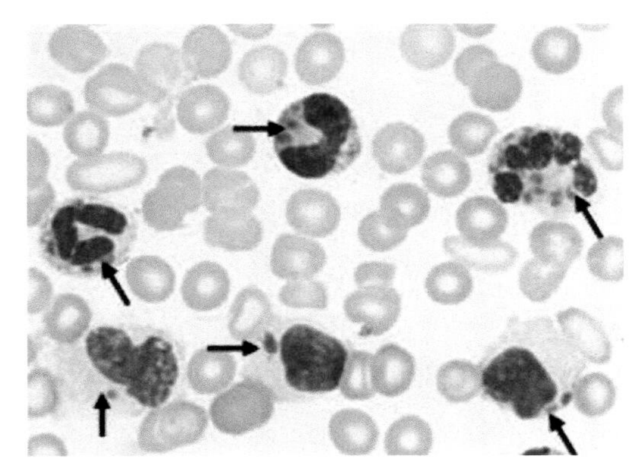

图 2-5-35　×1000 Chediak-Higashi 畸形

10. Aider-Reilly 畸形　如图 2-5-36 所示。

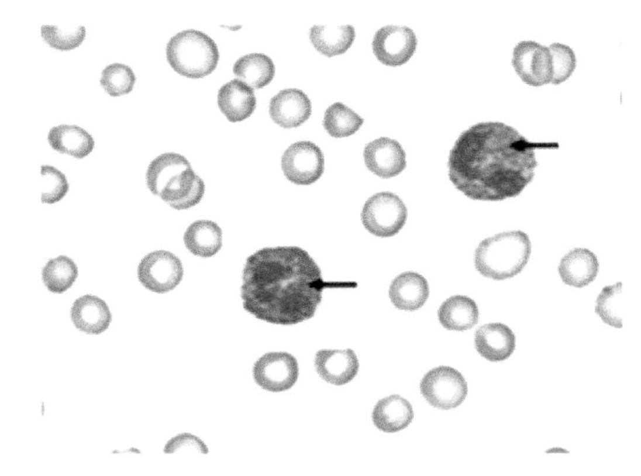

图 2-5-36　×1000 Aider-Reilly 畸形

11. Pelger-Hüet 畸形　如图 2-5-37 所示。

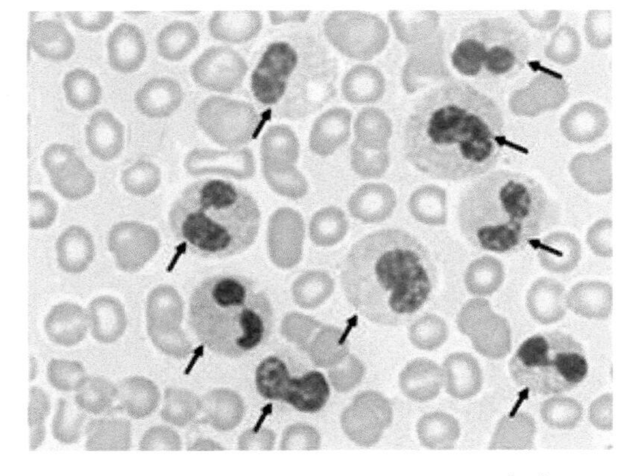

图 2-5-37　×1000 Pelger-Hüet 畸形

12. 异型淋巴细胞（Ⅰ型）　如图 2-5-38 所示。

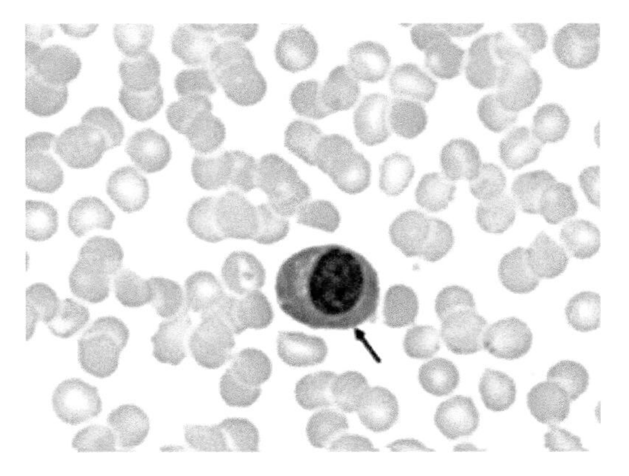

图 2-5-38　×1000 异型淋巴细胞Ⅰ型（浆细胞型或泡沫型）

13. 异型淋巴细胞（Ⅱ型） 如图 2-5-39 所示。

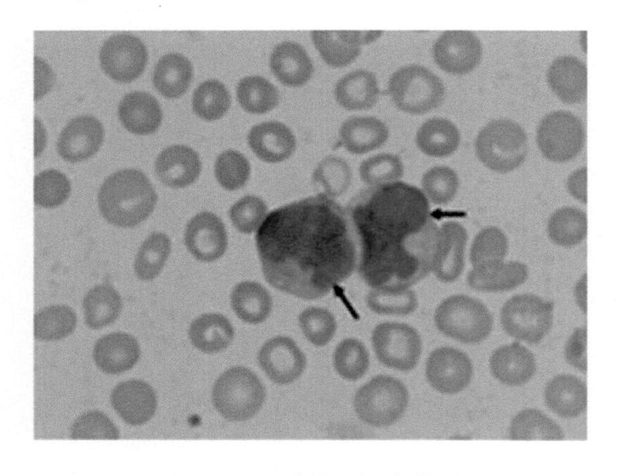

图 2-5-39 ×1000 异型淋巴细胞Ⅱ型（不规则型或单核细胞型）

14. 异型淋巴细胞（Ⅲ型） 如图 2-5-40 所示。

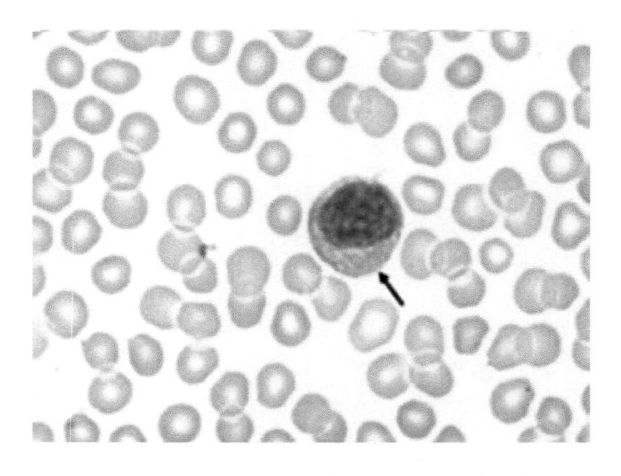

图 2-5-40 ×1000 异型淋巴细胞Ⅲ型（幼稚型）

第六节 判定骨髓增生程度示图

【增生极度活跃骨髓涂片】

增生极度活跃骨髓涂片见图 2-6-1 和图 2-6-2。

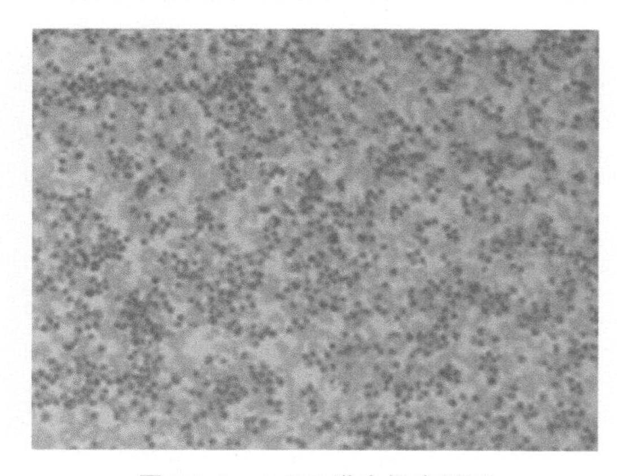

图 2-6-1 ×100 增生极度活跃

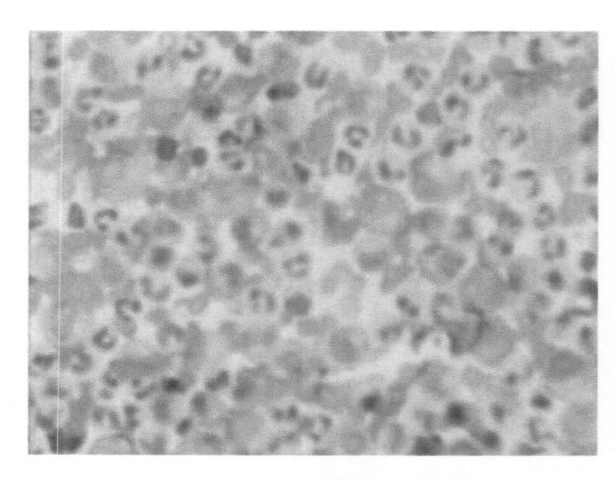

图 2-6-2 ×400 增生极度活跃

【增生明显活跃骨髓涂片】

增生明显活跃骨髓涂片见图 2-6-3 和图 2-6-4。

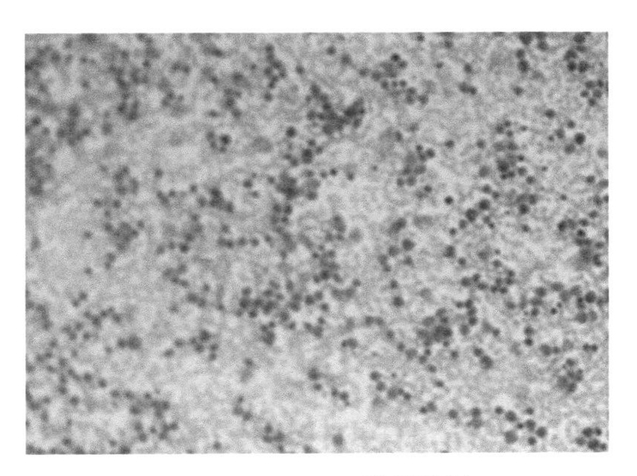
图 2-6-3　×100 明显活跃

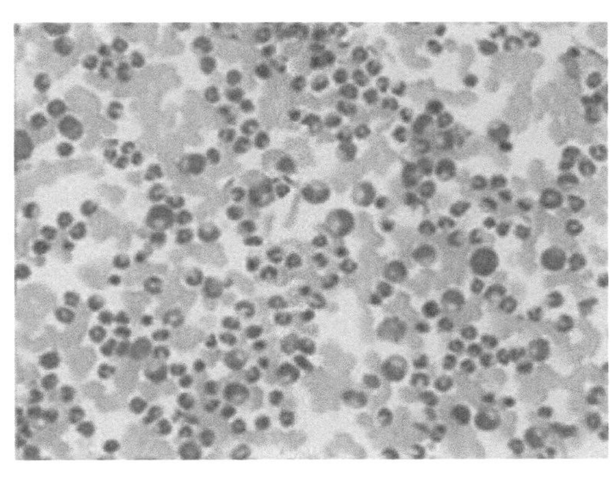
图 2-6-4　×400 明显活跃

【增生活跃骨髓涂片】

增生活跃骨髓涂片见图 2-6-5 和图 2-6-6。

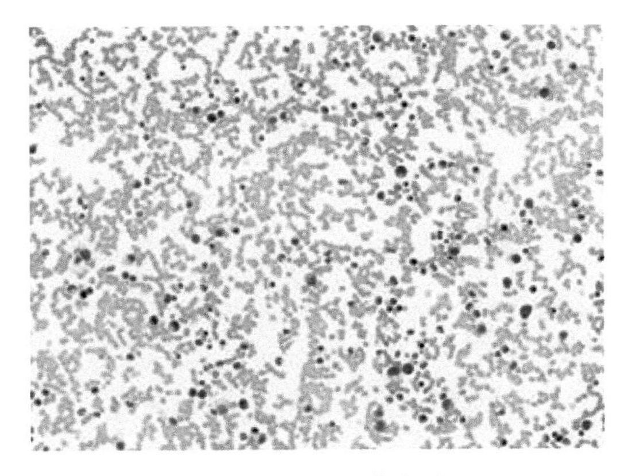
图 2-6-5　×100 增生活跃

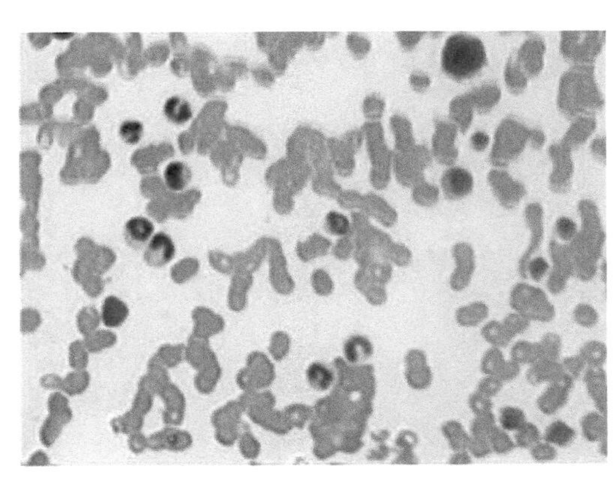
图 2-6-6　×400 增生活跃

【增生减低骨髓涂片】

增生减低骨髓涂片见图 2-6-7 和图 2-6-8。

图 2-6-7　×100 增生减低

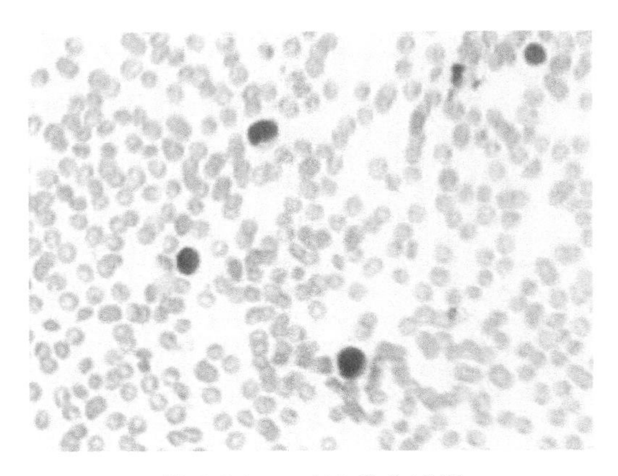
图 2-6-8　×400 增生减低

【增生极度减低骨髓涂片】

增生极度减低骨髓涂片见图 2-6-9 和图 2-6-10。

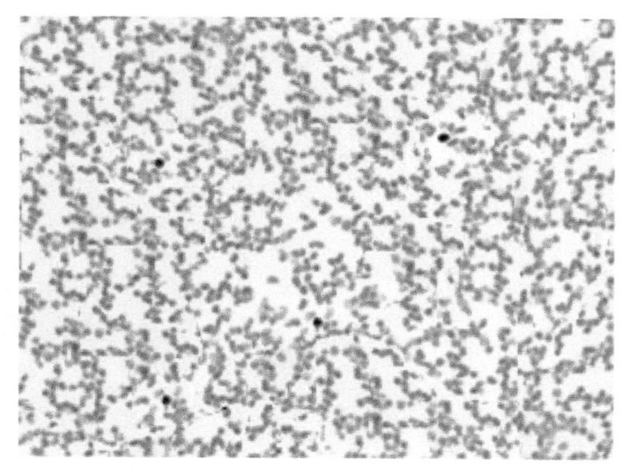

图 2-6-9　×100 增生极度减低

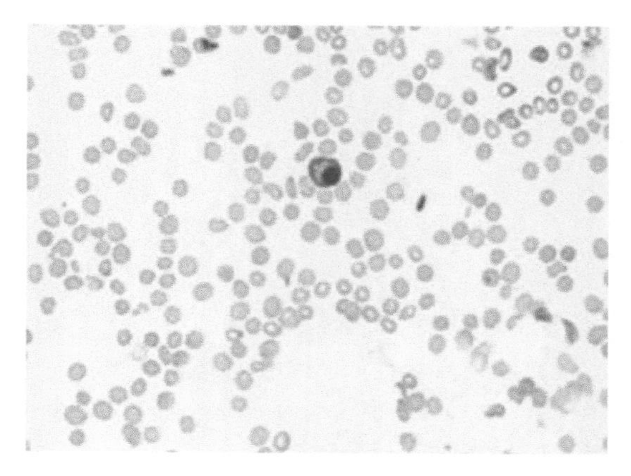

图 2-6-10　×400 增生极度减低

第七节　细胞识别训练

细胞识别训练见图 2-7-1～图 2-7-76。

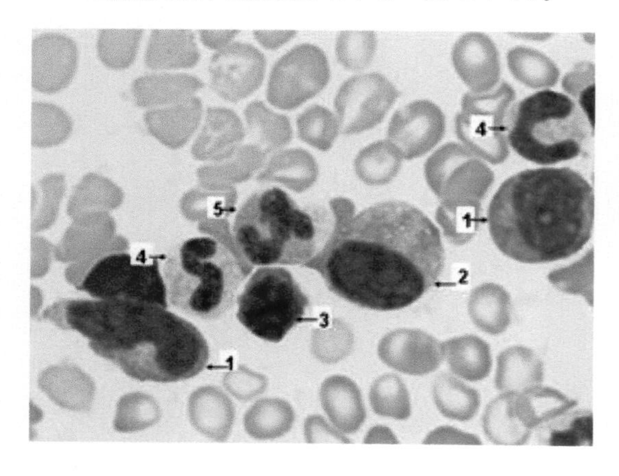

图 2-7-1　×1000 1. 早幼粒细胞；2. 中性中幼粒细胞；3. 中幼红细胞；4. 中性杆状核粒细胞；5. 中性分叶核粒细胞

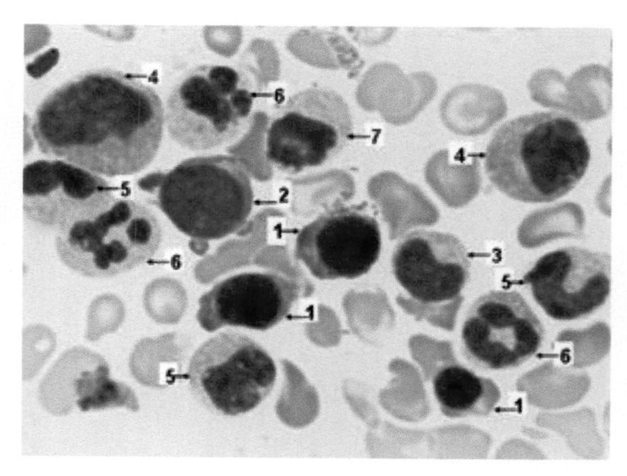

图 2-7-2　×1000 1. 中幼红细胞；2. 原始粒细胞；3. 中性晚幼粒细胞；4. 中性中幼粒细胞；5. 中性杆状核粒细胞；6. 中性分叶核粒细胞；7. 退化中性粒细胞

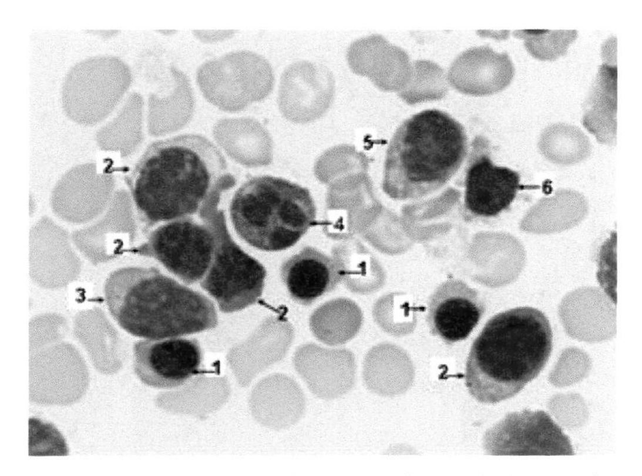

图 2-7-3　×1000 1. 晚幼红细胞；2. 中幼红细胞；3. 原始粒细胞；4. 嗜酸性分叶核粒细胞；5. 中性中幼粒细胞；6. 淋巴细胞

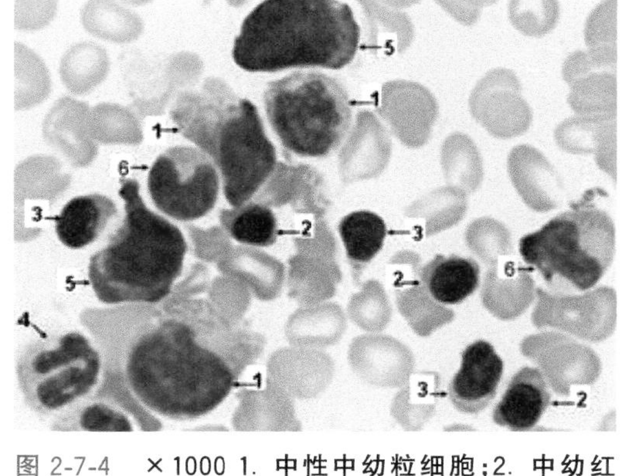

图 2-7-4　×1000 1. 中性中幼粒细胞；2. 中幼红细胞；3. 淋巴细胞；4. 中性分叶核粒细胞；5. 原始红细胞；6. 中性晚幼粒细胞

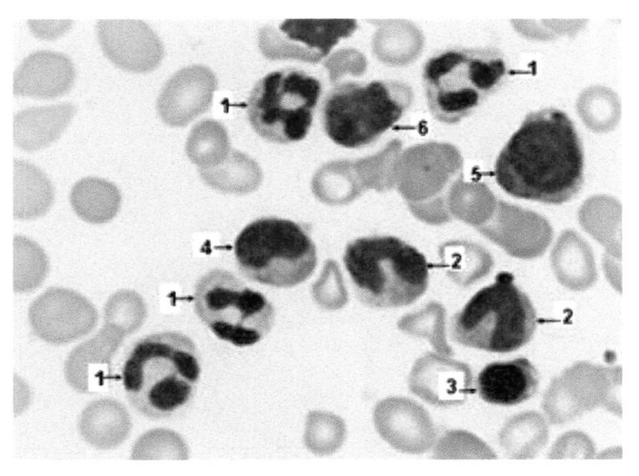

图 2-7-5　×1000 1. 中性分叶核粒细胞；2. 中性杆状核粒细胞；3. 中幼红细胞；4. 中性晚幼粒细胞；5. 嗜酸性中幼粒细胞；6. 中性中幼粒细胞

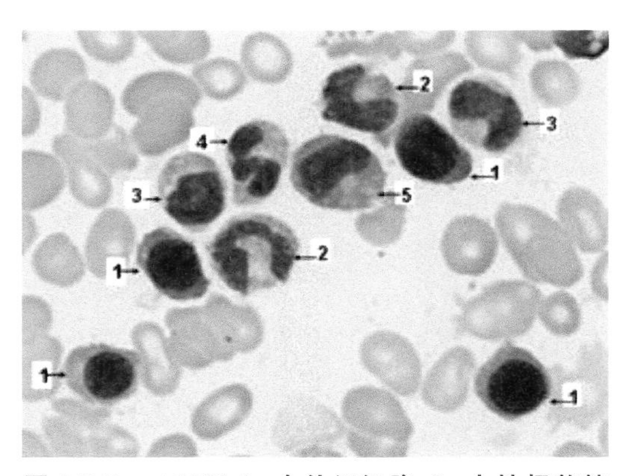

图 2-7-6　×1000 1. 中幼红细胞；2. 中性杆状核粒细胞；3. 中性晚幼粒细胞；4. 中性分叶核粒细胞；5. 中性中幼粒细胞

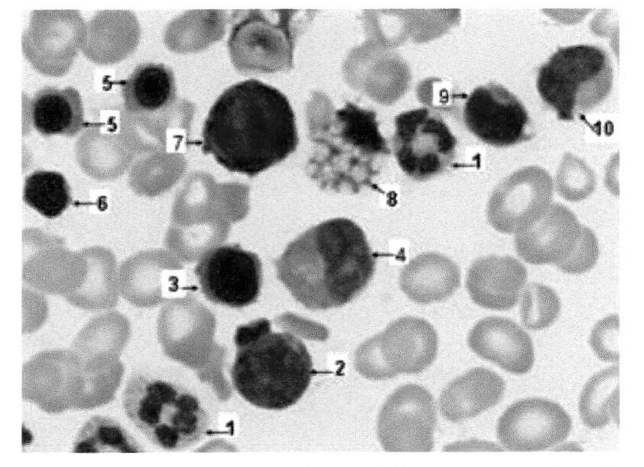

图 2-7-7　×1000 1. 中性分叶核粒细胞；2. 早幼红细胞；3. 中幼红细胞；4. 中性中幼粒细胞；5. 晚幼红细胞；6. 淋巴细胞；7. 原红细胞；8. 脂肪细胞；9. 单核细胞；10. 中性晚幼粒细胞

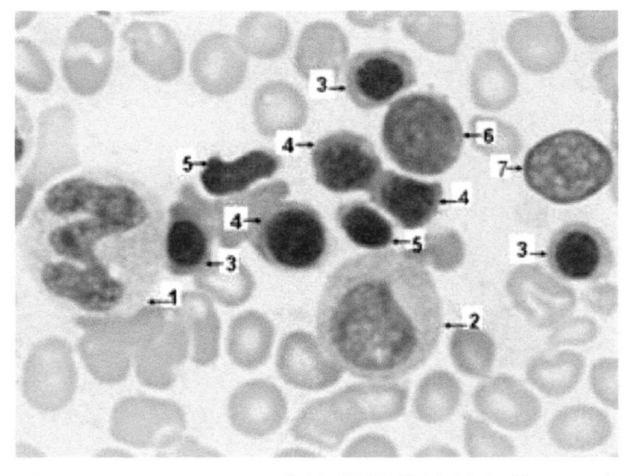

图 2-7-8　×1000 1. 中性巨杆状核粒细胞；2. 中性中幼粒细胞；3. 晚幼红细胞；4. 中幼红细胞；5. 淋巴细胞；6. 原始粒细胞；7. 篮细胞

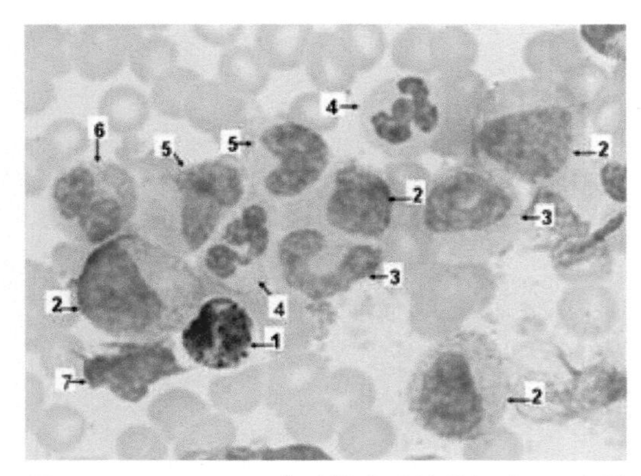

图 2-7-9　×1000 1. 嗜碱性分叶核粒细胞；2. 中性中幼粒细胞；3. 中性杆状核粒细胞；4. 中性分叶核粒细胞；5. 中性晚幼粒细胞；6. 嗜酸性分叶核粒细胞；7. 篮细胞

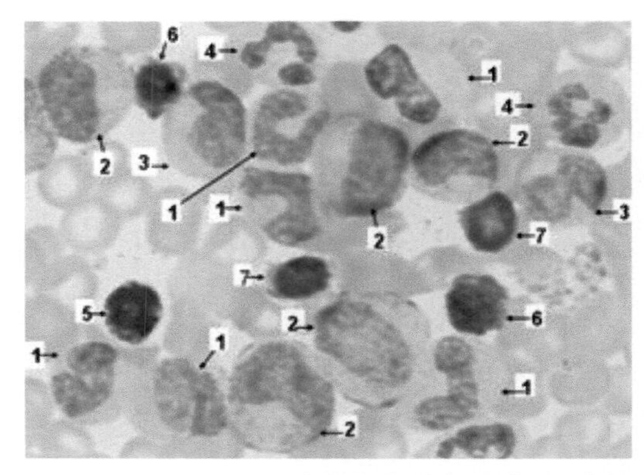

图 2-7-10　×1000 1. 中性杆状核粒细胞；2. 中性中幼粒细胞；3. 中性晚幼粒细胞；4. 中性分叶核粒细胞；5. 嗜碱性分叶核粒细胞；6. 中幼红细胞；7. 淋巴细胞

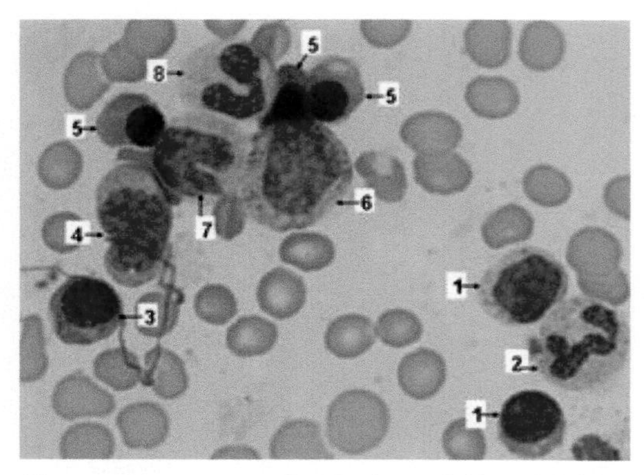

图 2-7-11　×1000 1. 淋巴细胞；2. 中性分叶核粒细胞；3. 中幼红细胞；4. 单核细胞；5. 晚幼红细胞；6. 中性中幼粒细胞；7. 中性晚幼粒细胞；8. 中性杆状核粒细胞

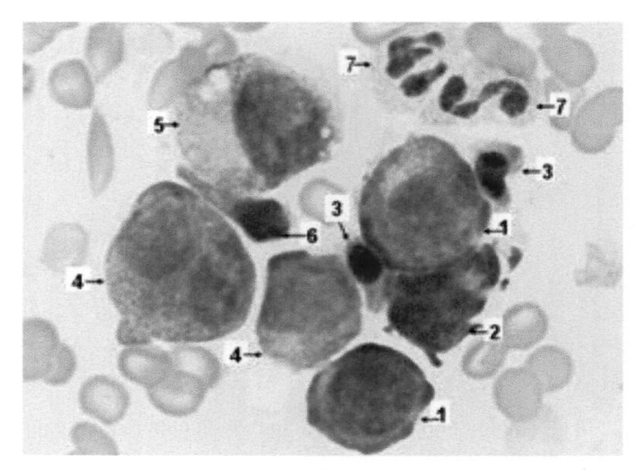

图 2-7-12　×1000 1. 原始红细胞；2. 早幼红细胞；3. 晚幼红细胞；4. 早幼粒细胞；5. 中性中幼粒细胞；6. 淋巴细胞；7. 中性分叶核粒细胞

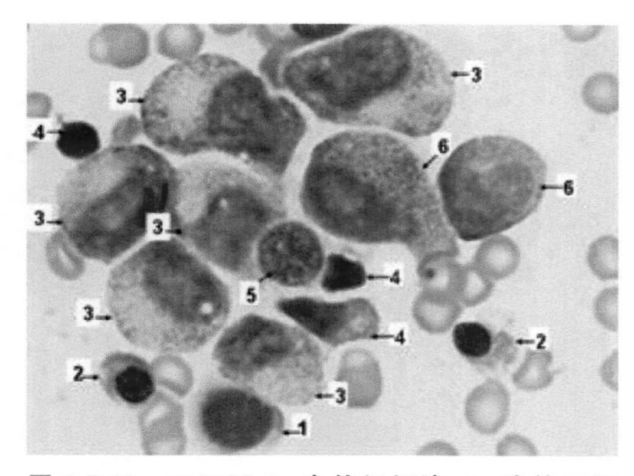

图 2-7-13　×1000 1. 中幼红细胞；2. 晚幼红细胞；3. 中性中幼粒细胞；4. 淋巴细胞；5. 篮细胞；6. 早幼粒细胞

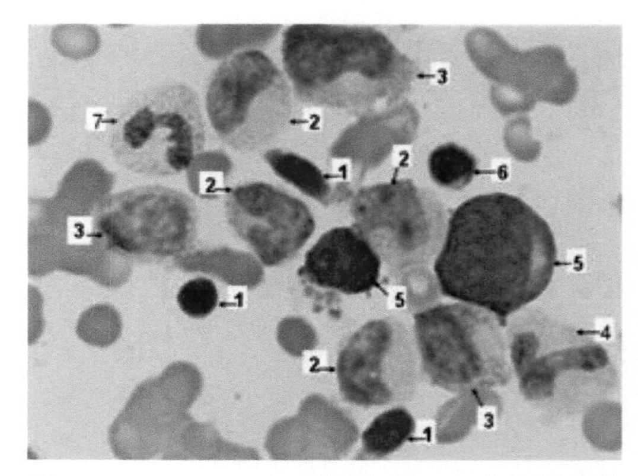

图 2-7-14　×1000 1. 淋巴细胞；2. 中性晚幼粒细胞；3. 中性中幼粒细胞；4. 中性分叶核粒细胞；5. 早幼红细胞；6. 中幼红细胞；7. 中性杆状核粒细胞

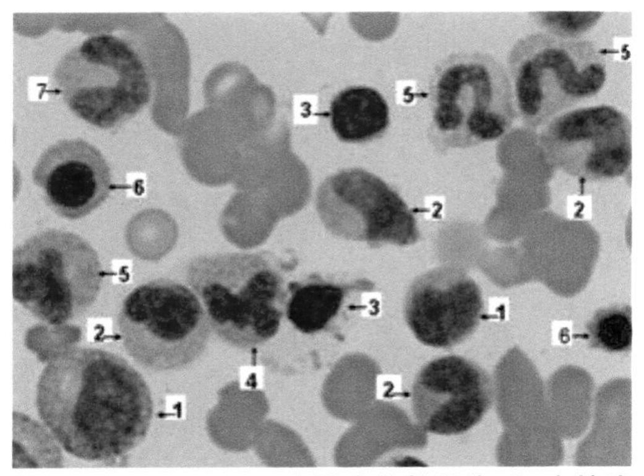

图 2-7-15　×1000 1. 中性中幼粒细胞；2. 中性晚幼粒细胞；3. 淋巴细胞；4. 中性分叶核粒细胞；5. 中性杆状核粒细胞；6. 晚幼红细胞；7. 中性巨杆状核粒细胞

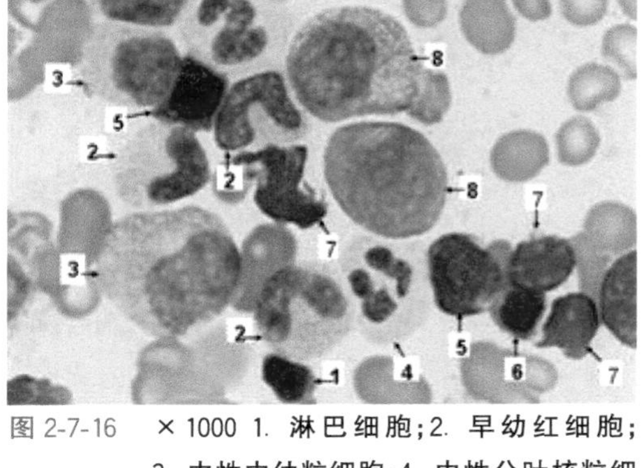

图 2-7-16　×1000 1. 淋巴细胞；2. 早幼红细胞；3. 中性中幼粒细胞；4. 中性分叶核粒细胞；5. 中幼红细胞；6. 晚幼红细胞；7. 篮细胞；8. 早幼粒细胞；9. 中性晚幼粒细胞

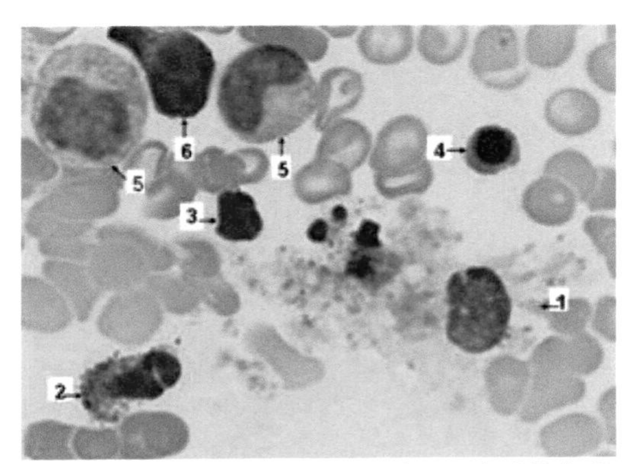

图 2-7-17　×1000 1. 组织细胞；2. 嗜碱性杆状核粒细胞；3. 淋巴细胞；4. 晚幼红细胞；5. 中性中幼粒细胞；6. 早幼红细胞

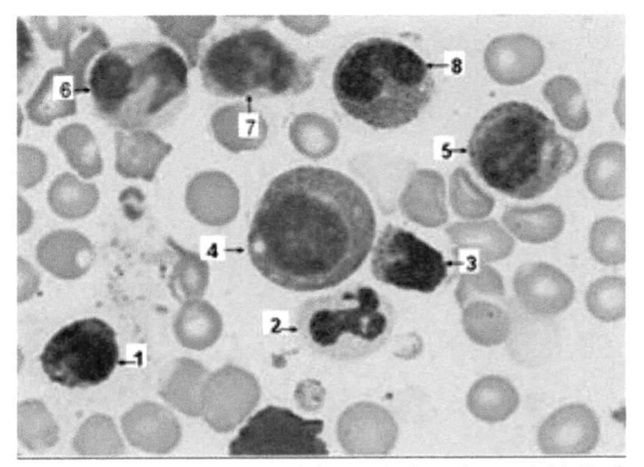

图 2-7-18　×1000 1. 嗜碱性中幼粒细胞；2. 中性分叶核粒细胞；3. 嗜碱性晚幼粒细胞；4. 早幼粒细胞；5. 中性中幼粒细胞；6. 中性杆状核粒细胞；7. 单核细胞；8. 嗜酸性杆状核粒细胞

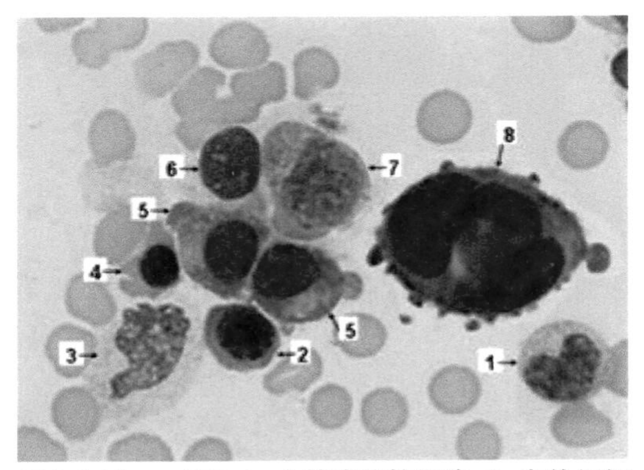

图 2-7-19　×1000 1. 中性晚幼粒细胞；2. 中幼红细胞；3. 中性粒细胞退化；4. 晚幼红细胞；5. 浆细胞；6. 淋巴细胞；7. 早幼粒细胞；8. 原始巨核细胞含 3 个核

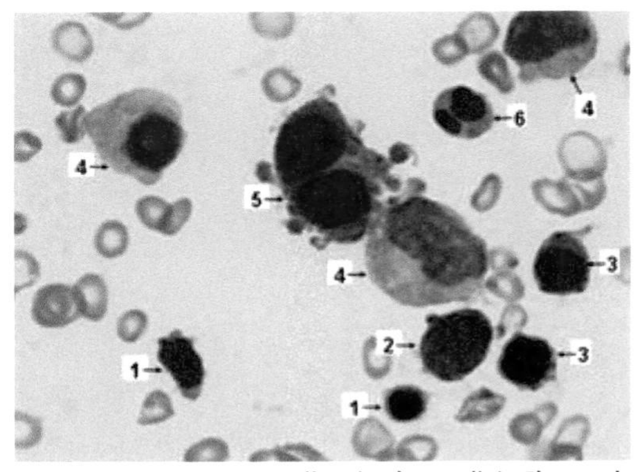

图 2-7-20　×1000 1. 淋巴细胞；2. 浆细胞；3. 中幼红细胞；4. 中性中幼粒细胞；5. 幼稚巨核细胞产血小板；6. 中性分叶核粒细胞

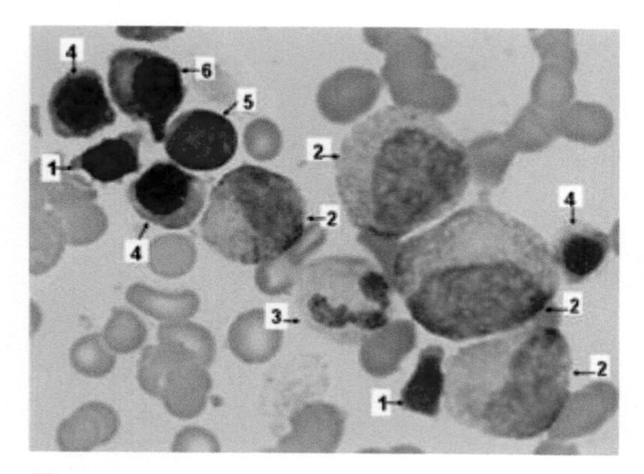

图 2-7-21　×1000 1. 淋巴细胞；2. 中性中幼粒细胞；3. 中性分叶核粒细胞；4. 中幼红细胞；5. 原始粒细胞；6. 浆细胞

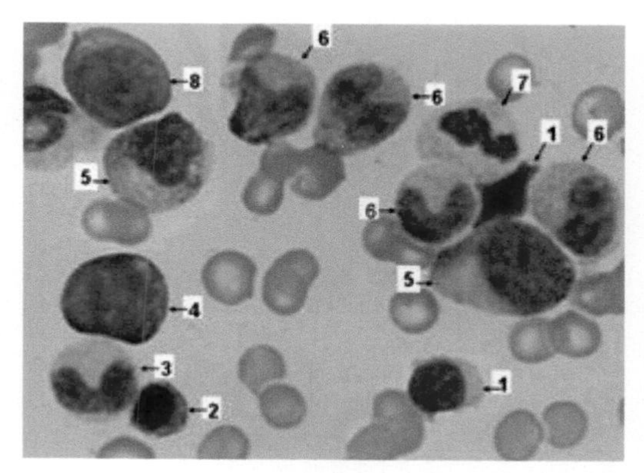

图 2-7-22　×1000 1. 淋巴细胞；2. 中幼红细胞；3. 中性杆状核粒细胞；4. 原始红细胞；5. 中性中幼粒细胞；6. 中性晚幼粒细胞；7. 中性分叶核粒细胞；8. 原始粒细胞

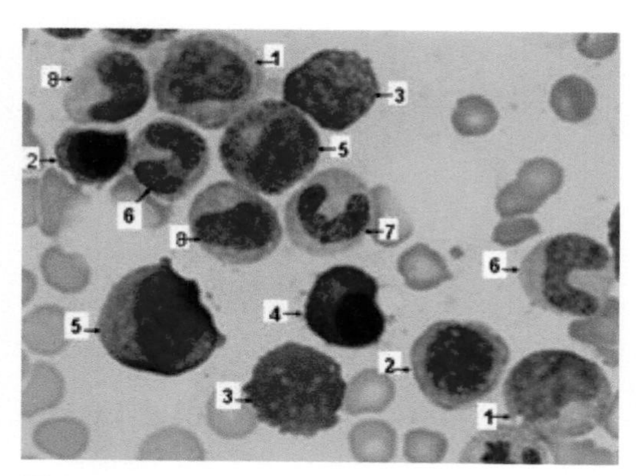

图 2-7-23　×1000 1. 中性中幼粒细胞；2. 中幼红细胞；3. 篮细胞；4. 浆细胞；5. 早幼粒细胞；6. 中性杆状核粒细胞；7. 中性分叶核粒细胞；8. 中性晚幼粒细胞

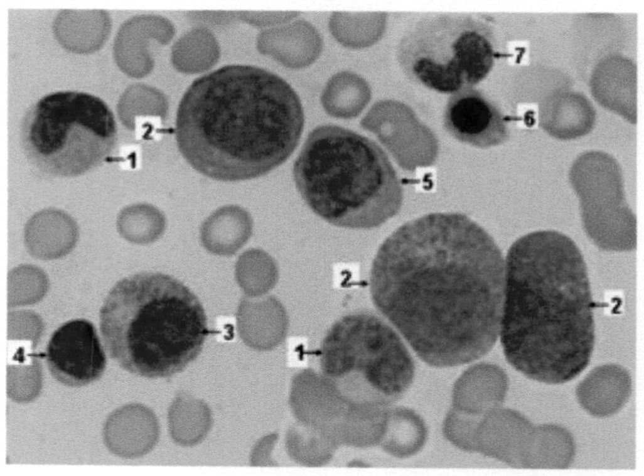

图 2-7-24　×1000 1. 中性晚幼粒细胞；2. 早幼粒细胞；3. 中性中幼粒细胞；4. 淋巴细胞；5. 单核细胞；6. 晚幼红细胞；7. 中性分叶核粒细胞

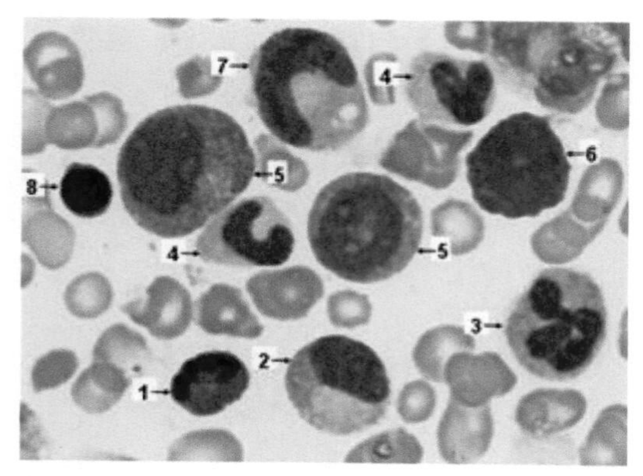

图 2-7-25　×1000 1. 嗜酸性分叶核粒细胞；2. 中性中幼粒细胞；3. 中性分叶核粒细胞；4. 中性杆状核粒细胞；5. 早幼粒细胞；6. 早幼红细胞；7. 中性巨杆状核粒细胞；8. 淋巴细胞

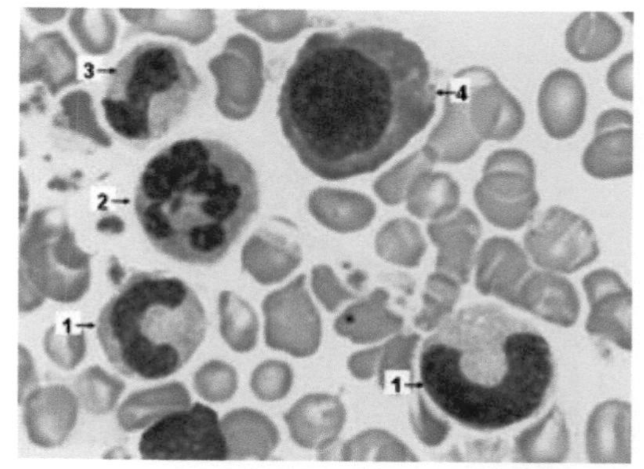

图 2-7-26　×1000 1. 中性巨杆状核粒细胞；2. 中性巨多分叶核粒细胞；3. 中性杆状核粒细胞；4. 巨大中幼红细胞

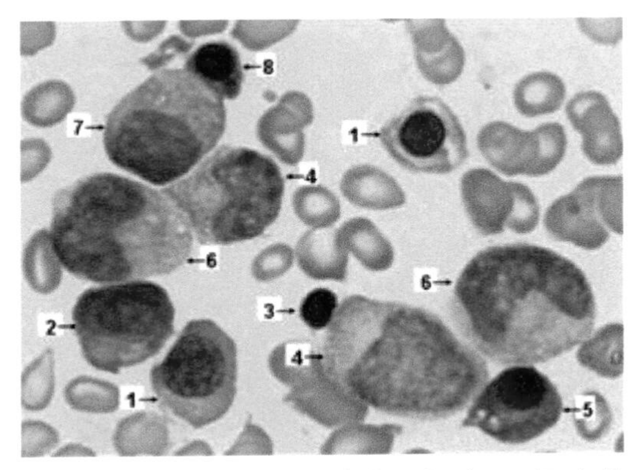

图 2-7-27　×1000 1. 巨晚幼红细胞；2. 巨中幼红细胞；3. 淋巴细胞；4. 中性中幼粒细胞；5. 浆细胞；6. 中性巨晚幼粒细胞；7. 早幼粒细胞；8. 晚幼红细胞

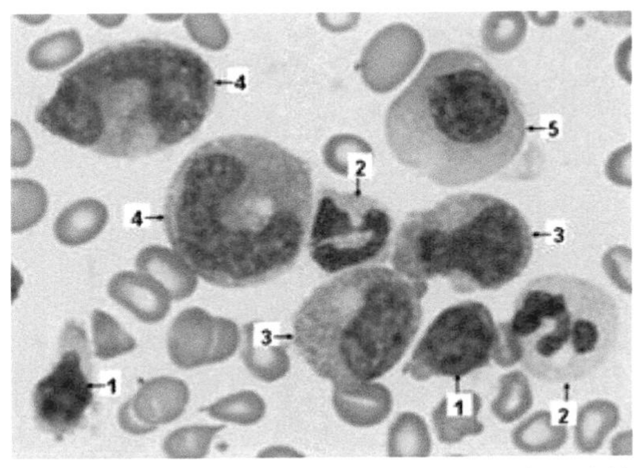

图 2-7-28　×1000 1. 淋巴细胞；2. 中性分叶核粒细胞；3. 中性中幼粒细胞；4. 中性巨杆状核粒细胞；5. 巨大晚幼红细胞

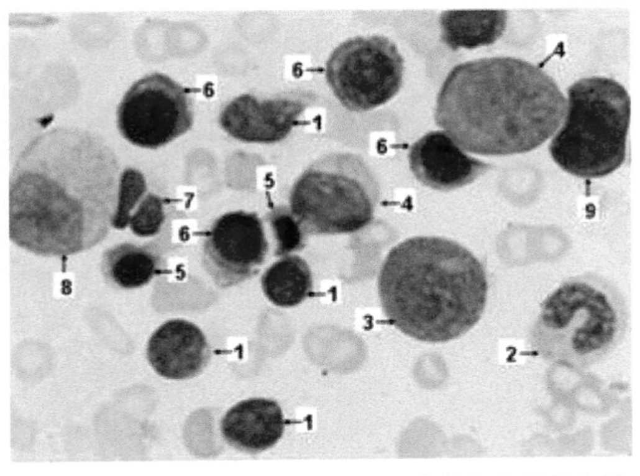

图 2-7-29　×1000 1. 淋巴细胞；2. 中性杆状核粒细胞；3. 嗜酸性中幼粒细胞；4. 原始粒细胞；5. 晚幼红细胞；6. 中幼红细胞；7. 中性分叶核粒细胞；8. 中性中幼粒细胞；9. 早幼红细胞

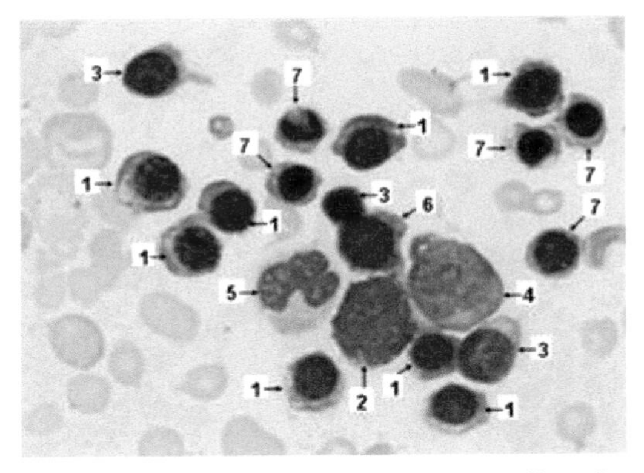

图 2-7-30　×1000 1. 中幼红细胞；2. 篮细胞；3. 淋巴细胞；4. 原始粒细胞；5. 中性分叶核粒细胞；6. 早幼红细胞；7. 晚幼红细胞

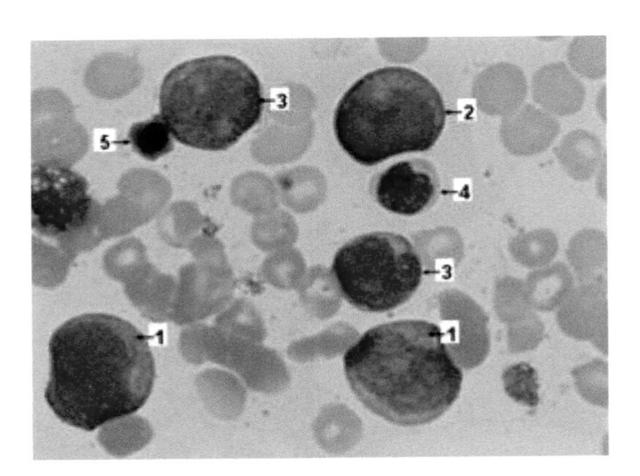

图 2-7-31　×1000 1. 原始单核细胞含 Auer 小体；2. 原始单细胞；3. 幼单细胞；4. 淋巴细胞；5. 晚幼红细胞

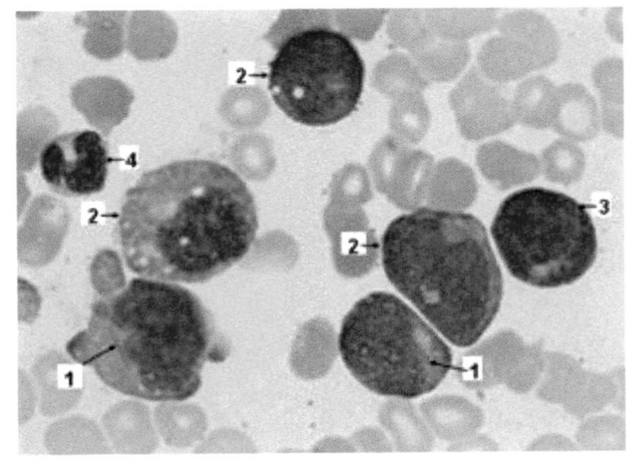

图 2-7-32　×1000 1. 幼稚单核细胞含 Auer 小体；2. 幼单细胞；3. 早幼红细胞；4. 中性杆状核粒细胞

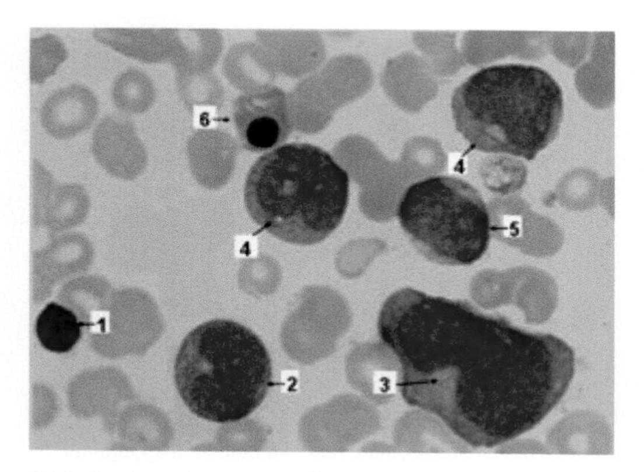

图 2-7-33　×1000 1. 淋巴细胞；2. 原始单核细胞；3. 幼稚单核细胞含 Auer 小体；4. 原始单核细胞含 Auer 小体；5. 幼稚单核细胞；6. 晚幼红细胞

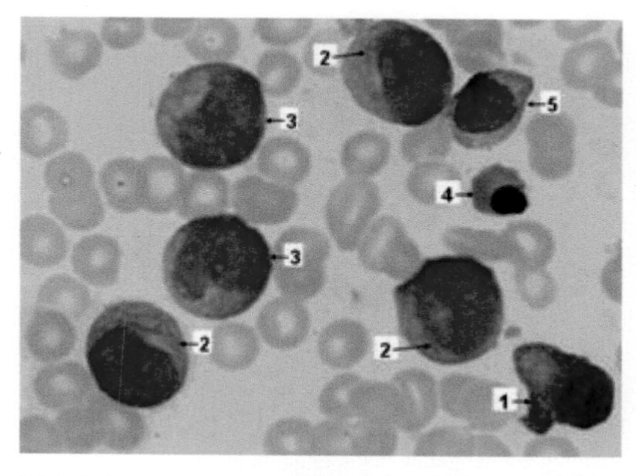

图 2-7-34　×1000 1. 浆细胞；2. 原始单核细胞；3. 幼稚单核细胞；4. 晚幼红细胞；5. 中幼红细胞

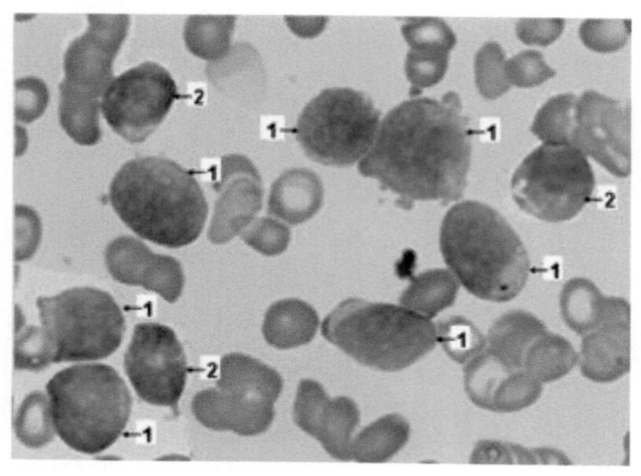

图 2-7-35　×1000 1. 原始单核细胞；2. 幼稚单核细胞

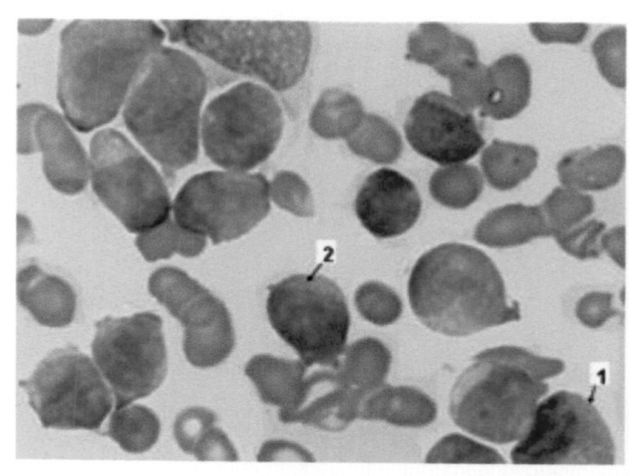

图 2-7-36　×1000 1. 浆细胞；2. 原始单核细胞含 Auer 小体；其余原始细胞均为原始单核细胞

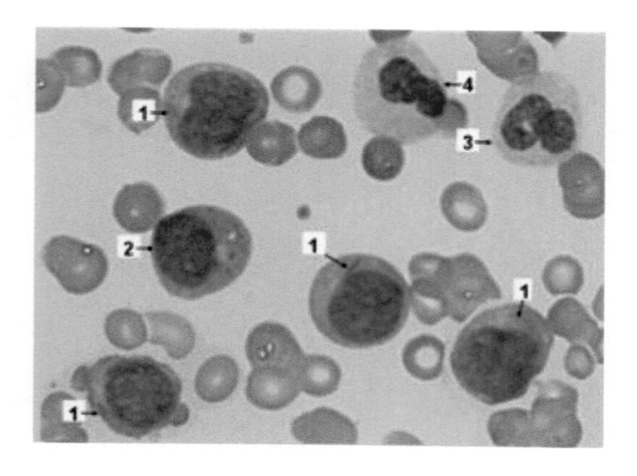

图 2-7-37　×1000 1. 原始粒细胞含 Auer 小体；2. 早幼粒细胞；3. 中性分叶核粒细胞；4. 中性杆状核粒细胞

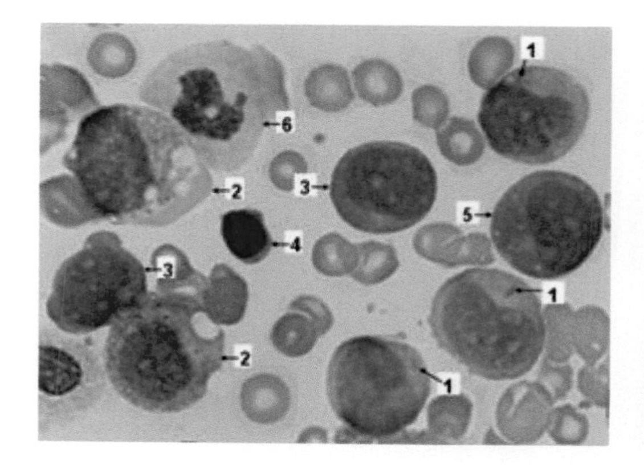

图 2-7-38　×1000 1. 原始粒细胞含 Auer 小体；2. 中性中幼粒细胞；3. 原始粒细胞；4. 淋巴细胞；5. 早幼粒细胞；6. 中性分叶核粒细胞

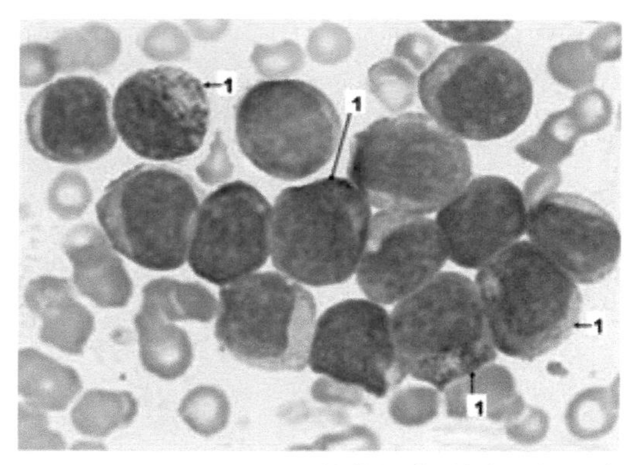

图 2-7-39　×1000 1. 早幼粒细胞；其余原始细胞均为始原始粒细胞Ⅰ型及Ⅱ型

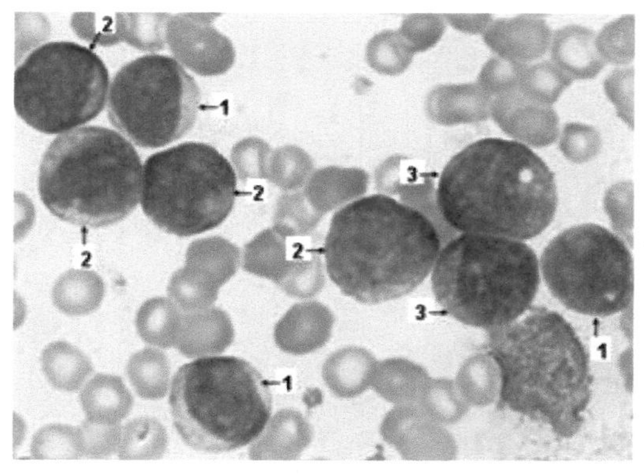

图 2-7-40　×1000 1. 原始粒细胞Ⅰ型；2. 原始粒细胞Ⅱ型；3. 早幼粒细胞

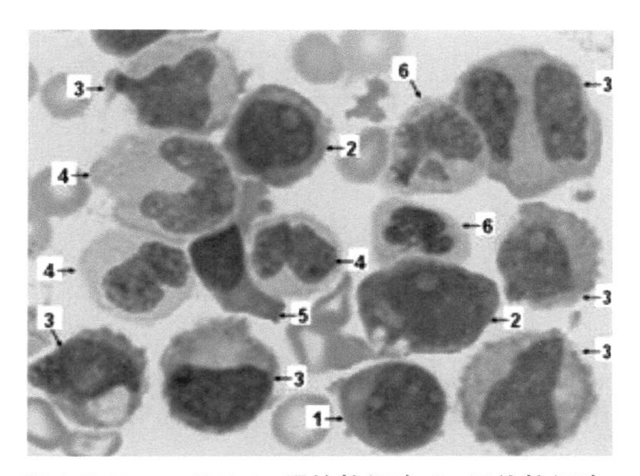

图 2-7-41　×1000 1. 原始粒细胞；2. 早幼粒细胞；3. 中性中幼粒细胞核浆发育不平衡；4. 中性晚幼粒细胞核浆发育不平衡；5. 淋巴细胞；6. 中性分叶核粒细胞

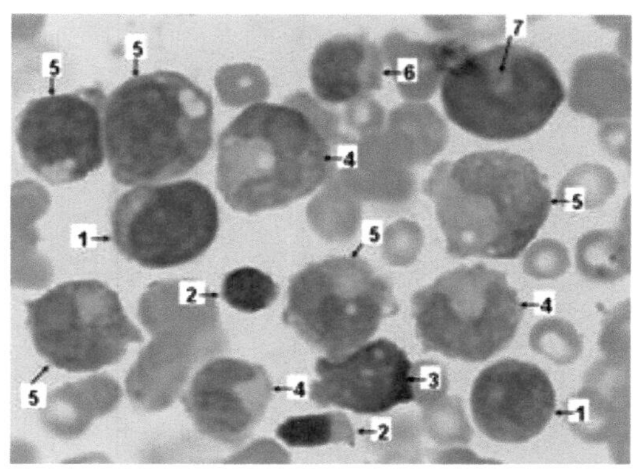

图 2-7-42　×1000 1. 原始粒细胞；2. 淋巴细胞；3. 篮细胞；4. 中性晚幼粒细胞核浆发育不平衡；5. 中性中幼粒细胞核浆发育不平衡；6. 中性中幼粒细胞；7. 原始粒细胞含 Auer 小体

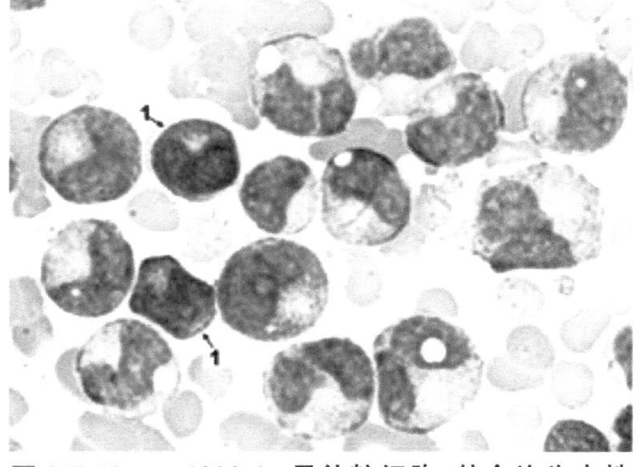

图 2-7-43　×1000 1. 早幼粒细胞；其余均为中性中幼粒细胞核浆发育不平衡

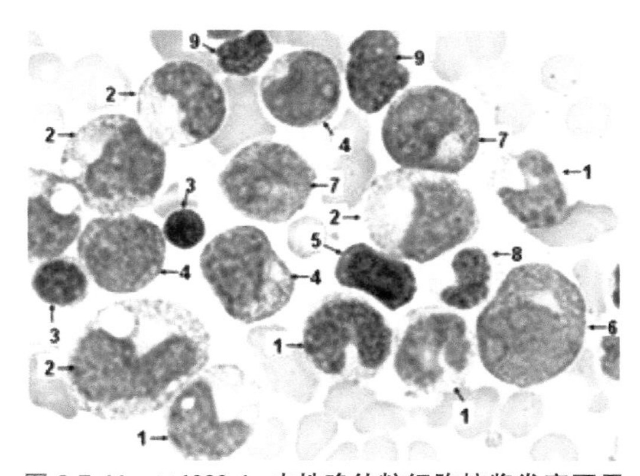

图 2-7-44　×1000 1. 中性晚幼粒细胞核浆发育不平衡；2. 中性中幼粒细胞核浆发育不平衡；3. 淋巴细胞；4. 原始粒细胞；5. 早幼红细胞；6. 原始粒细胞含 Auer 小体；7. 早幼粒细胞；8. 中性分叶核粒细胞；9. 篮细胞

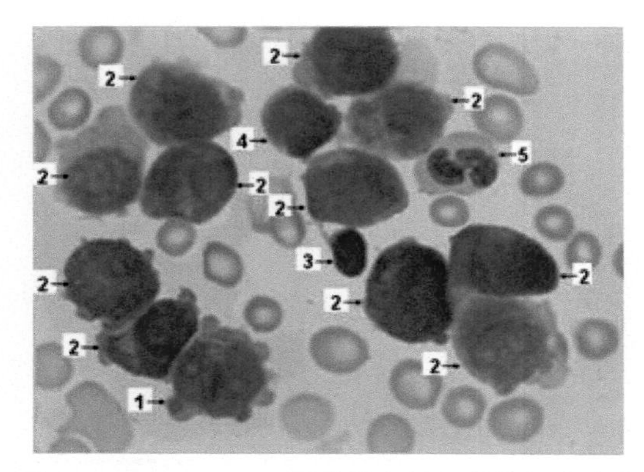

图 2-7-45 ×1000 1. 颗粒增多的早幼粒细胞含柴捆状或呈束状 Auer 小体；2. 颗粒增多的早幼粒细胞；3. 淋巴细胞；4. 原始粒细胞；5. 中性杆状核粒细胞

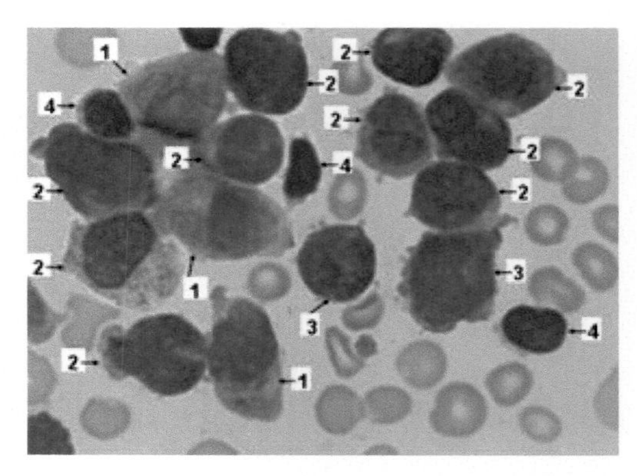

图 2-7-46 ×1000 1. 颗粒增多的早幼粒细胞含柴捆状或呈束状 Auer 小体；2. 颗粒增多的早幼粒细胞；3. 原始粒细胞；4. 淋巴细胞

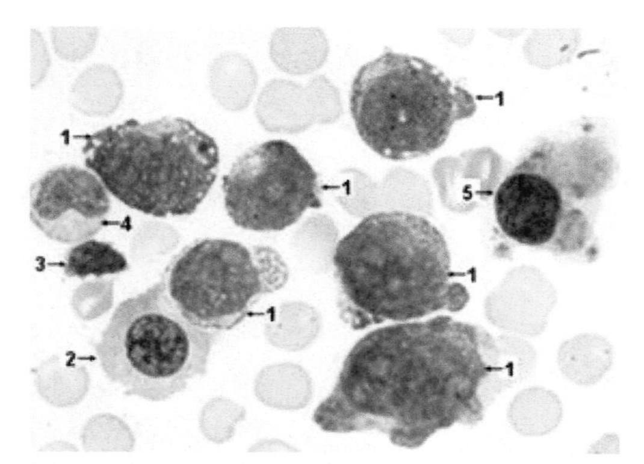

图 2-7-47 ×1000 1. 原始巨核细胞；2. 巨晚幼红细胞；3. 淋巴细胞；4. 中性晚幼粒细胞；5. 幼稚巨核细胞

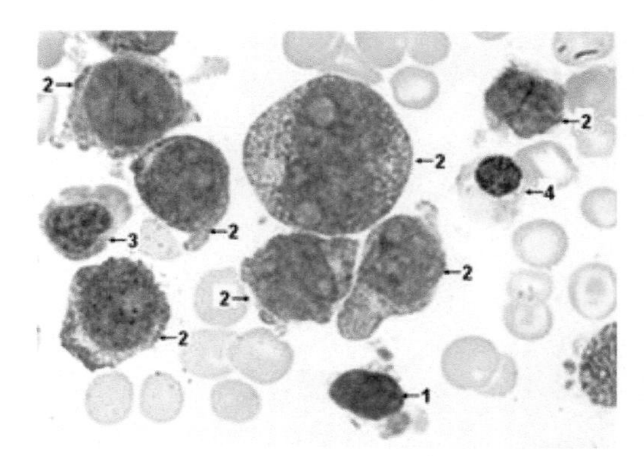

图 2-7-48 ×1000 1. 幼稚巨核细胞；2. 原始巨核细胞；3. 中幼红细胞；4. 晚幼红细胞

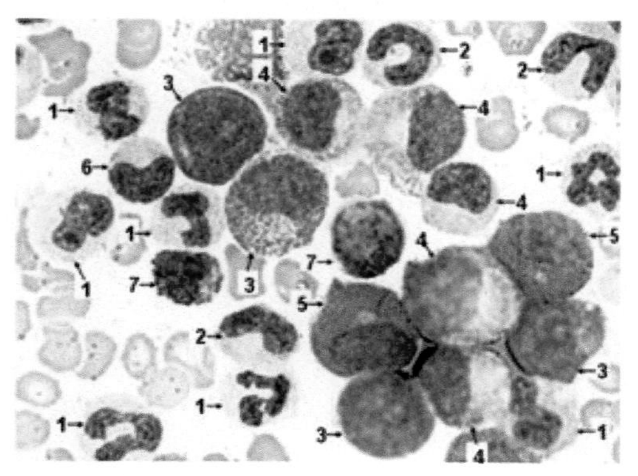

图 2-7-49 ×1000 1. 中性分叶核粒细胞；2. 中性杆状核细胞；3. 早幼粒细胞；4. 中性中幼粒细胞；5. 嗜酸性中幼粒细胞；6. 中性晚幼粒细胞；7. 嗜碱粒细胞

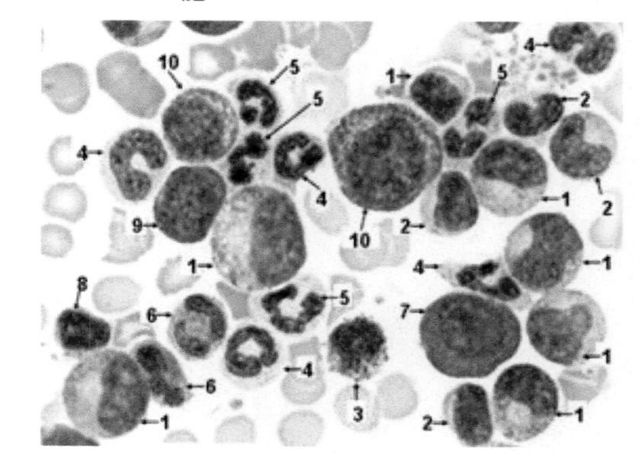

图 2-7-50 ×1000 1. 中性中幼粒细胞；2. 中性晚幼粒细胞；3. 嗜碱粒细胞；4. 中性杆状核粒细胞；5. 中性分叶核粒细胞；6. 嗜酸性分叶核粒细胞；7. 嗜酸性中幼粒细胞；8. 淋巴细胞；9. 原始粒细胞；10. 早幼粒细胞

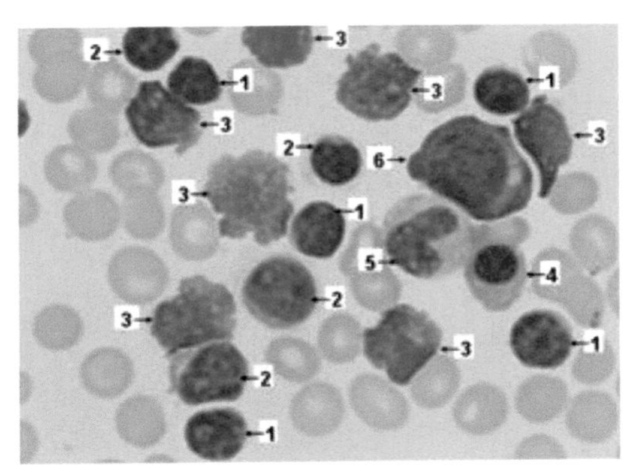

图 2-7-51　×1000 1. 淋巴细胞；2. 原幼淋巴细胞；3. 篮细胞；4. 晚幼红细胞；5. 晚幼粒细胞；6. 早幼红细胞

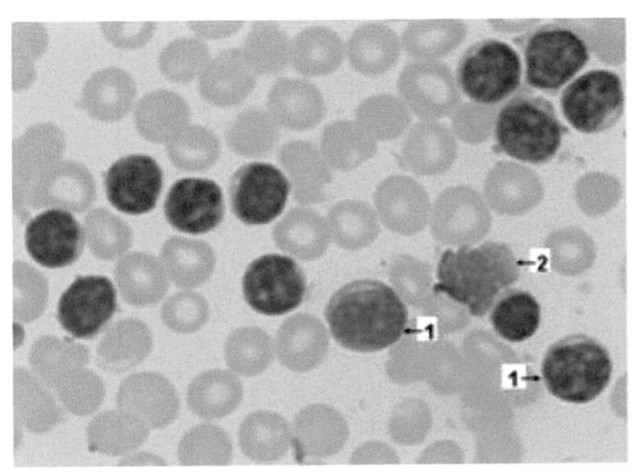

图 2-7-52　×1000 1. 原幼淋巴细胞；2. 篮细胞；其余均为成熟淋巴细胞

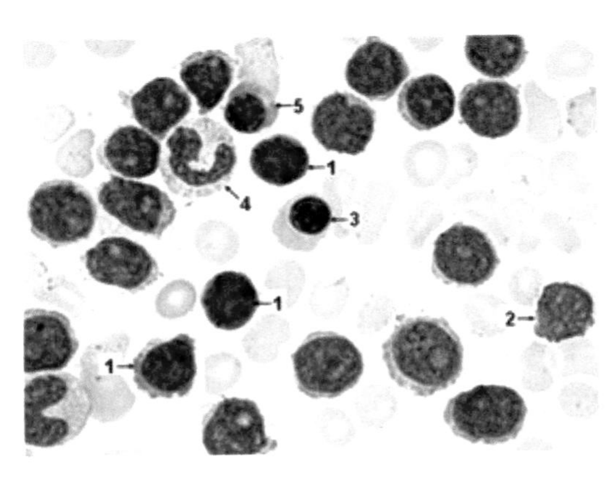

图 2-7-53　×1000 1. 淋巴细胞；2. 篮细胞；3. 晚幼红细胞；4. 中性杆状核粒细胞；5. 中幼红细胞；其余均为幼淋巴细胞

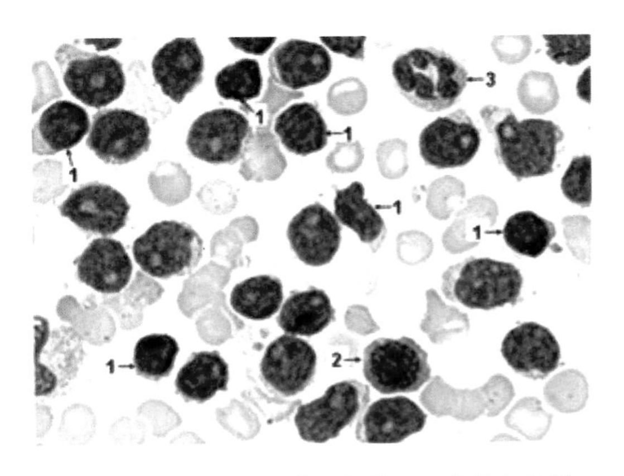

图 2-7-54　×1000 1. 淋巴细胞；2. 中幼红细胞；3. 中性分叶核粒细胞；其余均为幼淋巴细胞

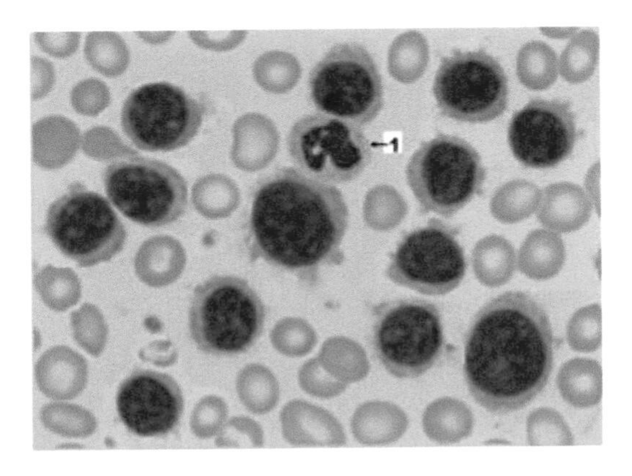

图 2-7-55　×1000 1. 中性分叶核粒细胞；其余均为毛细胞

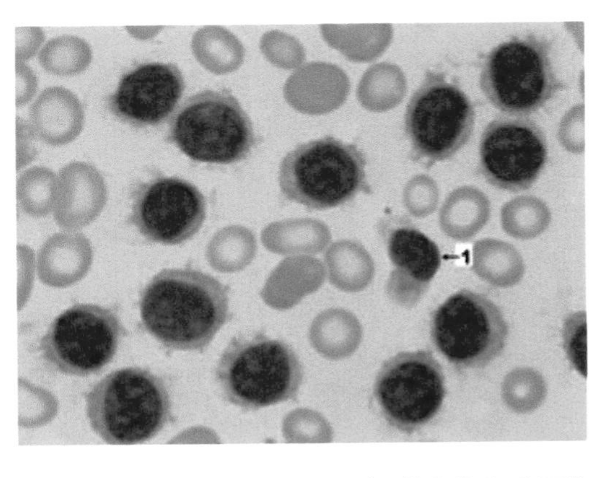

图 2-7-56　×1000 1. 淋巴细胞；其余均为毛细胞

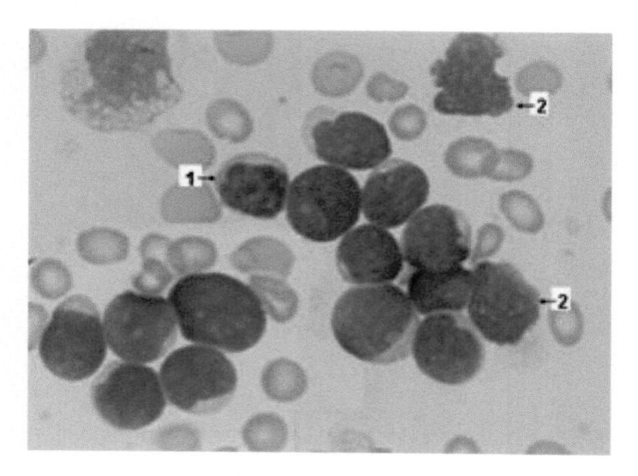

图 2-7-57　×1000 1. 淋巴细胞；2. 篮细胞；其余均为原始淋巴细胞

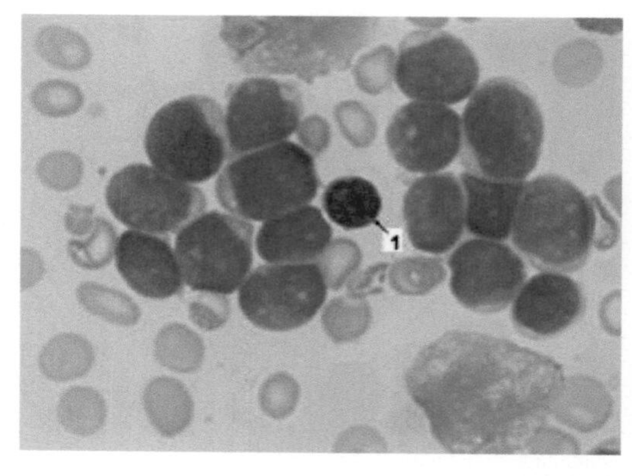

图 2-7-58　×1000 1. 淋巴细胞；其余均为原始淋巴细胞

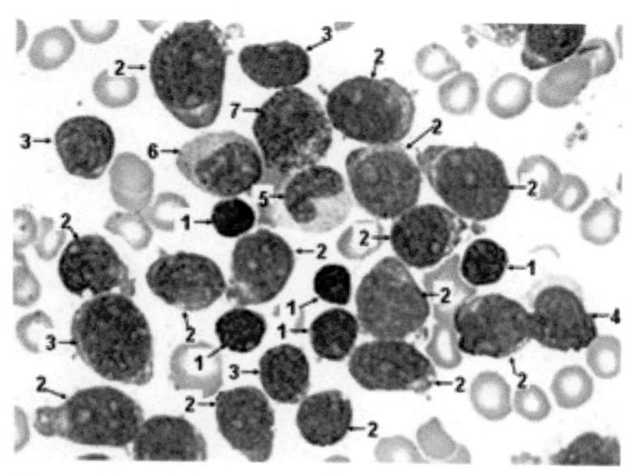

图 2-7-59　×1000 1. 淋巴细胞；2. 原始淋巴细胞；3. 幼淋细胞；4. 篮细胞；5. 中性杆状核粒细胞；6. 中性中幼粒细胞；7. 早幼粒细胞

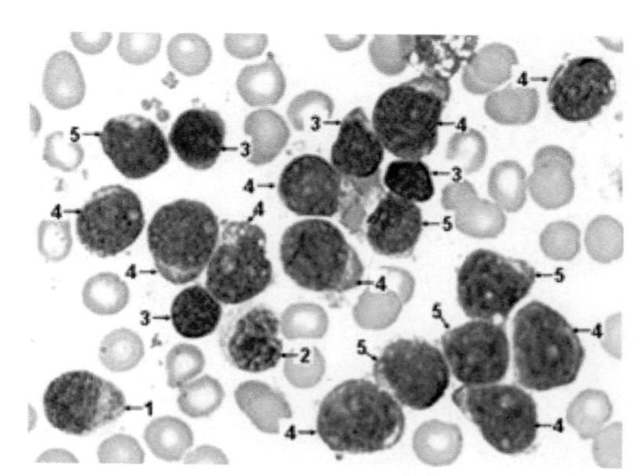

图 2-7-60　×1000 1. 中性中幼粒细胞；2. 中性杆状核粒细胞；3 淋巴细胞；4. 原始淋巴细胞；5. 幼淋细胞

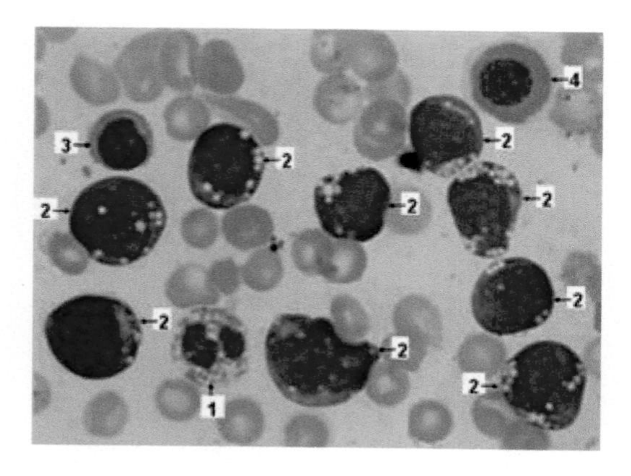

图 2-7-61　×1000 1. 中性分叶核粒细胞；2. 原始淋巴细胞（胞质含大量空泡，为ALL-L3 型细胞）；3. 淋巴细胞；4. 晚幼红细胞

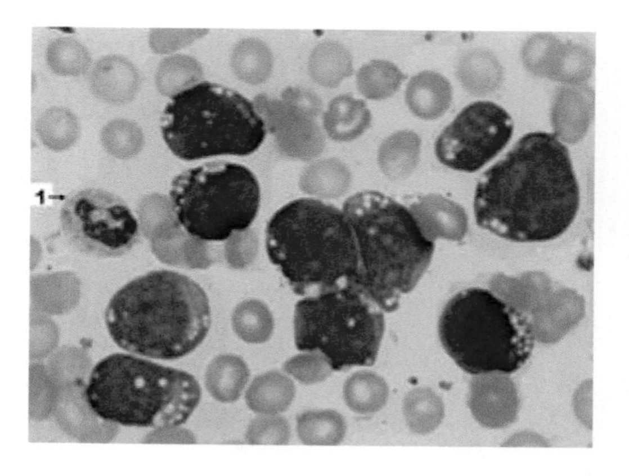

图 2-7-62　×1000 1. 中性分叶核粒细胞，其余细胞均为原始淋巴细胞（胞质含大量空泡，为 ALL-L3 型细胞）

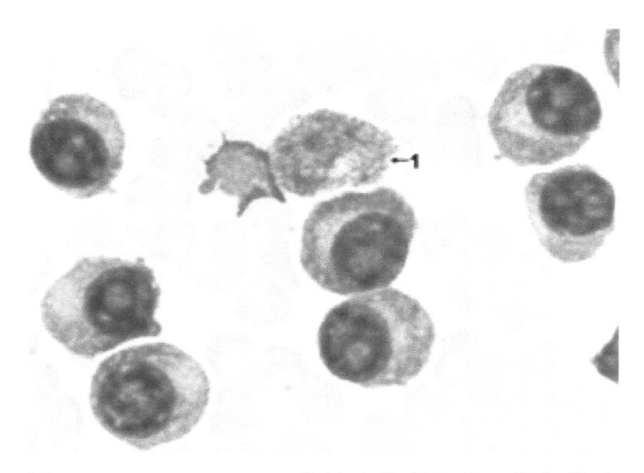

图 2-7-63　×1000 1. 中性中幼粒细胞；其余均为原始浆细胞

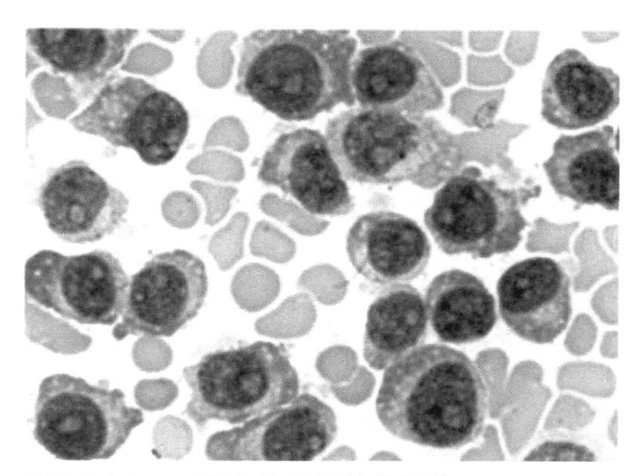

图 2-7-64　×1000 均为原始浆细胞

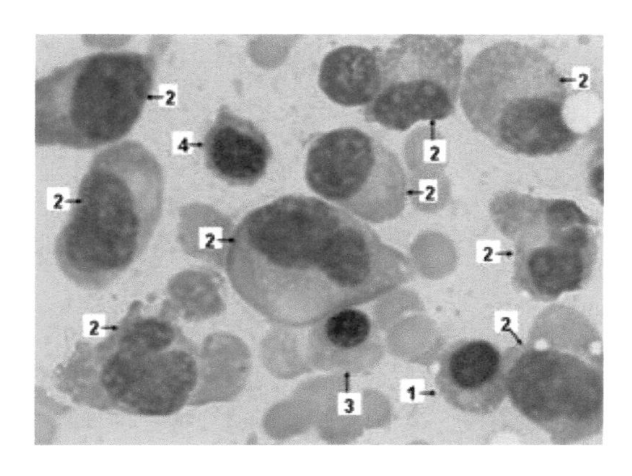

图 2-7-65　×1000 1. 浆细胞；2. 多发性骨髓瘤细胞（Ⅳ型-网状细胞型）；3. 晚幼红细胞；4. 中幼红细胞

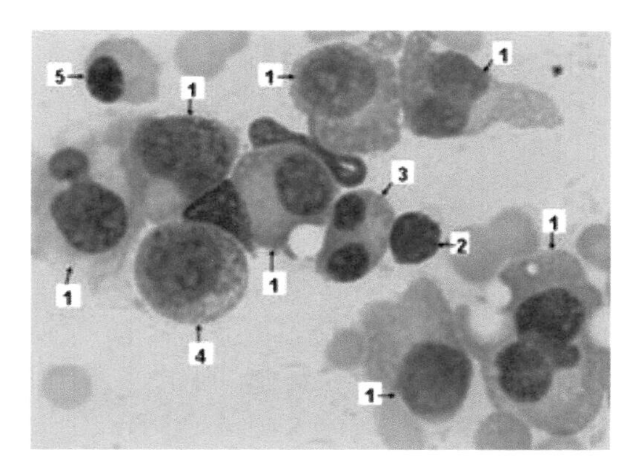

图 2-7-66　×1000 1. 多发性骨髓瘤细胞（Ⅳ型-网状细胞型）；2. 淋巴细胞；3. 浆细胞；4. 早幼粒细胞；5. 晚幼红细胞

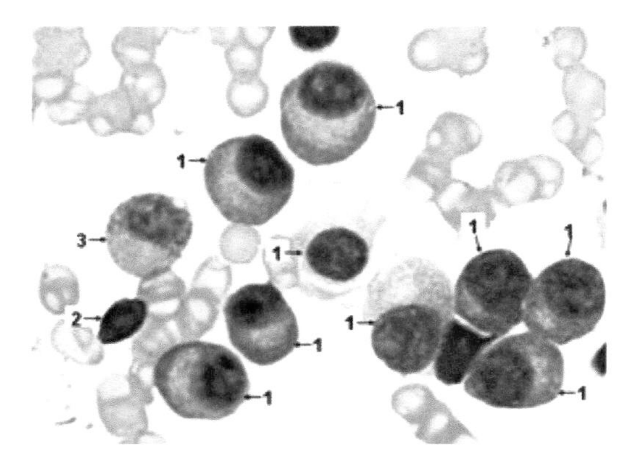

图 2-7-67　×1000 1. 多发性骨髓瘤细胞（Ⅱ型-幼稚浆细胞型）；2. 淋巴细胞；3. 中性中幼粒细胞

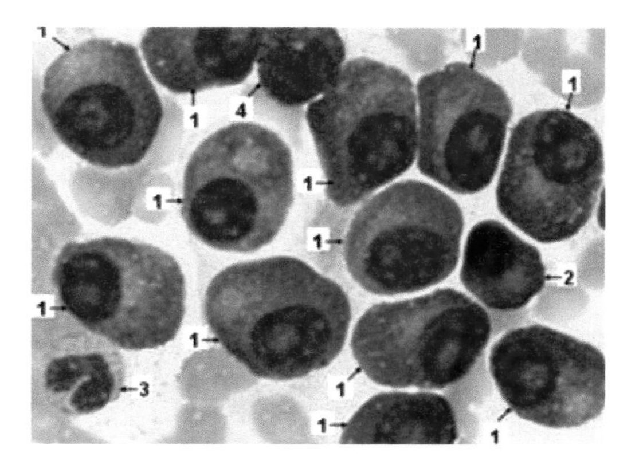

图 2-7-68　×1000 1. 多发性骨髓瘤细胞（Ⅱ型-幼稚浆细胞型）；2. 浆细胞；3. 中性杆状核粒细胞；4. 嗜酸性晚幼粒细胞

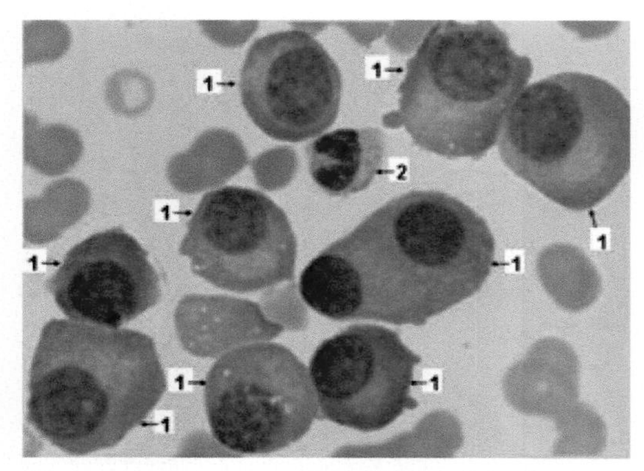

图 2-7-69　×1000 1. 多发性骨髓瘤细胞（Ⅱ型-幼稚浆细胞型）；2. 中性杆状核粒细胞

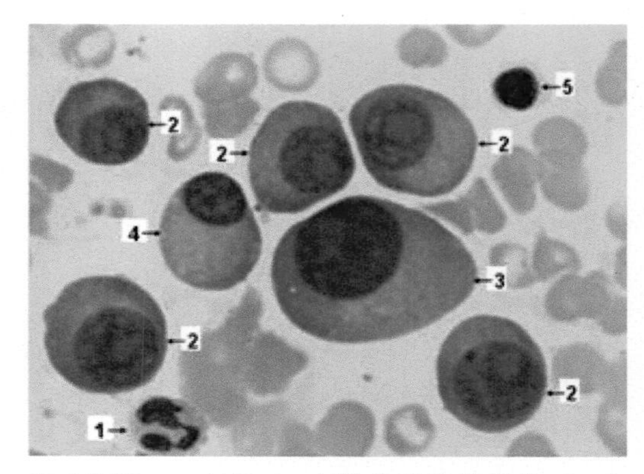

图 2-7-70　×1000 1. 中性分叶核粒细胞；2. 多发性骨髓瘤细胞（Ⅲ型-原始浆细胞型）；3. 多发性骨髓瘤细胞（幼稚浆细胞）；4. 浆细胞；5. 淋巴细胞

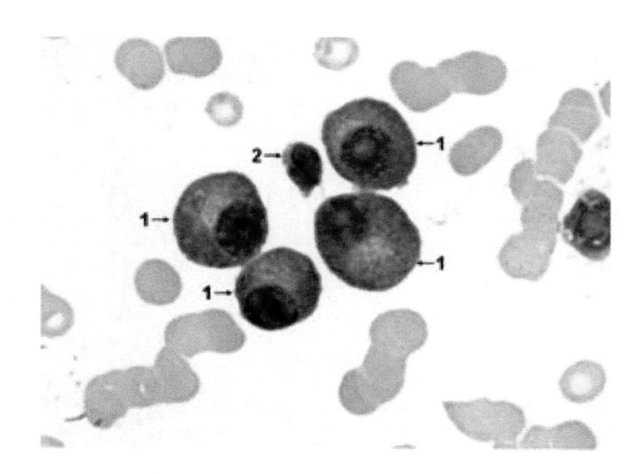

图 2-7-71　×1000 1. 多发性骨髓瘤细胞（Ⅰ型-小浆细胞型）；2. 淋巴细胞

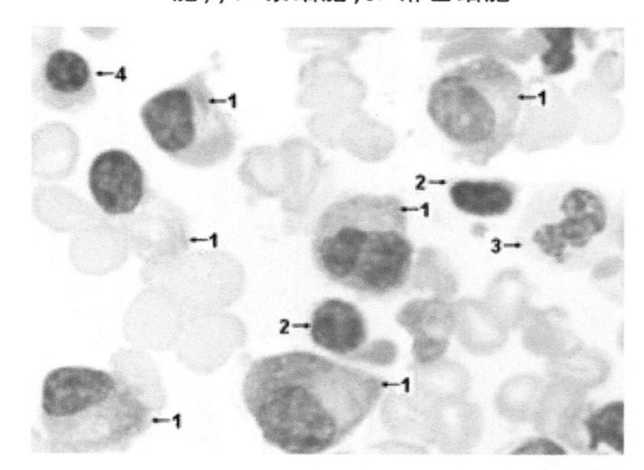

图 2-7-72　×1000 1. 多发性骨髓瘤细胞含嗜酸性棒状包涵体（Auer 样杆状小体）；2. 淋巴细胞；3. 中性杆状核粒细胞；4. 晚幼红细胞

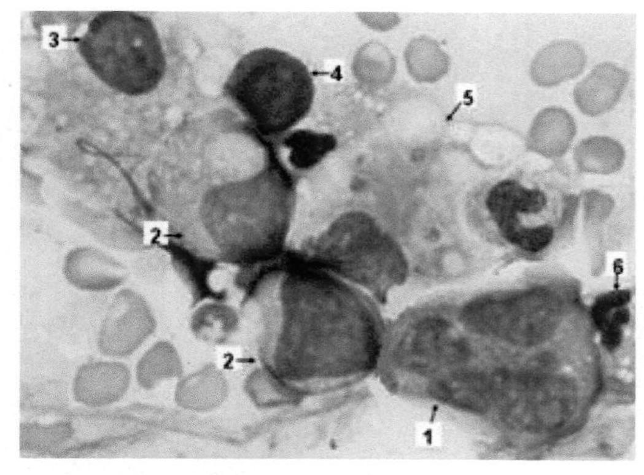

图 2-7-73　×1000 1. 多核异常组织细胞；2. 异常组织细胞；3. 组织细胞；4. 早幼红细胞；5. 噬血细胞（吞噬血小板及中性粒细胞）；6. 中性分叶核粒细胞

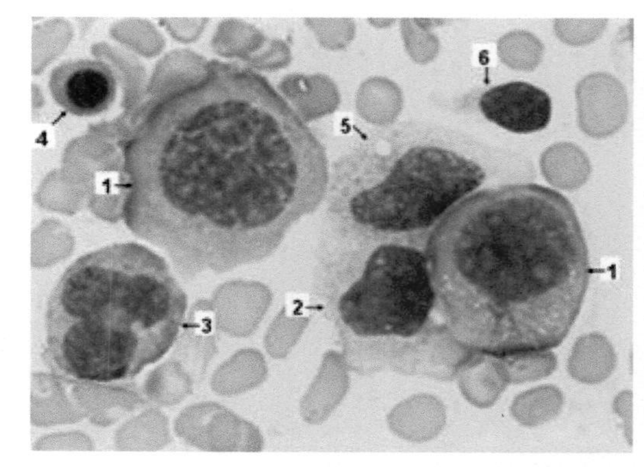

图 2-7-74　×1000 1. 异常组织细胞；2. 组织细胞；3. 多核异常组织细胞；4. 晚幼红细胞；5. 中性中幼粒细胞；6. 淋巴细胞

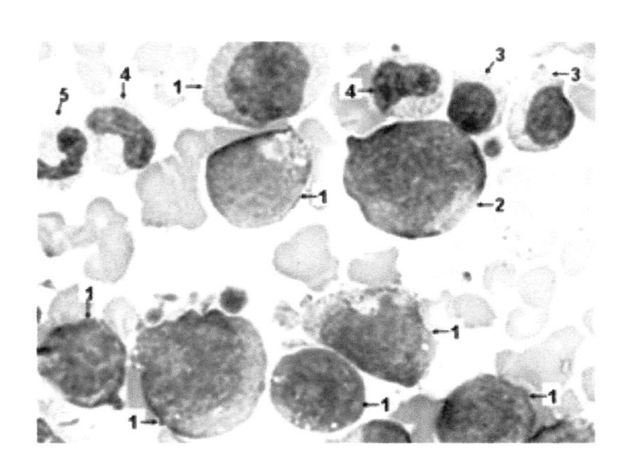

图 2-7-75　×1000 1. 异常组织细胞;2. 多核异常组织细胞;3. 淋巴细胞;4. 中性晚幼粒细胞;5. 中性杆状核粒细胞

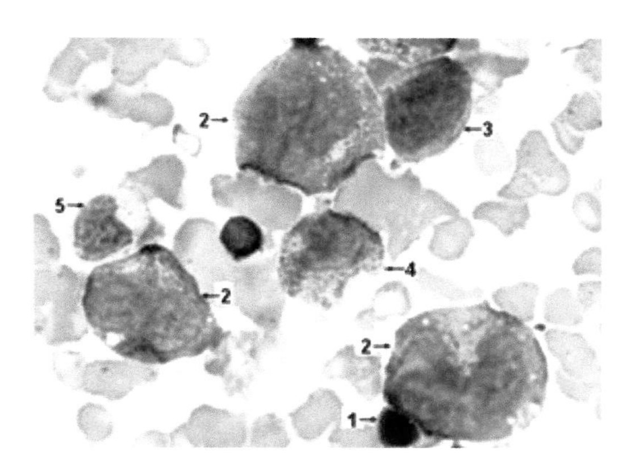

图 2-7-76　×1000 1. 淋巴细胞;2. 多核异常组织细胞;3. 异常组织细胞;4. 早幼粒细胞;5. 中性晚幼粒细胞

第八节　细胞化学染色判断标准示图

一、过氧化物酶染色涂片

过氧化物酶(peroxidase,POX)染色涂片,见图 2-8-1。

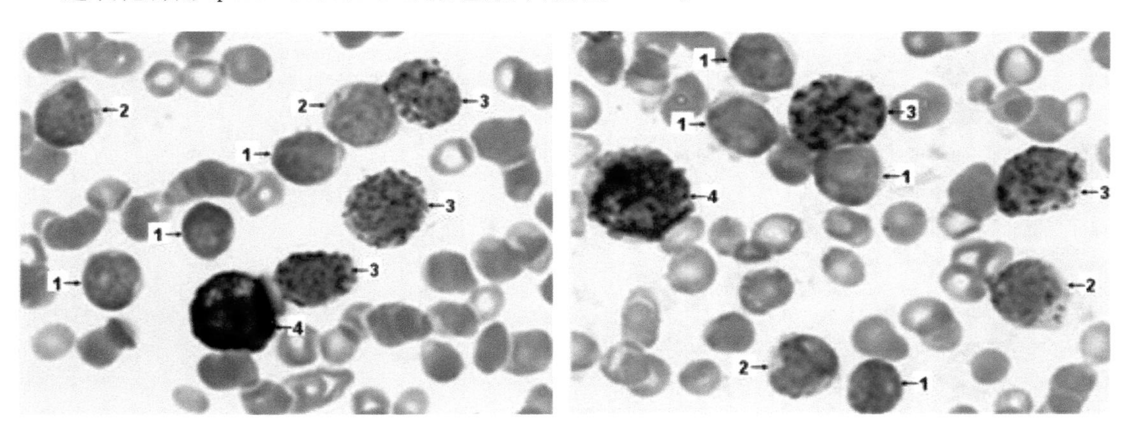

图 2-8-1　×1000 1. 阴性;2. 弱阳性;3. 阳性;4. 强阳性

二、中性粒细胞碱性磷酸酶(neutrophilic alkaline phosph atase,NAP)染色涂片(钙钴法核固红复染)

【NAP 染色反应级分判断标准】

0 分:阴性,中性粒细胞胞质内无棕黑色沉淀物。

1 分:弱阳性,中性粒细胞的少部分胞质中出现弱阳性反应,呈棕黑色颗粒状或云雾状。

2 分：阳性，阳性反应占中性粒细胞胞质的一半以上(1/2～3/4)，呈颗粒状或云雾状，分布均匀，密度低。

3 分：较强阳性，阳性反应充满中性粒细胞胞质，呈致密棕黑色，黑色团块小而少，分布较均匀。

4 分：强阳性，阳性反应全部充满中性粒细胞胞质，呈致密深黑色或棕黑色团块状，可遮盖胞核(图 2-8-2)。

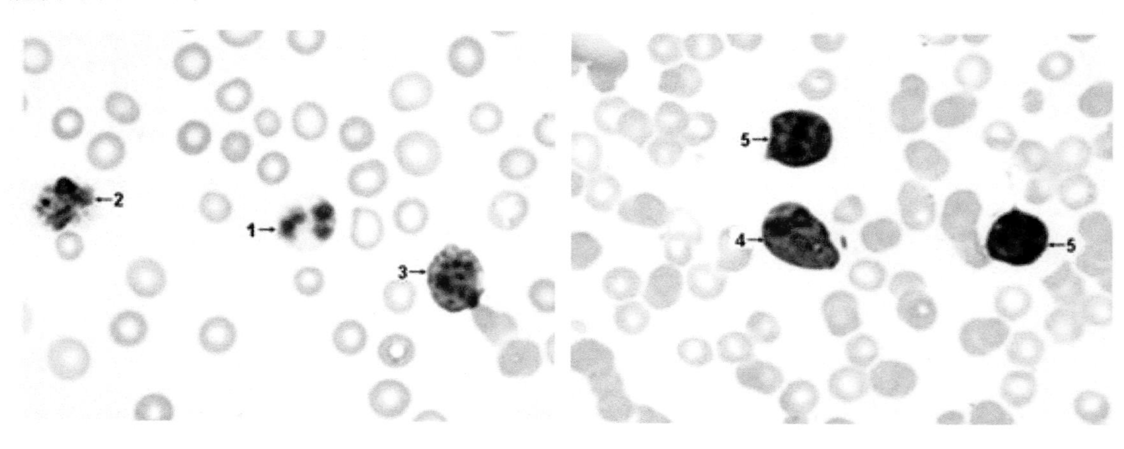

图 2-8-2 ×1000 1. 阴性、级 0 分；2. 级 1 分；3. 级 2 分；4. 级 3 分；5. 级 4 分

三、铁染色(ferric stain)涂片

【细胞外铁分级判断标准】

－：无蓝色铁颗粒(图 2-8-3、图 2-8-4)。

1＋：有少量铁颗粒或偶见铁小珠(图 2-8-5、图 2-8-6)。

2＋：有较多铁颗粒或铁小珠(图 2-8-7、图 2-8-8)。

3＋：有很多铁颗粒、铁小珠，少数小块状(图 2-8-9、图 2-8-10)。

4＋：极多铁颗粒、铁小珠，并有许多小块状(图 2-8-11、图 2-8-12)。

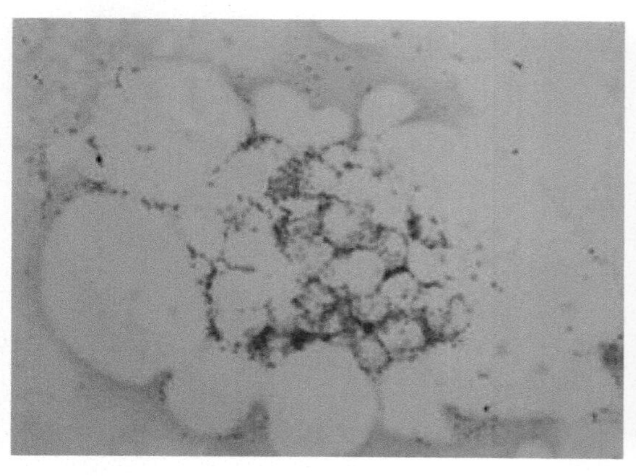

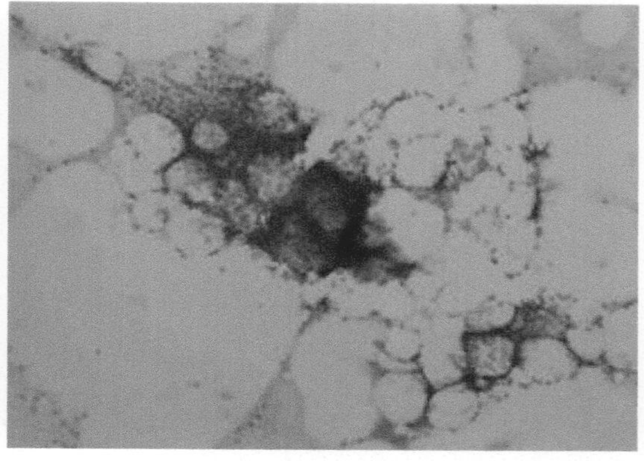

图 2-8-3 ×100“－”无蓝色铁颗粒

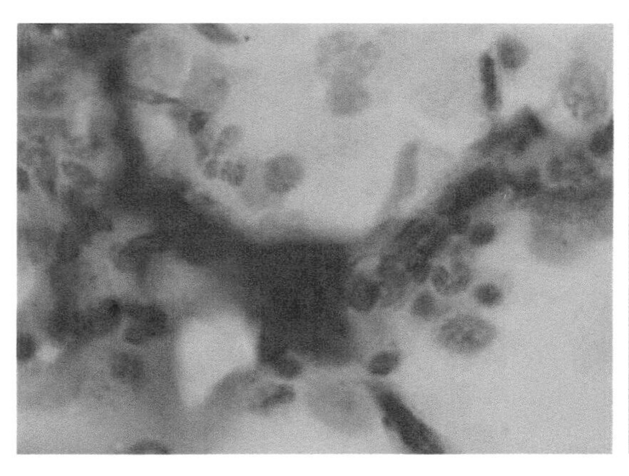
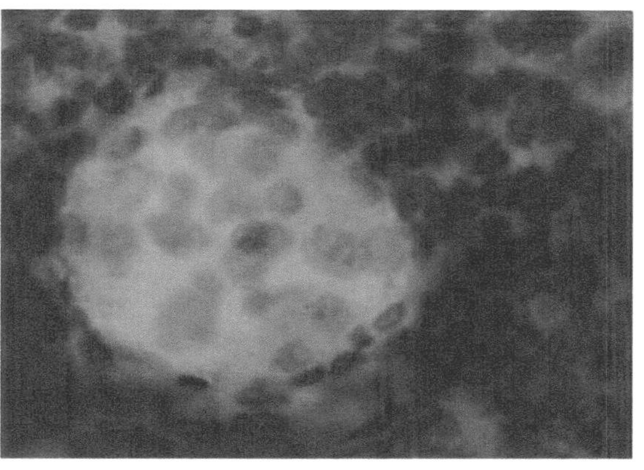

图 2-8-4　×1000“－”无蓝色铁颗粒

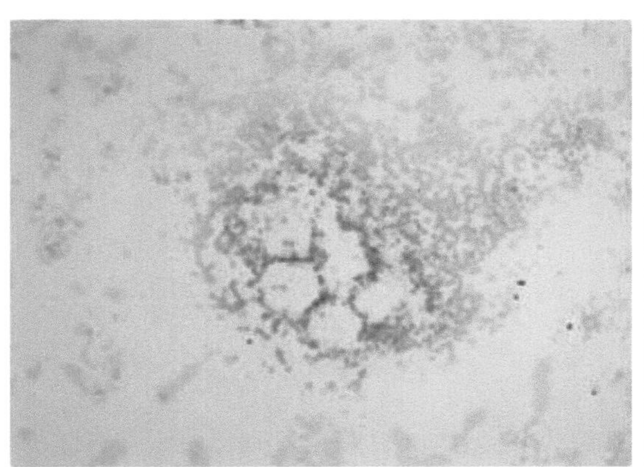
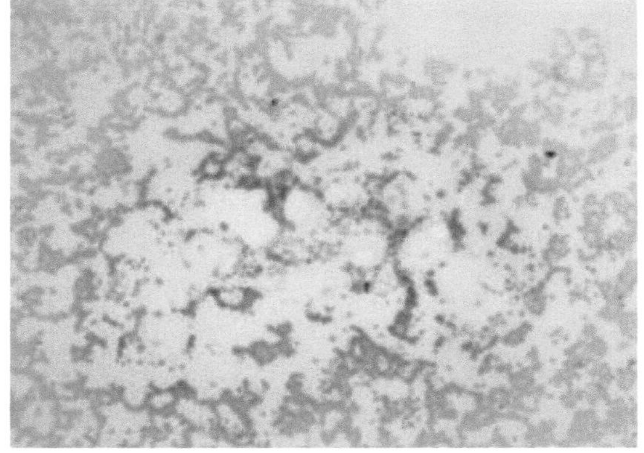

图 2-8-5　×100“1＋”有少量铁颗粒或偶见铁小珠

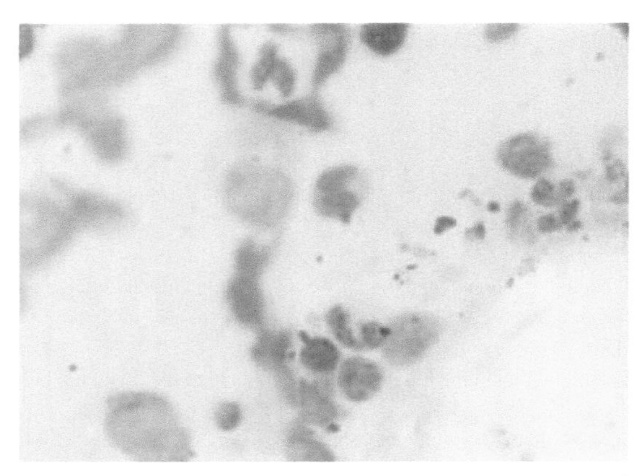
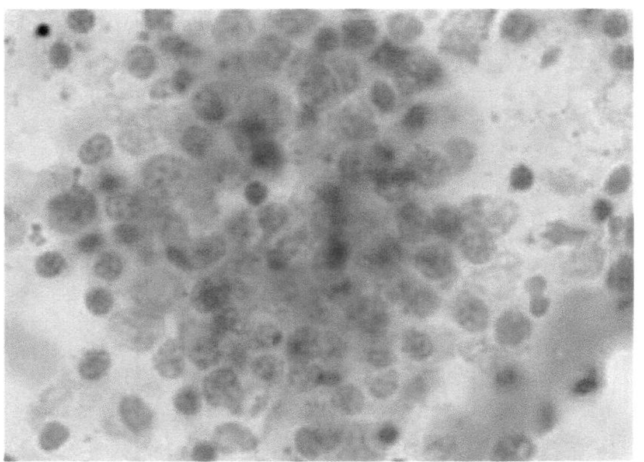

图 2-8-6　×1000“1＋”有少量铁颗粒或偶见铁小珠

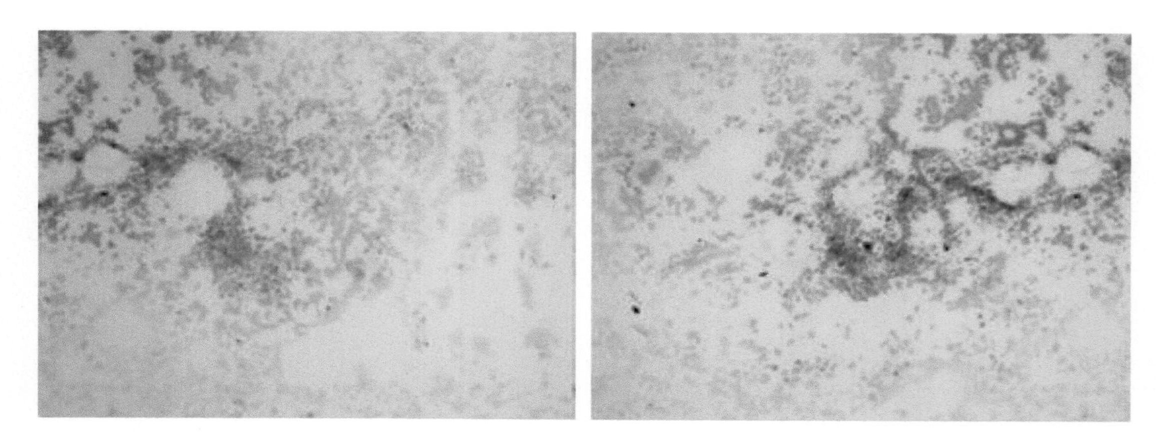

图 2-8-7　×100“2＋”有较多铁颗粒或铁小珠

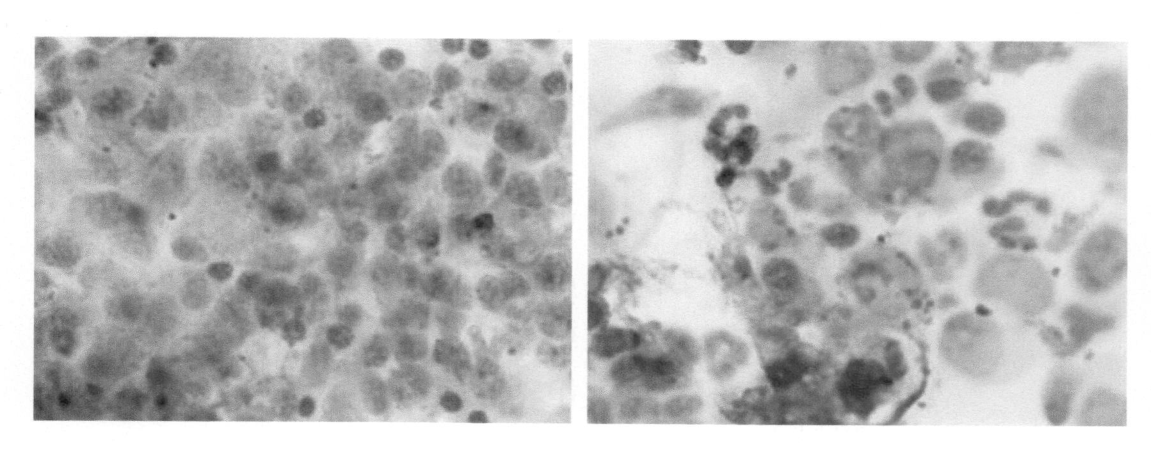

图 2-8-8　×1000“2＋”有较多铁颗粒或铁小珠

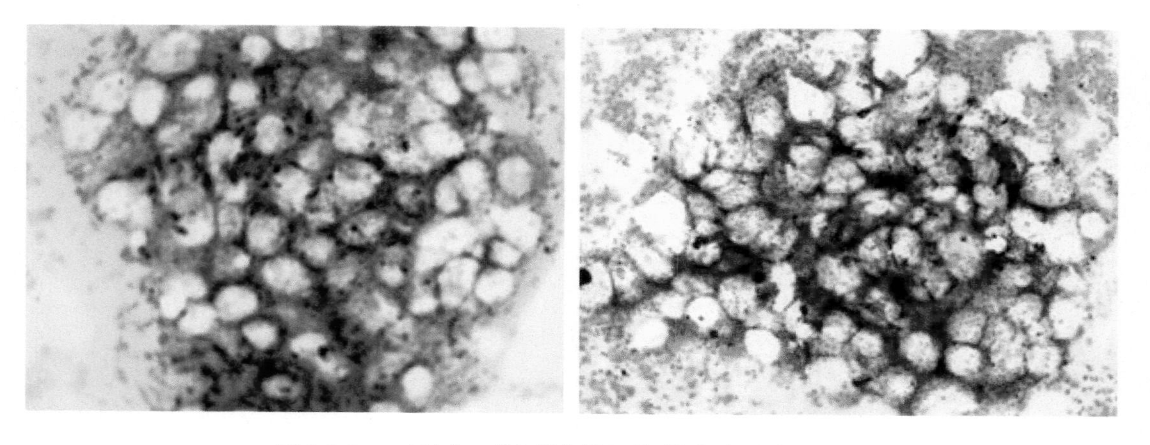

图 2-8-9　×100“3＋”有很多铁颗粒、铁小珠，少数小块状

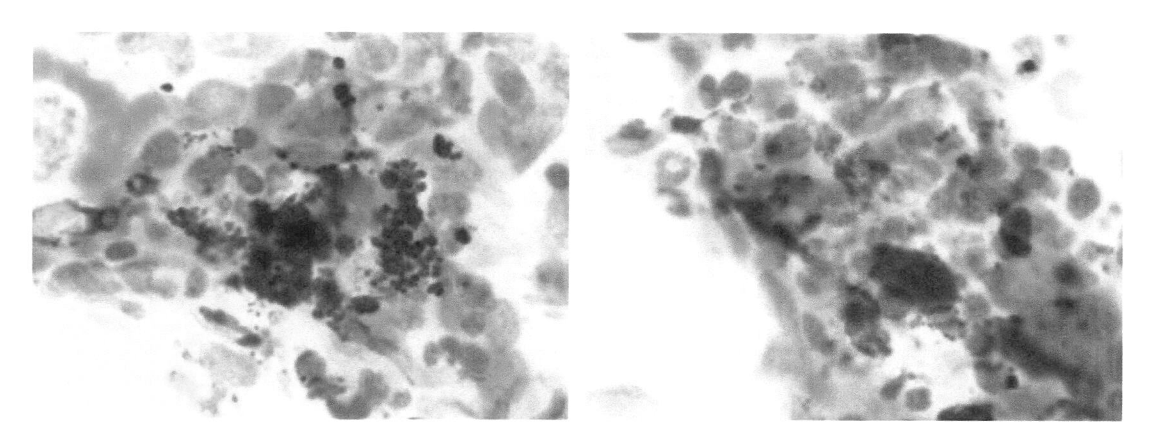

图 2-8-10　×1000 “3＋”有很多铁颗粒、铁小珠，少数小块状

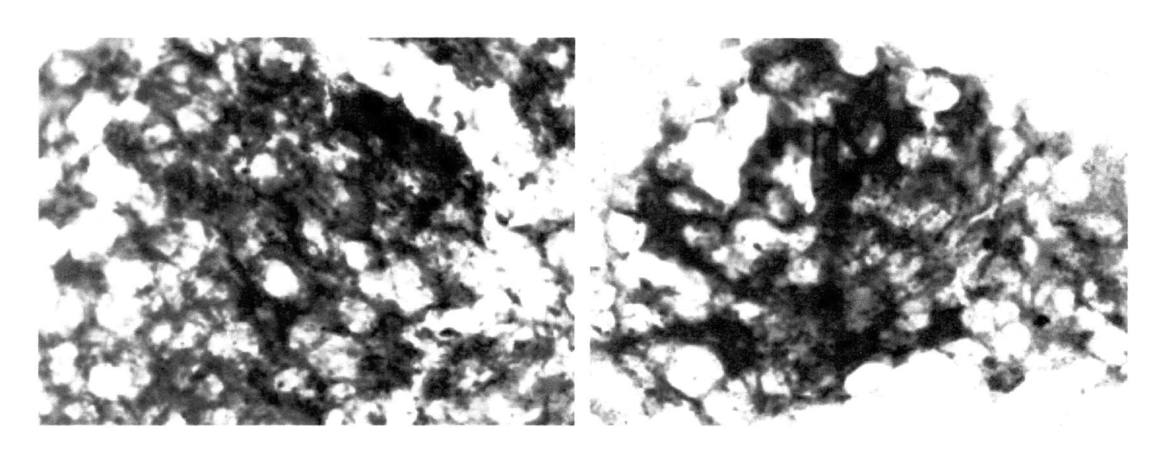

图 2-8-11　×100 “4＋”极多铁颗粒、铁小珠，并有许多小块状

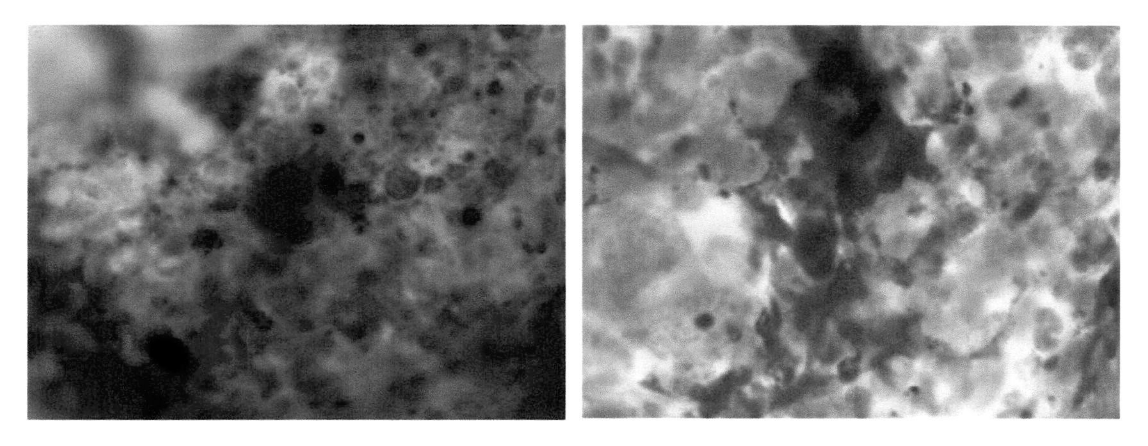

图 2-8-12　×1000 “4＋”极多铁颗粒、铁小珠，并有许多小块状

【细胞内铁判断标准】

（1）观察中、晚幼红细胞内的蓝色颗粒，计数 100 个中晚幼红细胞计算出铁粒幼红细胞的百分比（图 2-8-13）。

（2）环形铁粒幼红细胞：是指幼红细胞胞质内含蓝绿色铁颗粒＞6 颗围绕核 2/3 排列呈环状者（图 2-8-14）。

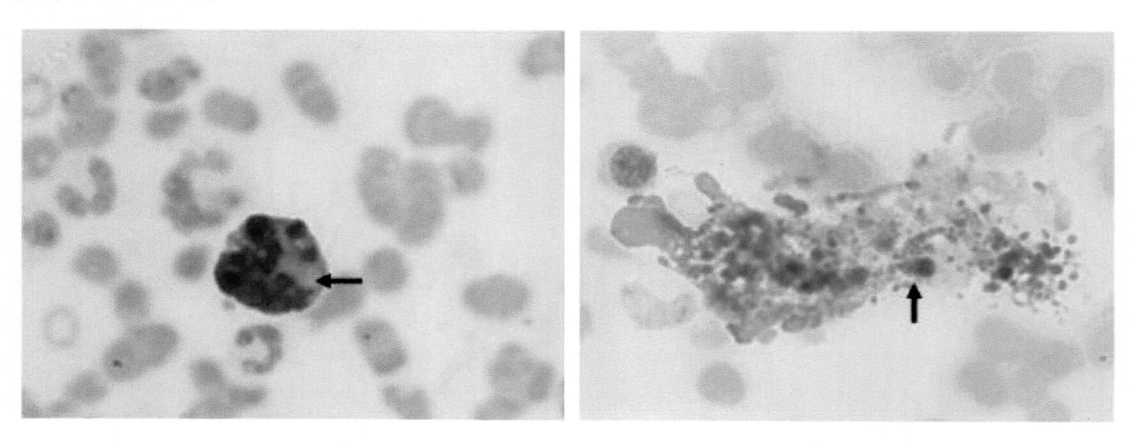

图 2-8-13　×1000 组织细胞储存铁（组织细胞胞质内显示大量蓝绿色颗粒、小珠、叶片状）

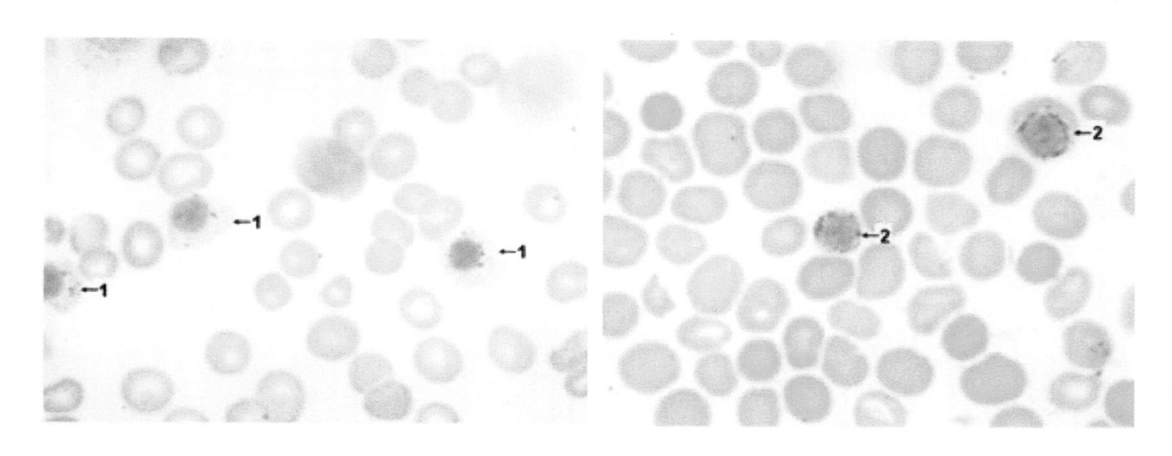

图 2-8-14　×1000 1. 铁粒幼红细胞；2. 环形铁粒幼红细胞

第3章

临床病例细胞图片

第一节　贫血病病例细胞图片

一、缺铁性贫血骨髓涂片

缺铁性贫血骨髓涂片见图 3-1-1～图 3-1-3。

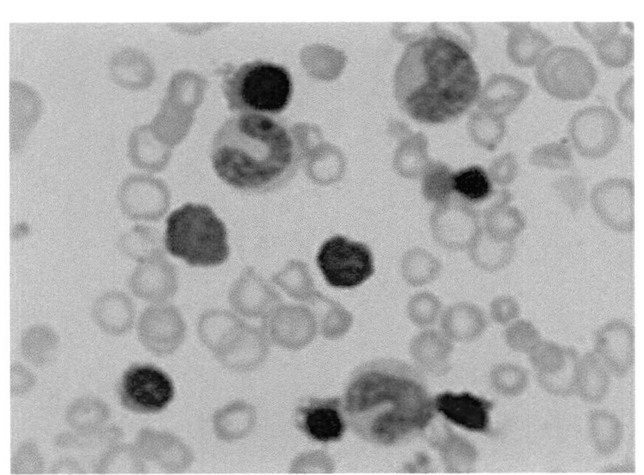
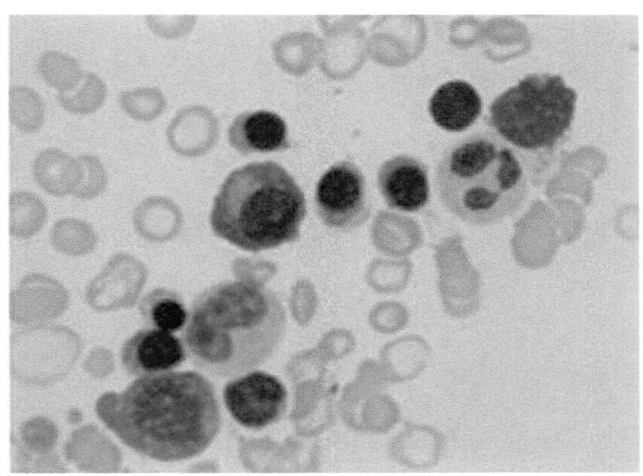

图 3-1-1　×1000 缺铁性贫血(一)

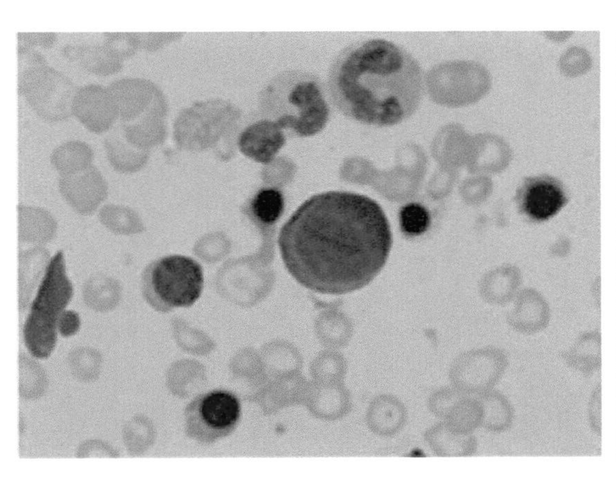
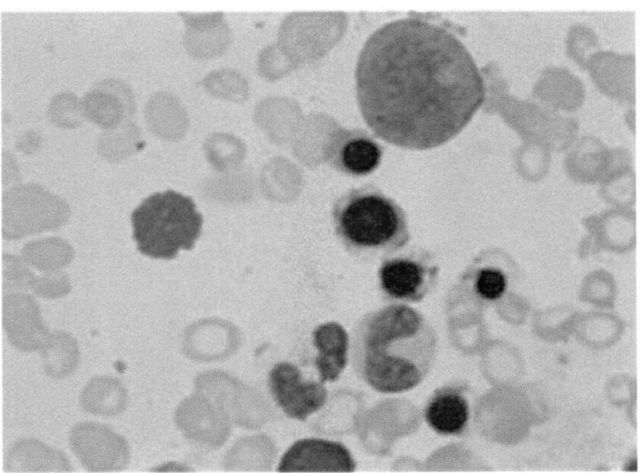

图 3-1-2　×1000 缺铁性贫血(二)

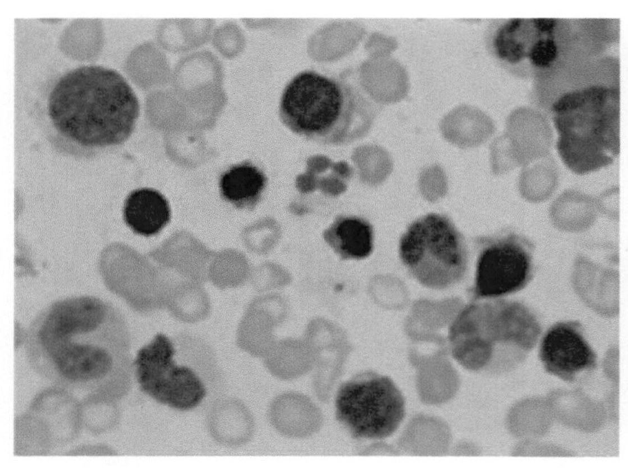
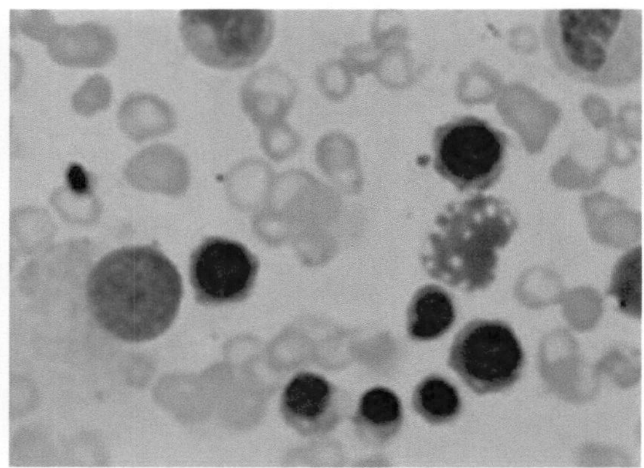

图 3-1-3　×1000 缺铁性贫血(三)

二、巨幼细胞性贫血骨髓涂片

巨幼细胞性贫血骨髓涂片见图 3-1-4～图 3-1-6。

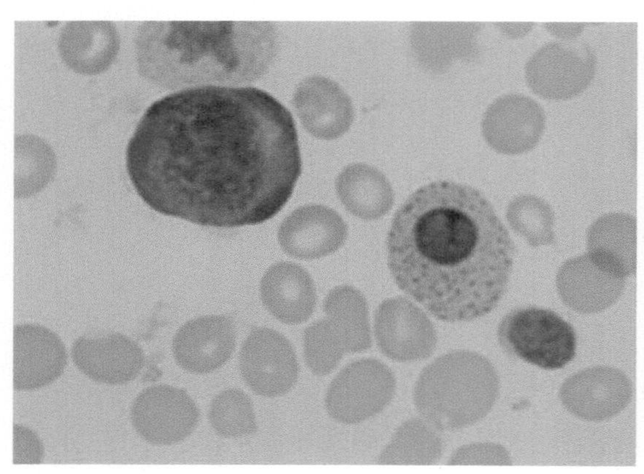
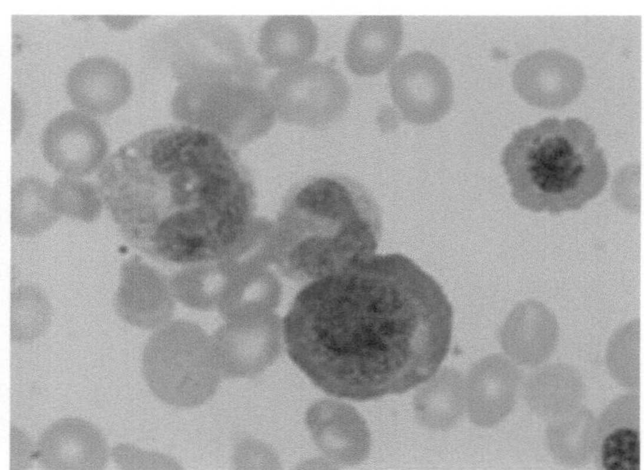

图 3-1-4　×1000 巨幼细胞性贫血(一)

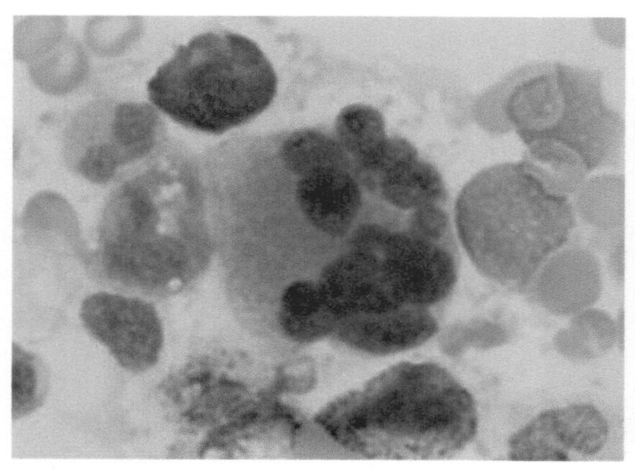
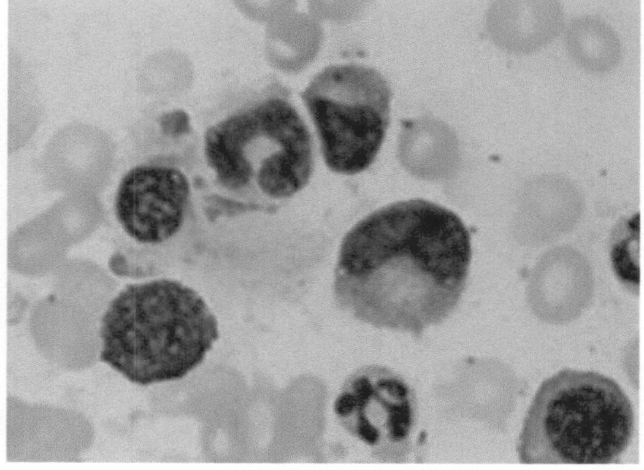

图 3-1-5　×1000 巨幼细胞性贫血(二)

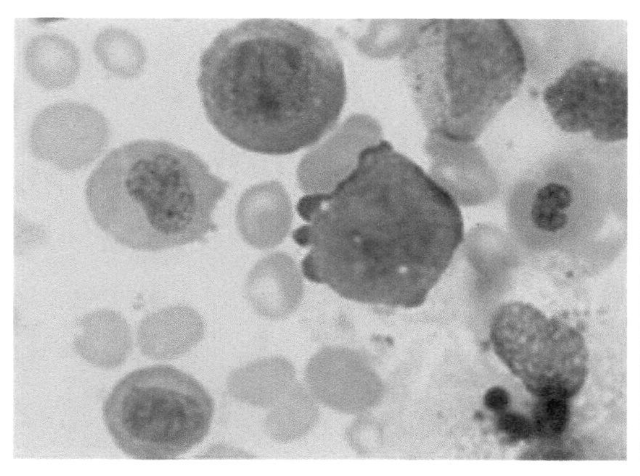
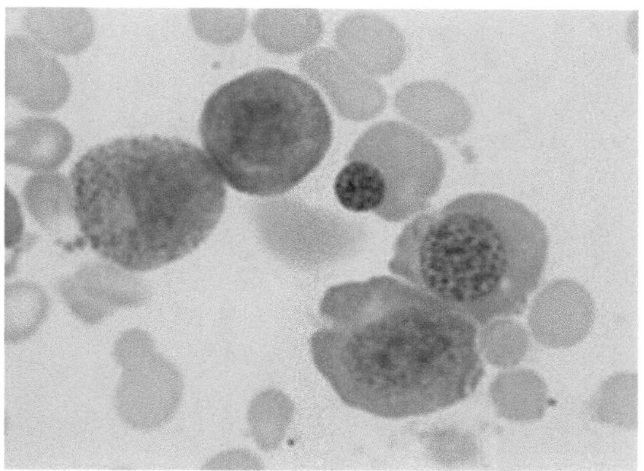

图 3-1-6　×1000 巨幼细胞性贫血(三)

三、溶血性贫血骨髓涂片

溶血性贫血骨髓涂片见图 3-1-7～图 3-1-9。

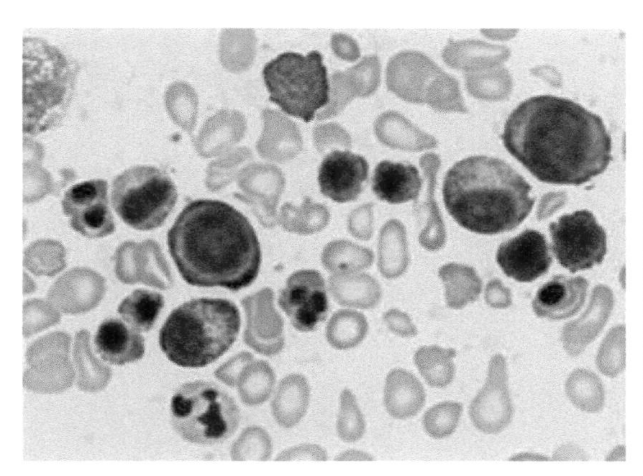
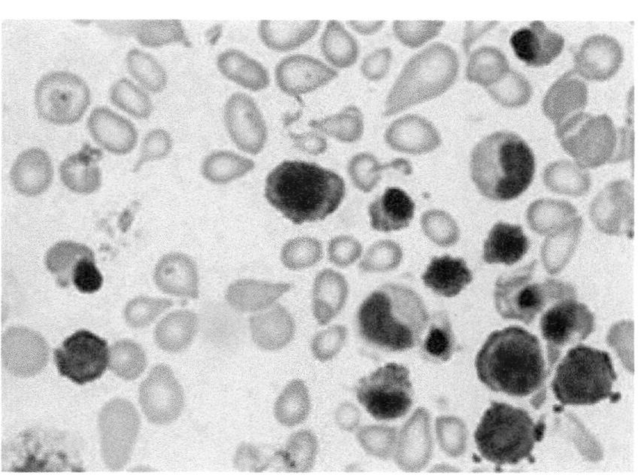

图 3-1-7　×1000 溶血性贫血(一)

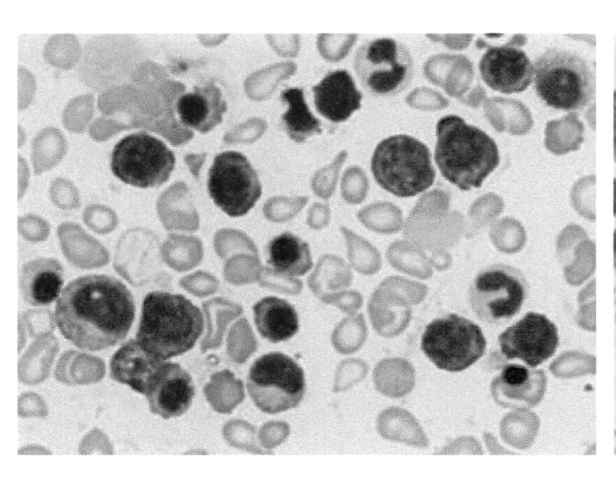
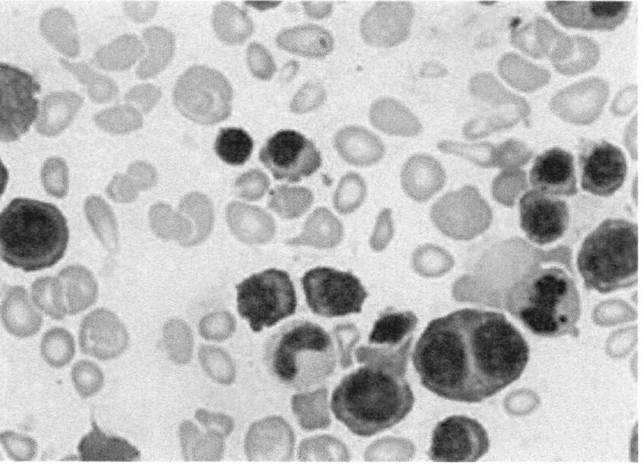

图 3-1-8　×1000 溶血性贫血(二)

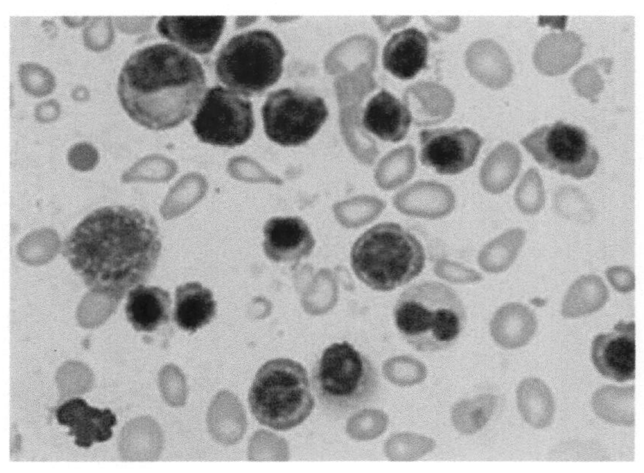
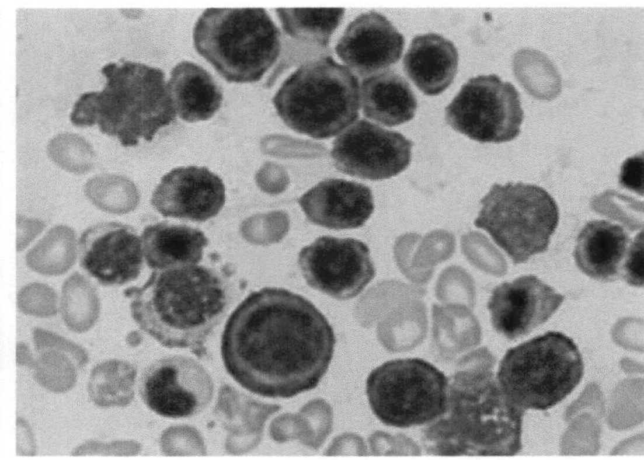

图 3-1-9 ×1000 溶血性贫血(三)

四、再生障碍性贫血骨髓涂片

再生障碍性贫血骨髓涂片见图 3-1-10～图 3-1-12。

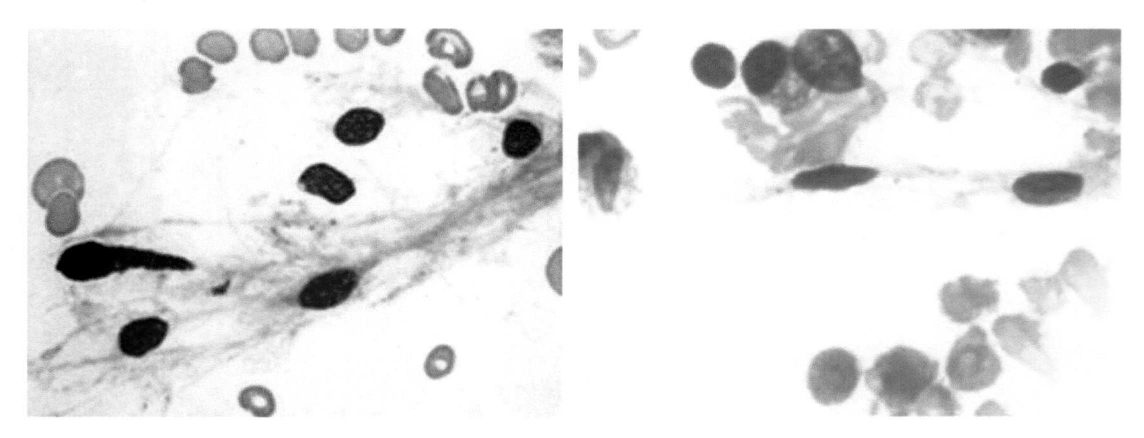

图 3-1-10 ×1000 再生障碍性贫血(一)

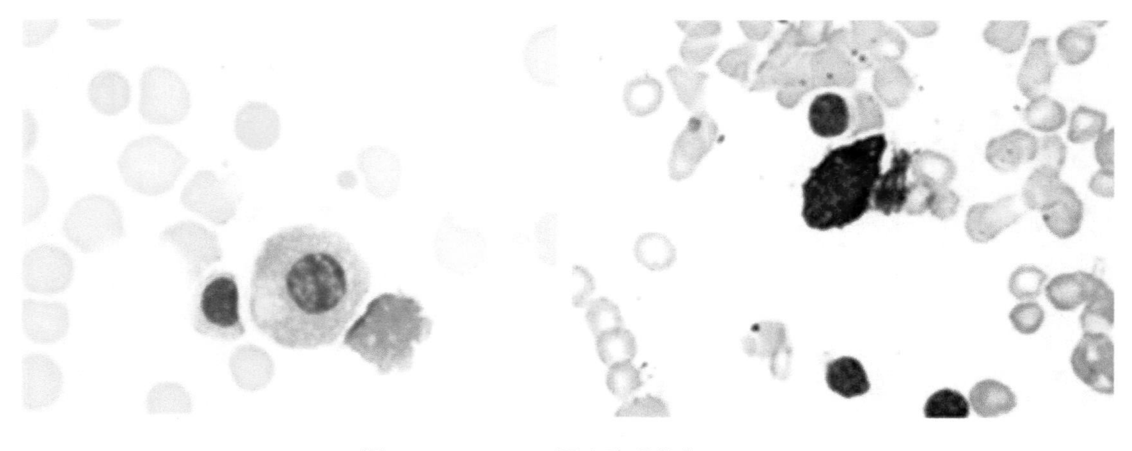

图 3-1-11 ×1000 再生障碍性贫血(二)

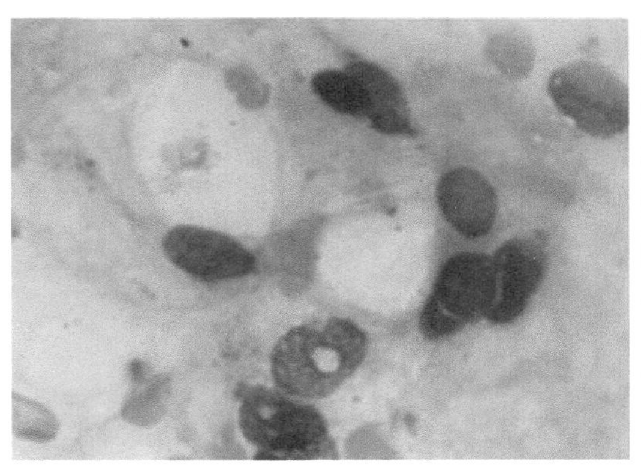
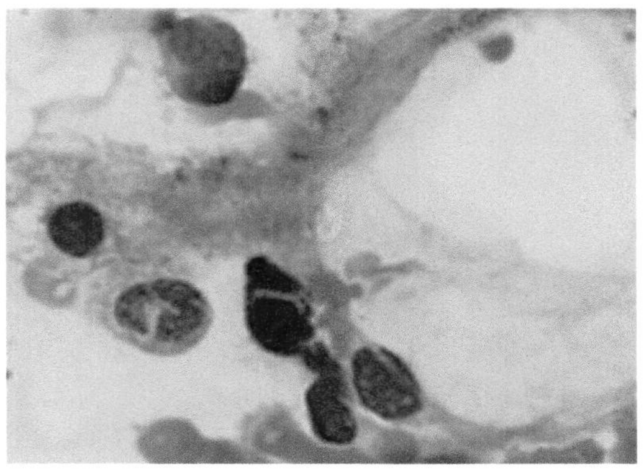

图 3-1-12　×1000 再生障碍性贫血(三)

第二节　急性白血病病例细胞图片

一、急性髓系白血病未分化型(AML-M1 型)骨髓涂片

急性髓系白血病未分化型(AML-M1 型)骨髓涂片见图 3-2-1～图 3-2-3。

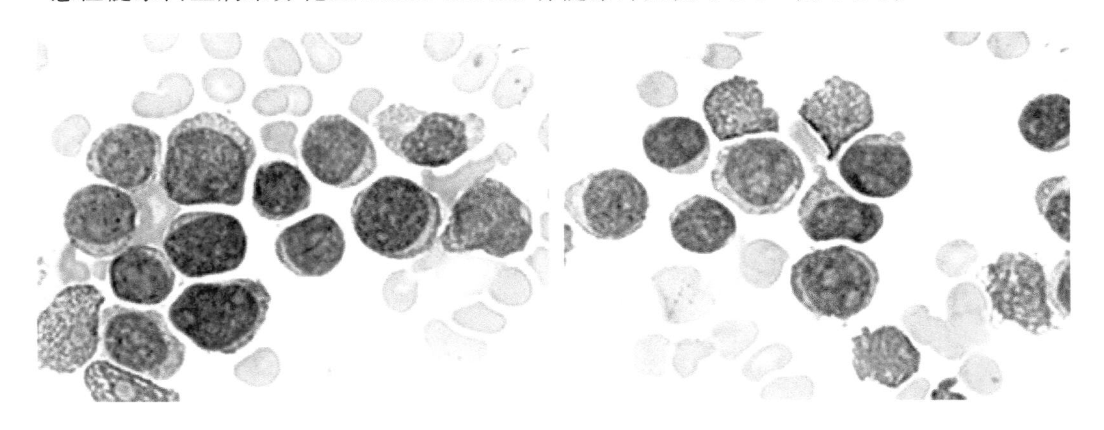

图 3-2-1　×1000 急性髓系白血病未分化型(AML-M1 型)(一)

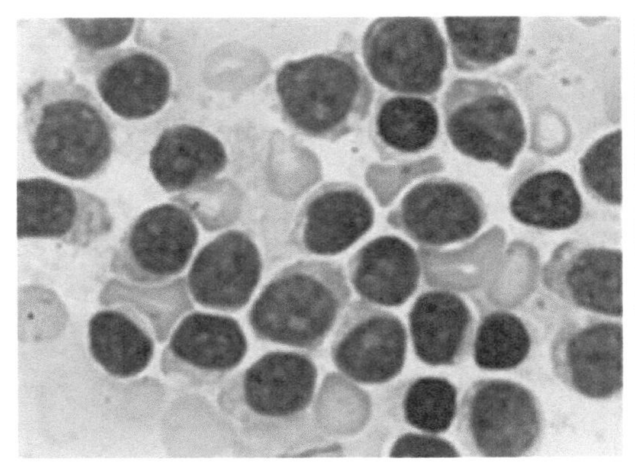
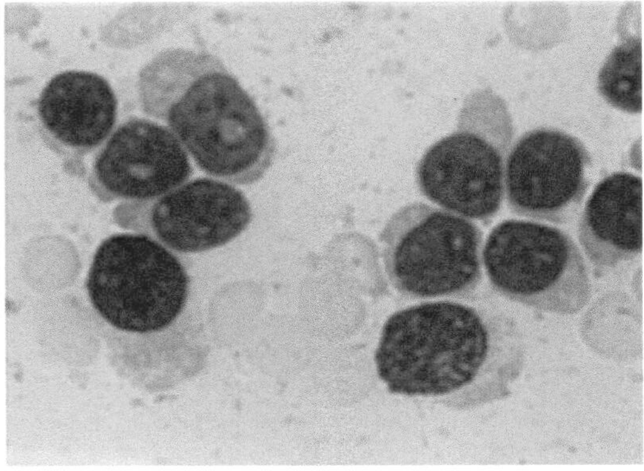

图 3-2-2　×1000 急性髓系白血病未分化型(AML-M1 型)(二)

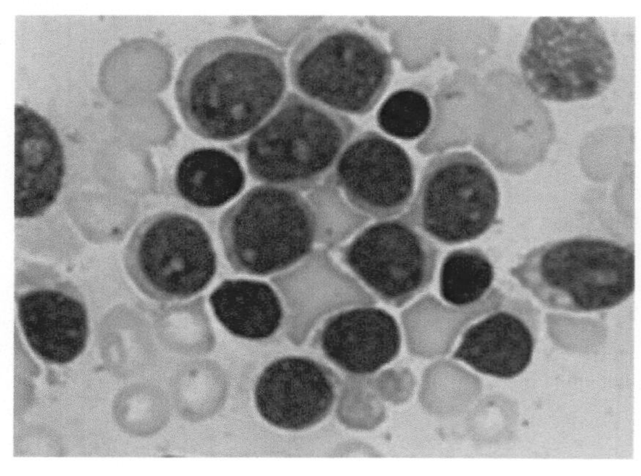
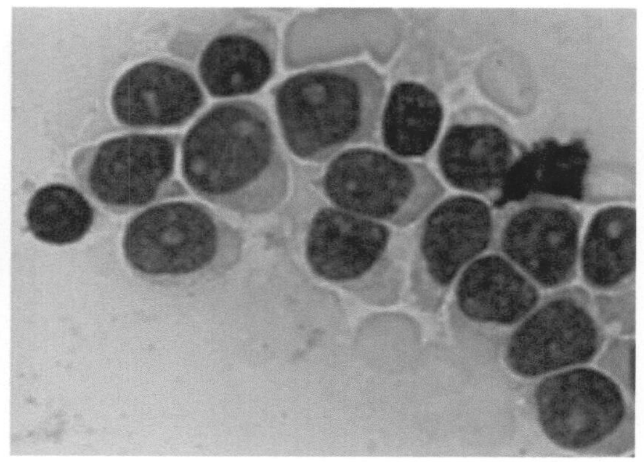

图 3-2-3 ×1000 急性髓系白血病未分化型(AML-M1 型)(三)

二、急性髓系白血病伴成熟型(AML-M2a 型)骨髓涂片

急性髓系白血病伴成熟型(AML-M2a 型)骨髓涂片见图 3-2-4～图 3-2-6。

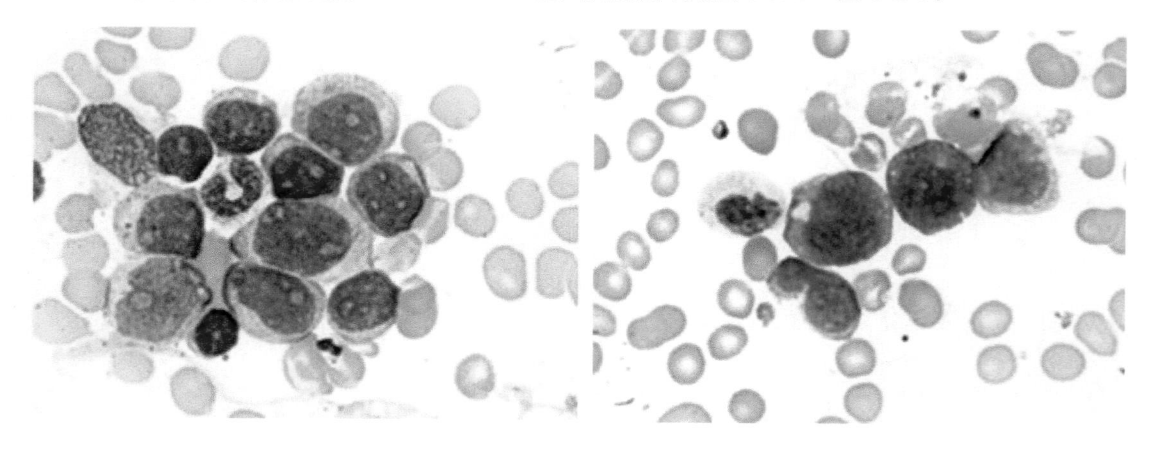

图 3-2-4 ×1000 急性髓系白血病伴成熟型(AML-M2a 型)(一)

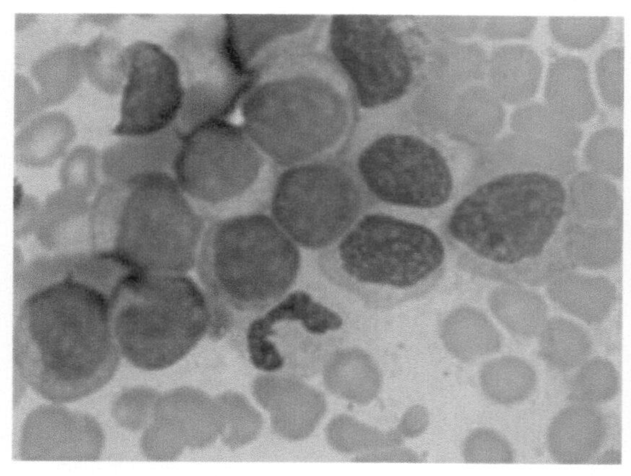
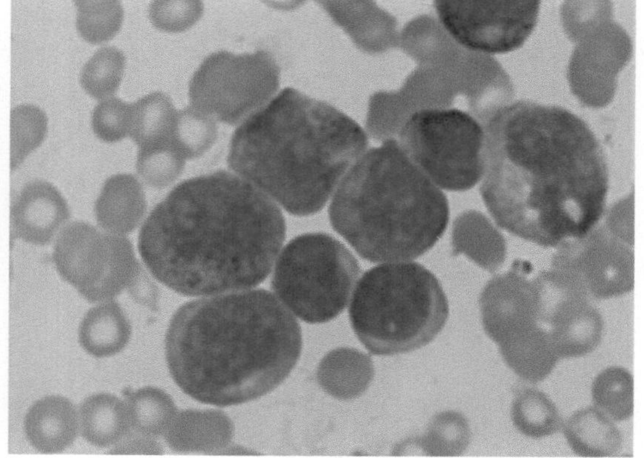

图 3-2-5 ×1000 急性髓系白血病伴成熟型(AML-M2a 型)(二)

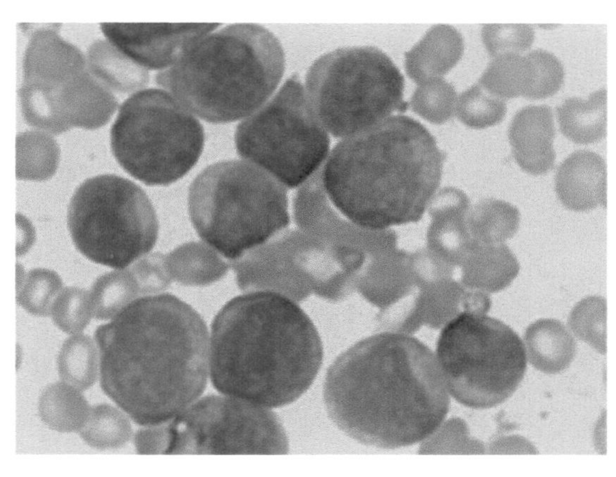
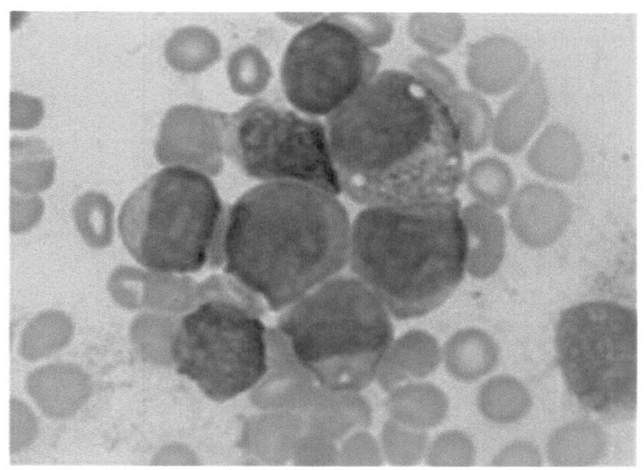

图 3-2-6　×1000 急性髓系白血病伴成熟型(AML-M2a 型)(三)

三、急性髓系白血病伴成熟型(AML-M2b 型)骨髓涂片

急性髓系白血病伴成熟型(AML-M2b 型)骨髓涂片见图 3-2-7～图 3-2-9。

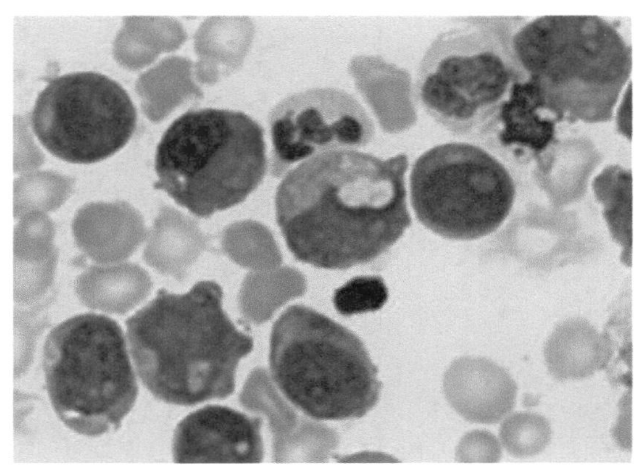
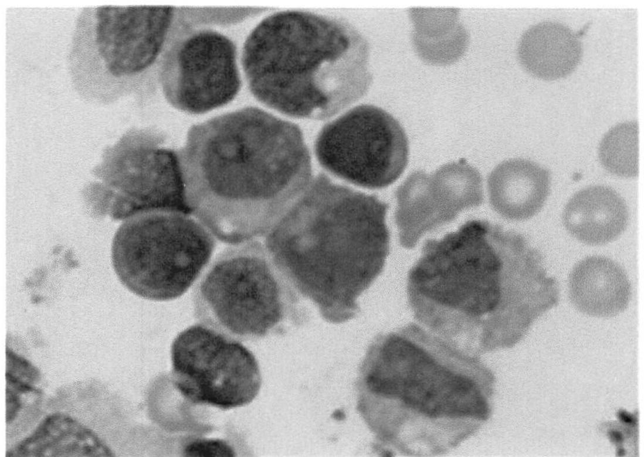

图 3-2-7　×1000 急性髓系白血病伴成熟型(AML-M2b 型)(一)

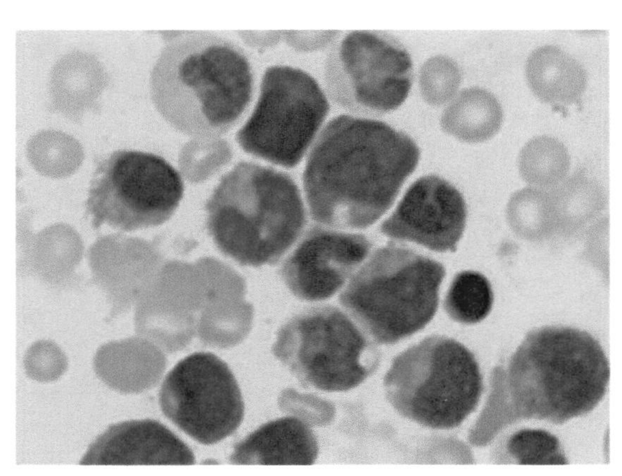
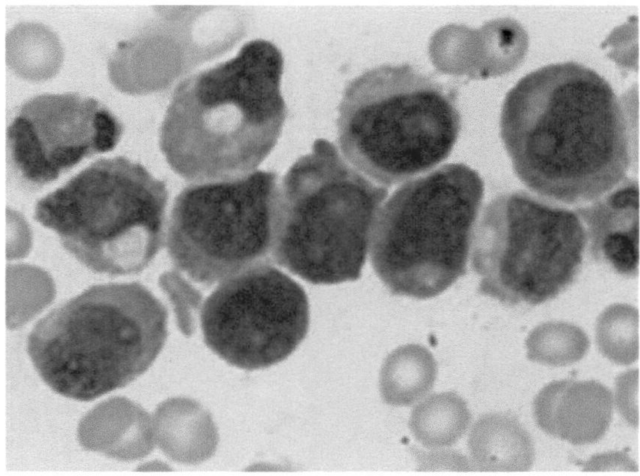

图 3-2-8　×1000 急性髓系白血病伴成熟型(AML-M2b 型)(二)

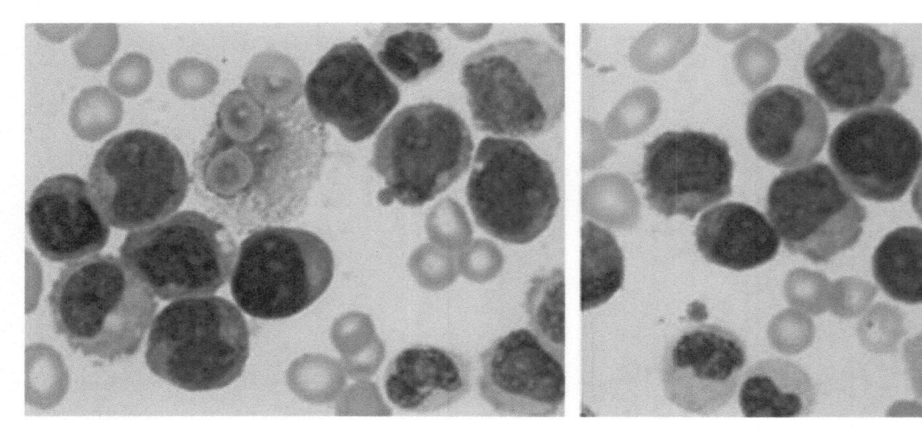

图 3-2-9　×1000 急性髓系白血病伴成熟型(AML-M2b 型)(三)

四、急性早幼粒细胞白血病(M3 型)骨髓涂片

急性早幼粒细胞白血病(M3 型)骨髓涂片见图 3-2-10～图 3-2-12。

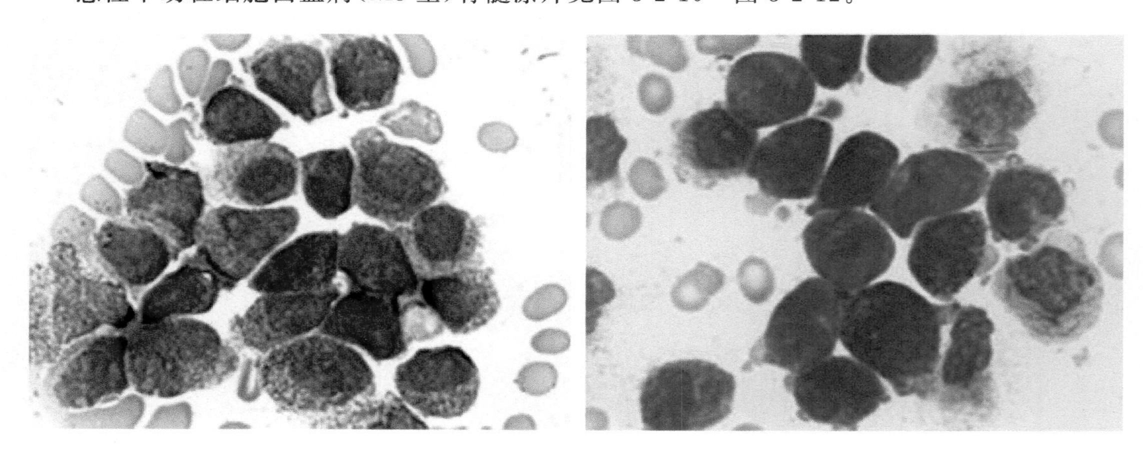

图 3-2-10　×1000 急性早幼粒细胞白血病(M3 型)(一)

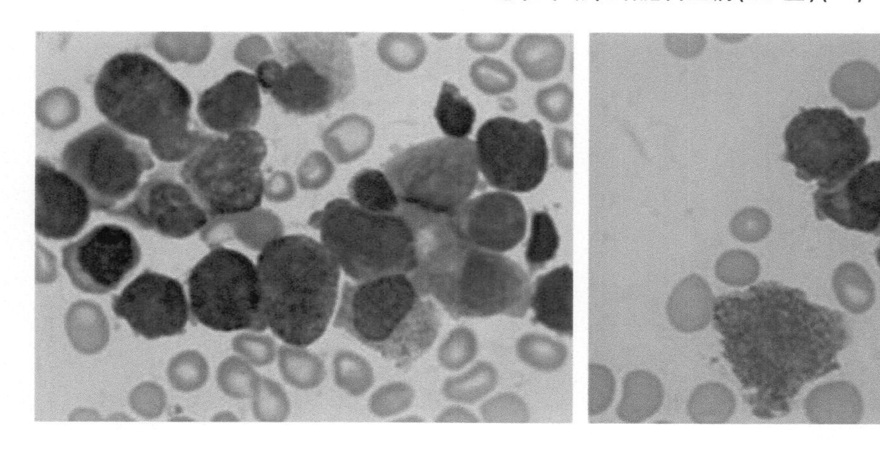

图 3-2-11　×1000 急性早幼粒细胞白血病(M3 型)(二)

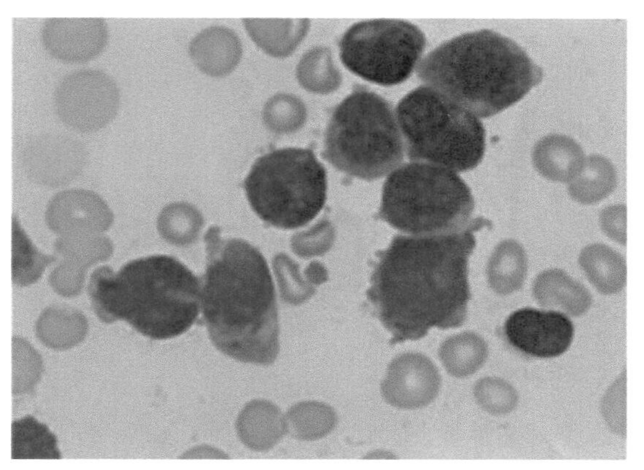
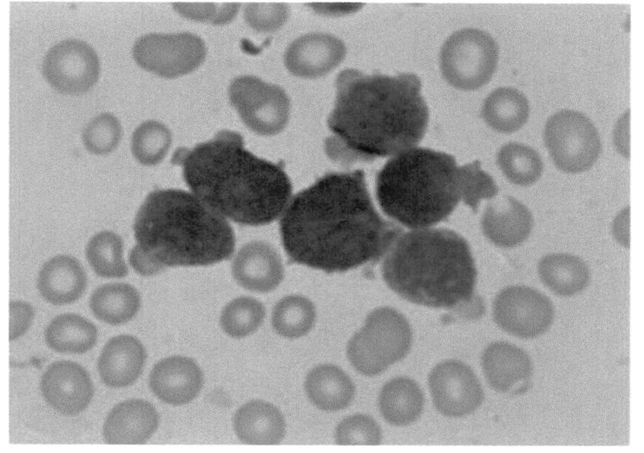

图 3-2-12　×1000 急性早幼粒细胞白血病(M3 型)(三)

五、急性粒-单细胞白血病(M4 型)骨髓涂片

急性粒-单细胞白血病(M4 型)骨髓涂片见图 3-2-13～图 3-2-15。

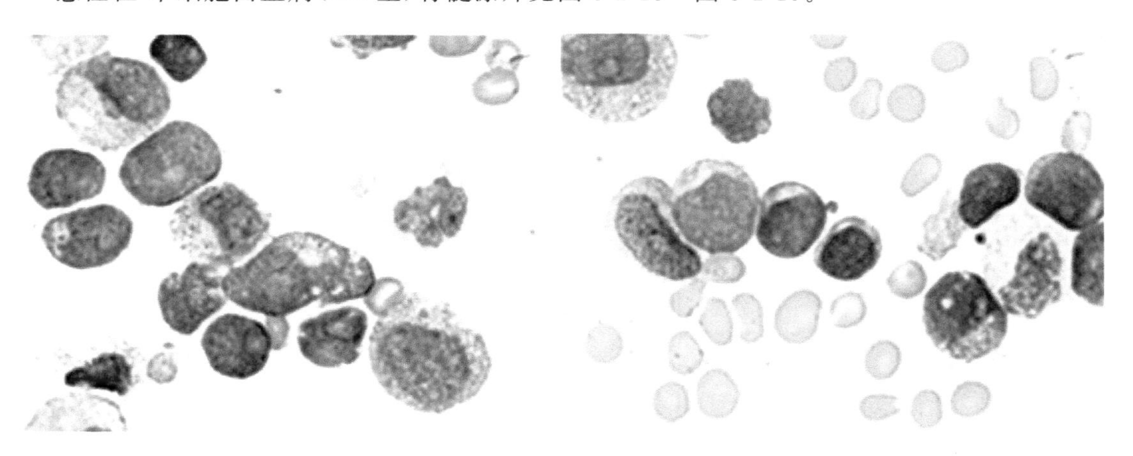

图 3-2-13　×1000 急性粒-单细胞白血病(M4 型)(一)

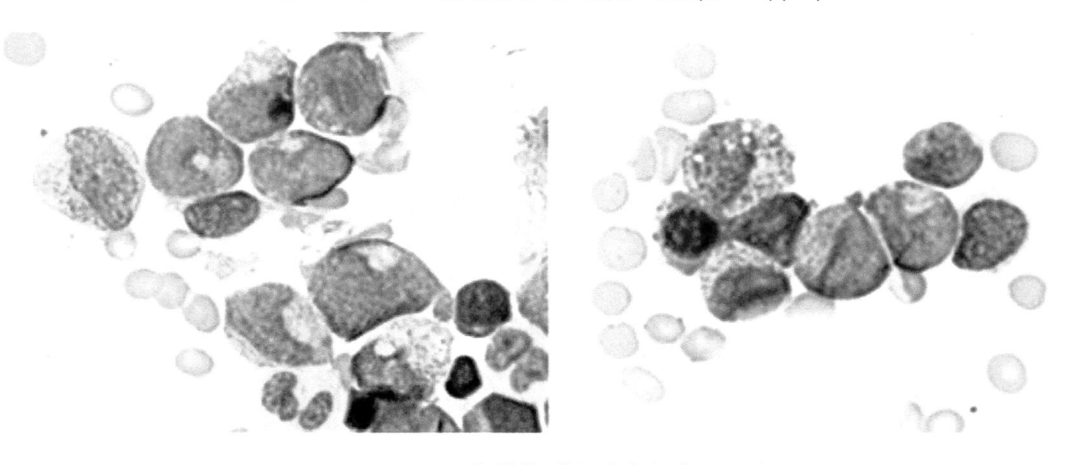

图 3-2-14　×1000 急性粒-单细胞白血病(M4 型)(二)

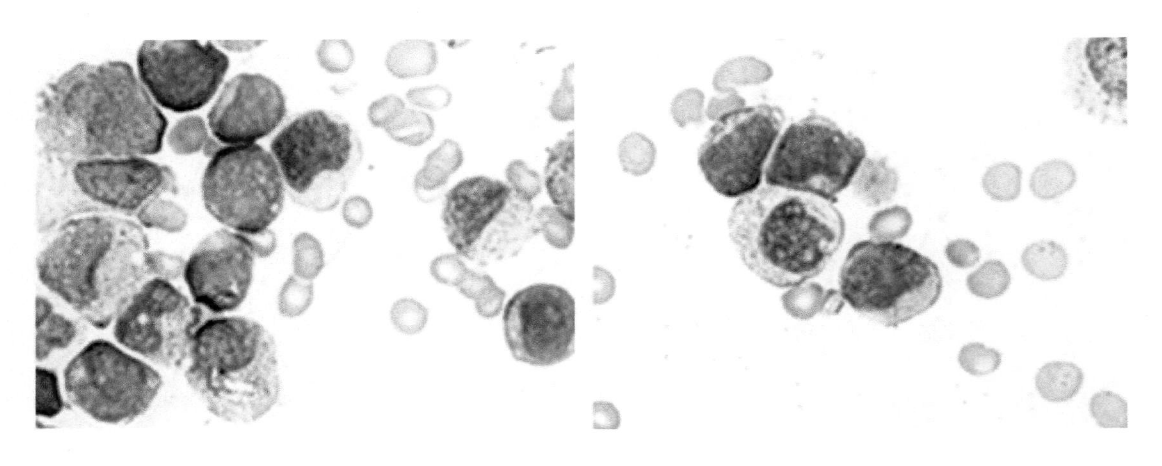

图 3-2-15　×1000 急性粒-单细胞白血病(M4 型)(三)

六、急性单细胞白血病(M5 型)骨髓涂片

急性单细胞白血病(M5 型)骨髓涂片见图 3-2-16～图 3-2-18。

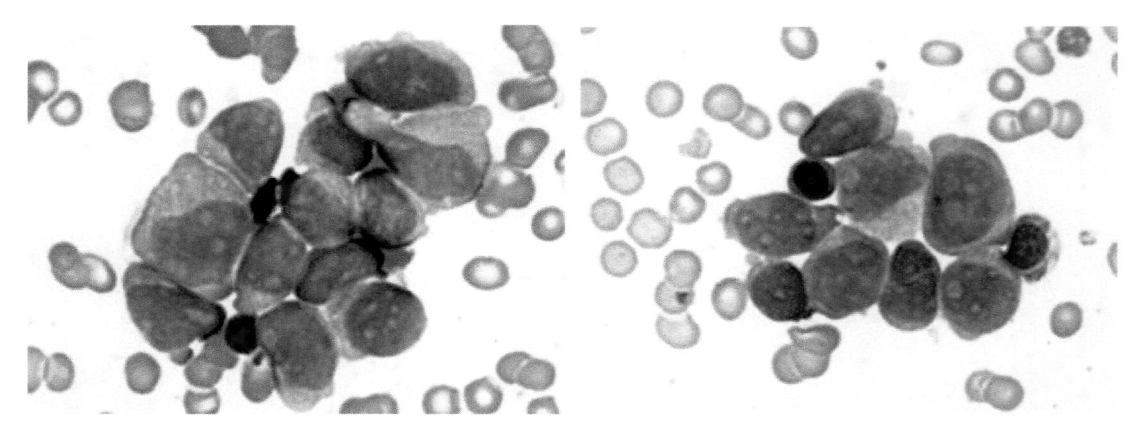

图 3-2-16　×1000 急性单细胞白血病(M5 型)(一)

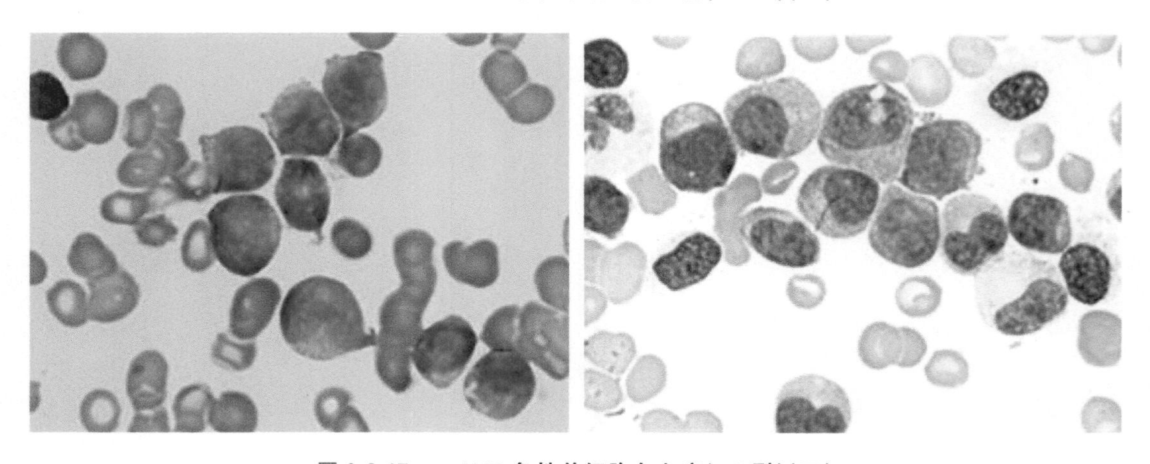

图 3-2-17　×1000 急性单细胞白血病(M5 型)(二)

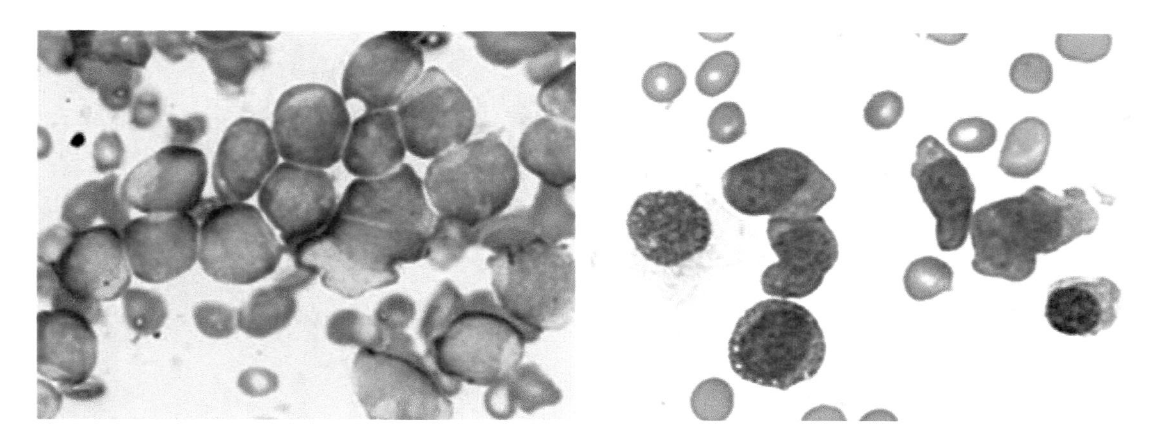

图 3-2-18 ×1000 急性单细胞白血病(M5 型)(三)

七、红白血病(M6 型)骨髓涂片

红白血病(M6 型)骨髓涂片见图 3-2-19～图 3-2-21。

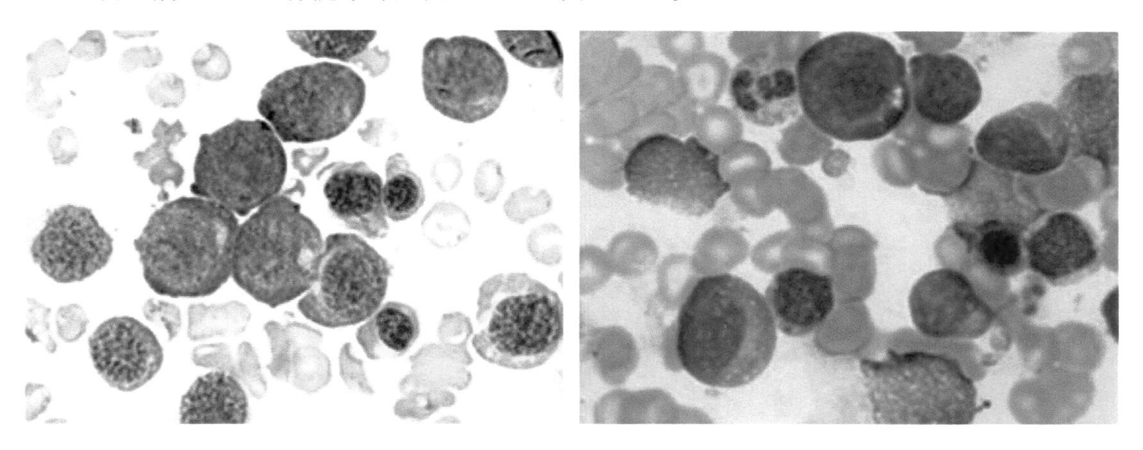

图 3-2-19 ×1000 红白血病(M6 型)(一)

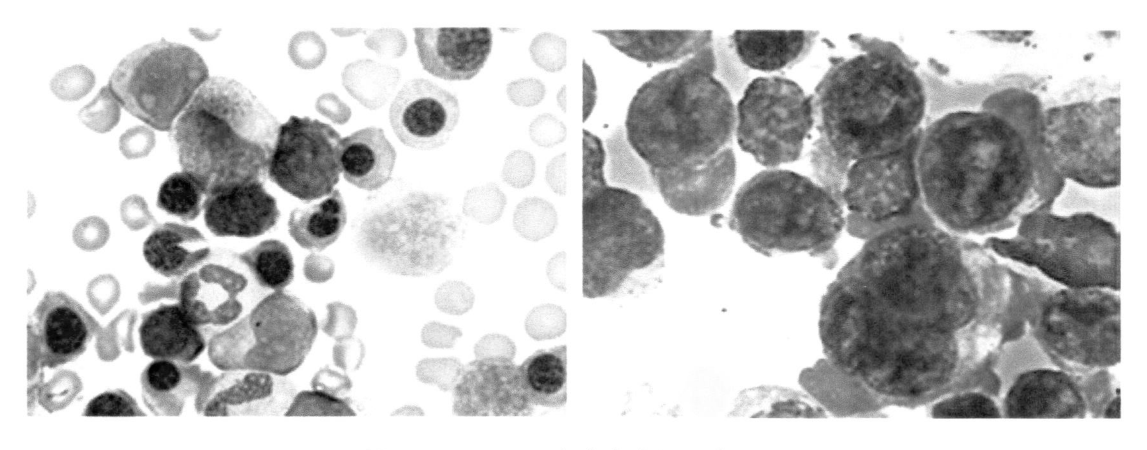

图 3-2-20 ×1000 红白血病(M6 型)(二)

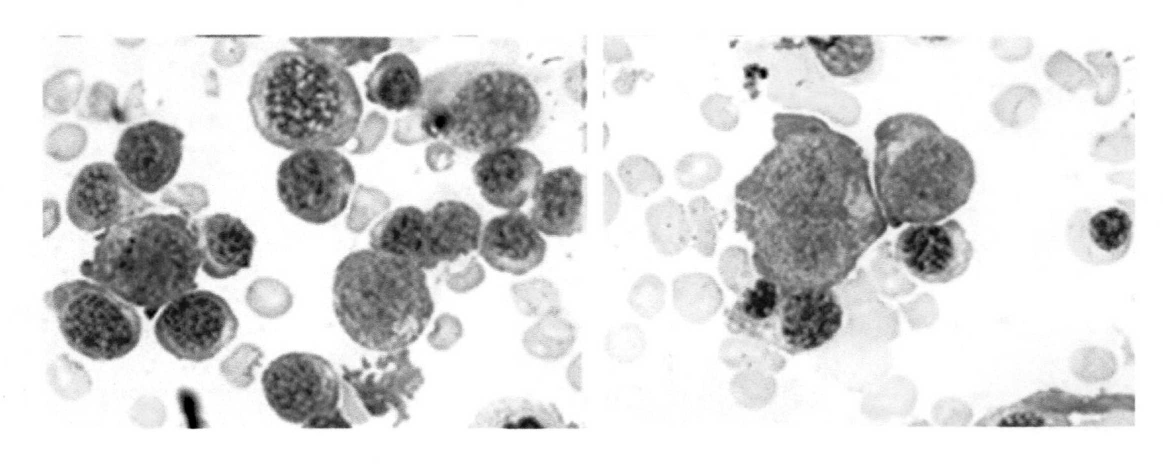

图 3-2-21　×1000 红白血病(M6 型)(三)

八、急性巨核细胞白血病(M7 型)骨髓涂片

急性巨核细胞白血病(M7 型)骨髓涂片见图 3-2-22～图 3-2-24。

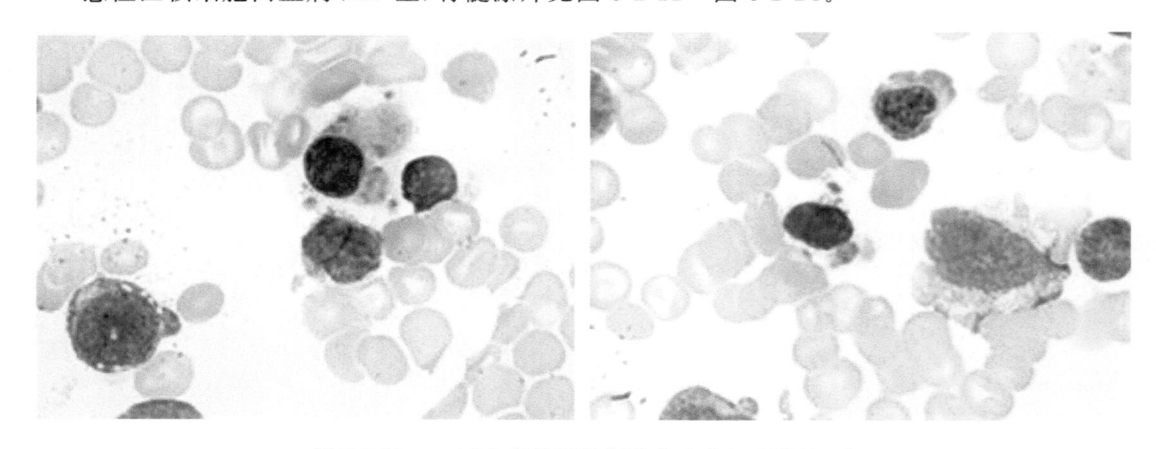

图 3-2-22　×1000 急性巨核细胞白血病(M7 型)(一)

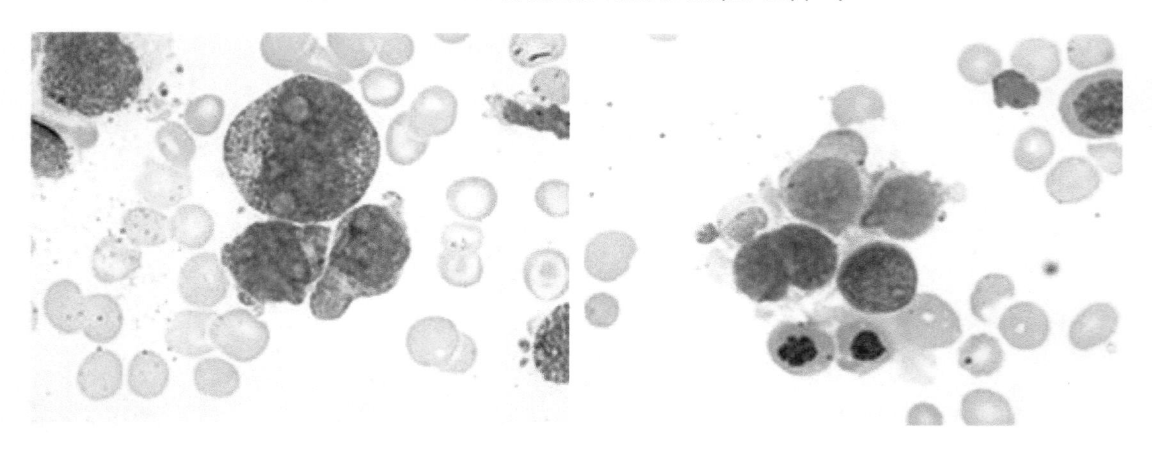

图 3-2-23　×1000 急性巨核细胞白血病(M7 型)(二)

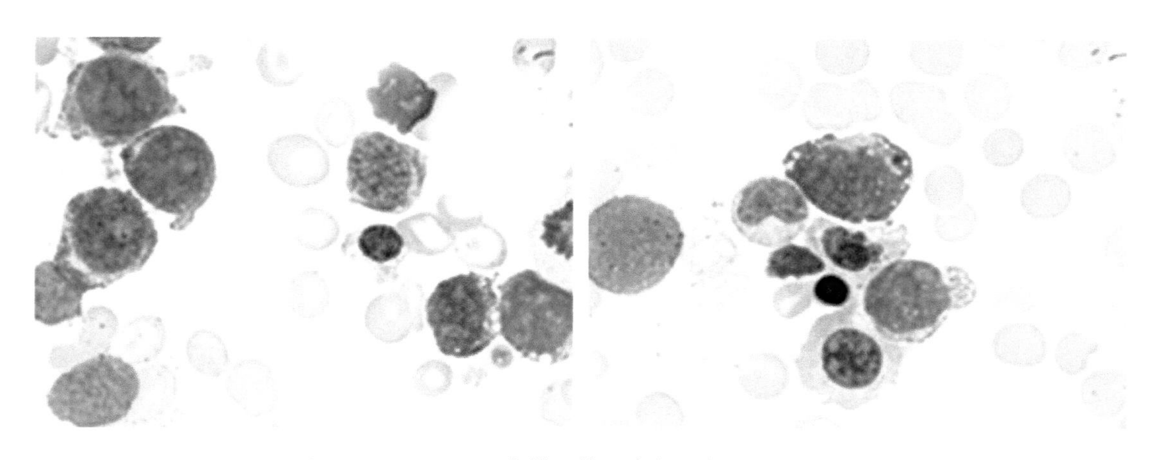

图 3-2-24 ×1000 急性巨核细胞白血病(M7 型)(三)

九、急性淋巴细胞白血病骨髓涂片

急性淋巴细胞白血病骨髓涂片见图 3-2-25～图 3-2-27。

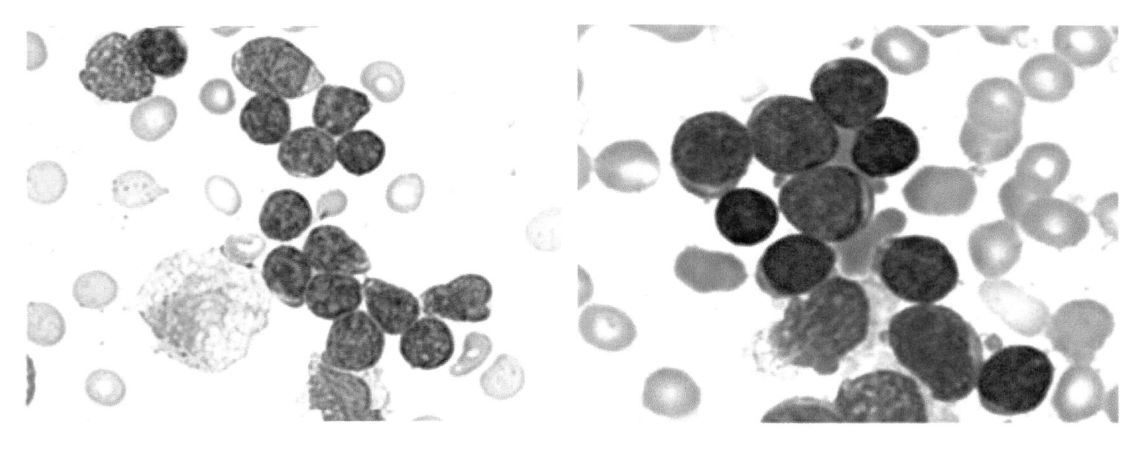

图 3-2-25 ×1000 急性淋巴细胞白血病(L1 型)(一)

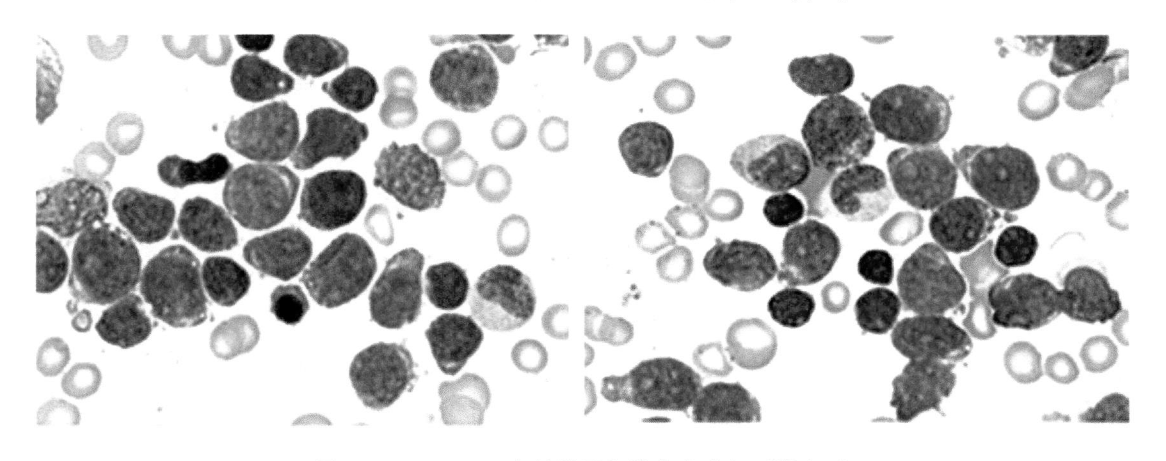

图 3-2-26 ×1000 急性淋巴细胞白血病(L2 型)(二)

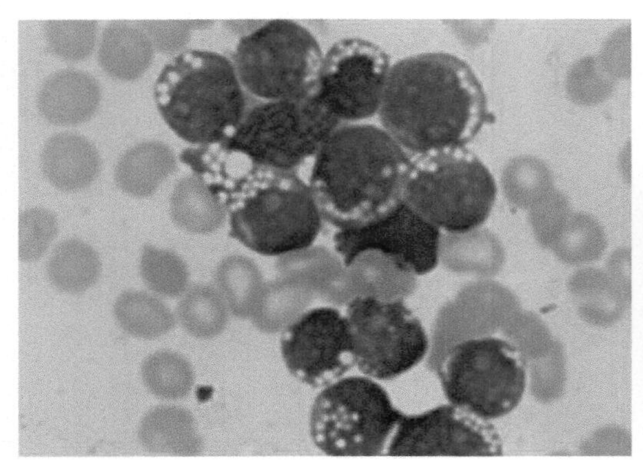
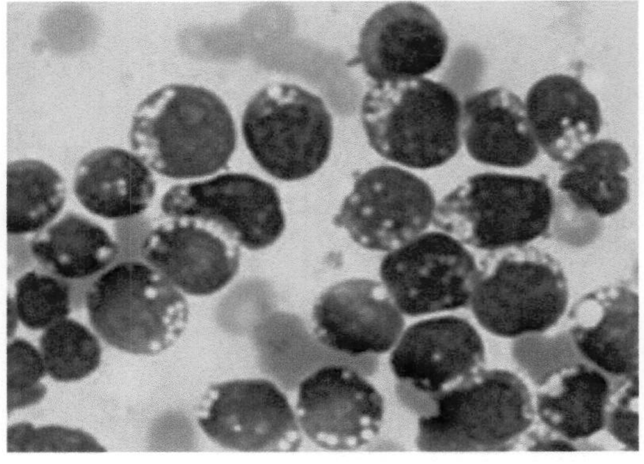

图 3-2-27　×1000 急性淋巴细胞白血病(L3 型)(三)

第三节　慢性白血病病例细胞图片

一、慢性粒细胞白血病(CML)骨髓涂片

慢性粒细胞白血病(CML)骨髓涂片见图 3-3-1～图 3-3-3。

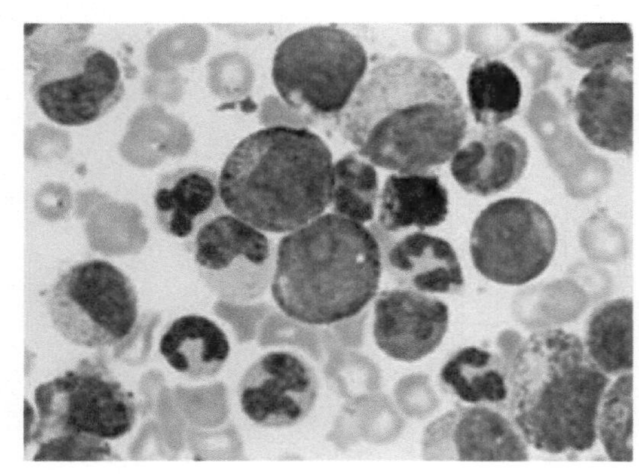
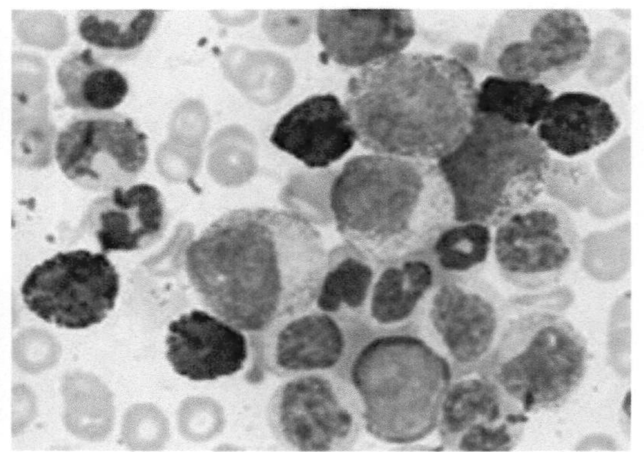

图 3-3-1　×1000 慢性粒细胞白血病(CML)(一)

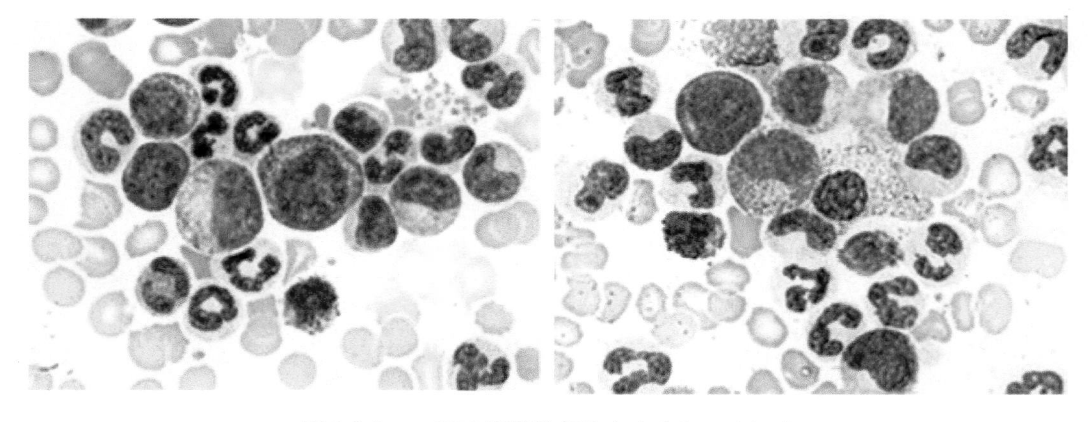

图 3-3-2　×1000 慢性粒细胞白血病(CML)(二)

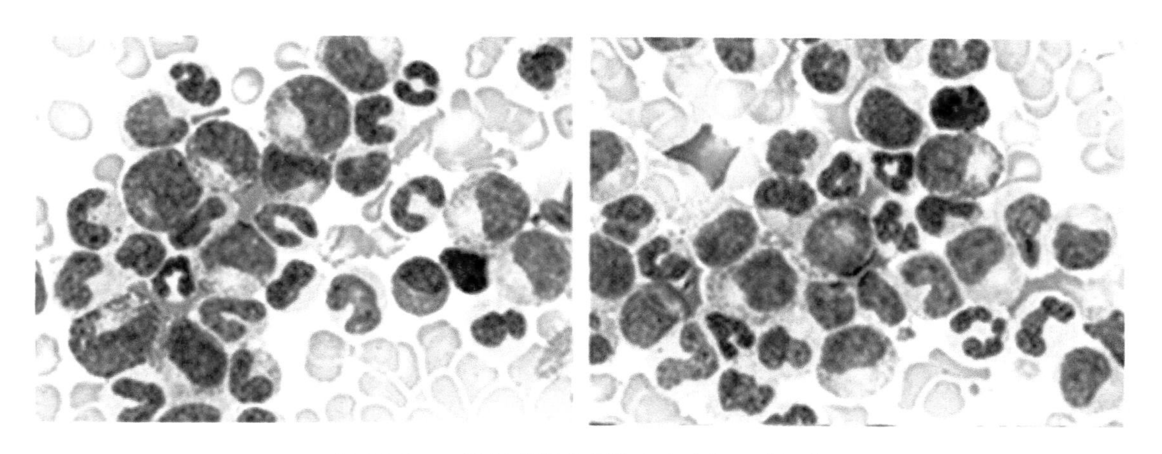

图 3-3-3　×1000 慢性粒细胞白血病(CML)(三)

二、慢性淋巴细胞白血病(CLL)骨髓涂片

慢性淋巴细胞白血病(CLL)骨髓涂片见图 3-3-4～图 3-3-6。

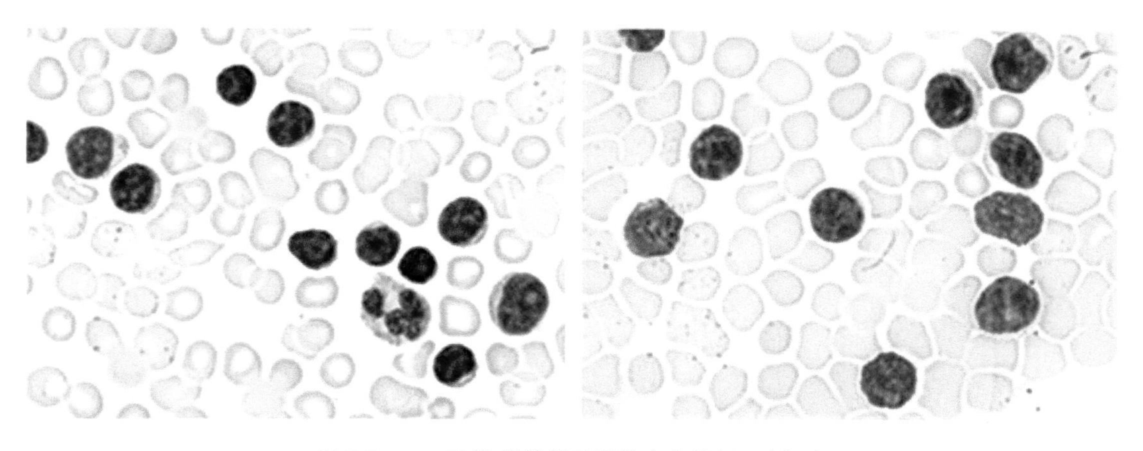

图 3-3-4　×1000 慢性淋巴细胞白血病(CLL)(一)

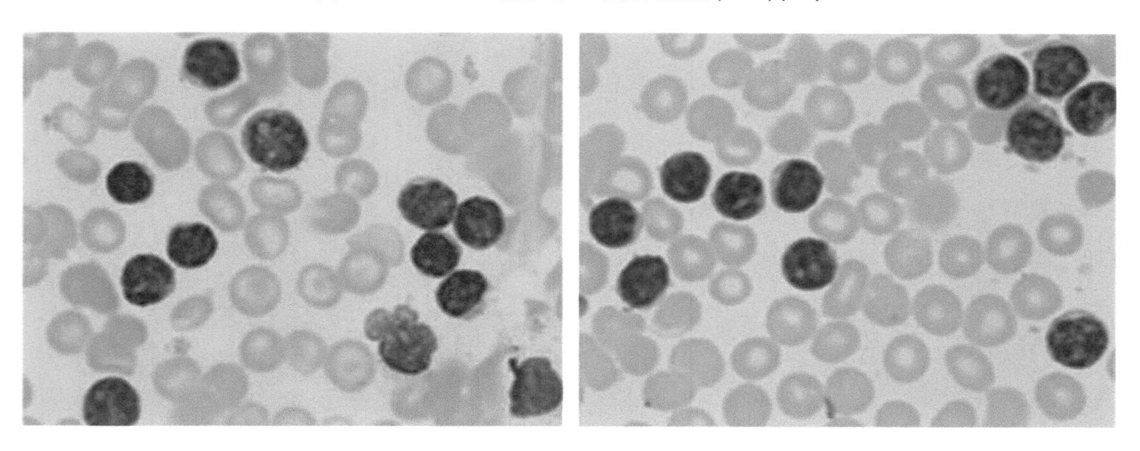

图 3-3-5　×1000 慢性淋巴细胞白血病(CLL)(二)

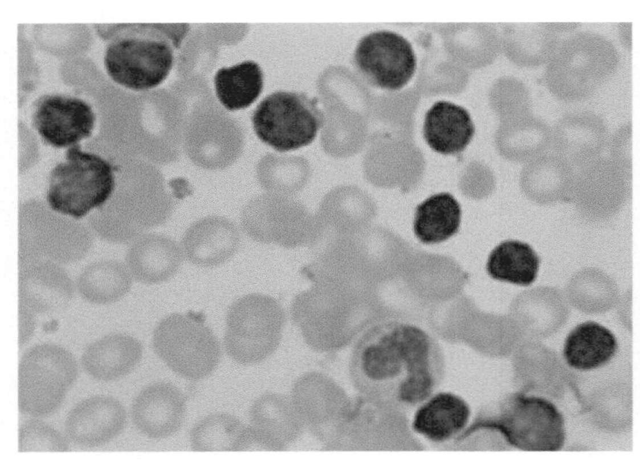
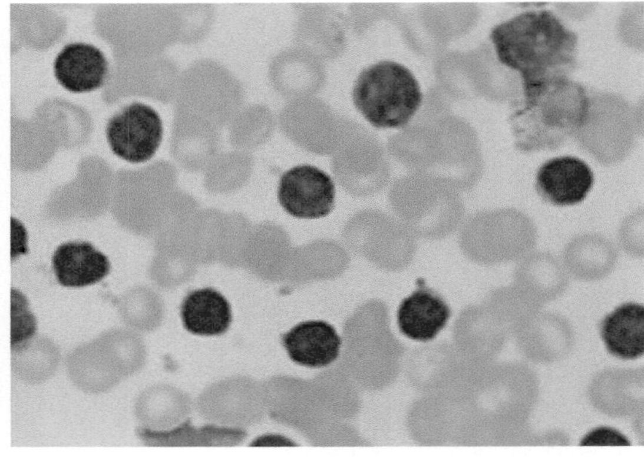

图 3-3-6　×1000 慢性淋巴细胞白血病(CLL)(三)

第四节　少见白血病病例细胞图片

一、嗜酸粒细胞白血病骨髓涂片

嗜酸粒细胞白血病骨髓涂片见图 3-4-1～图 3-4-3。

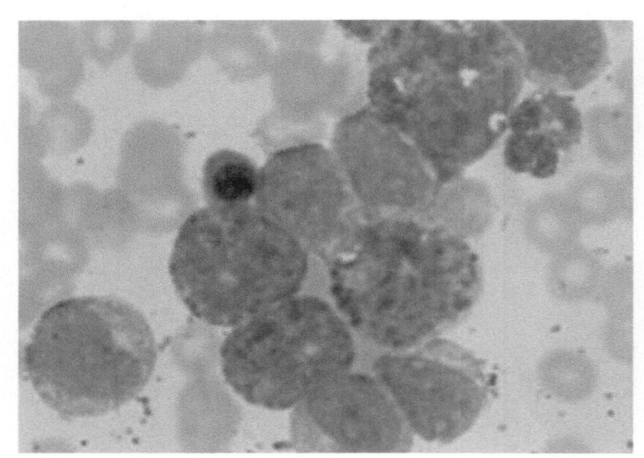
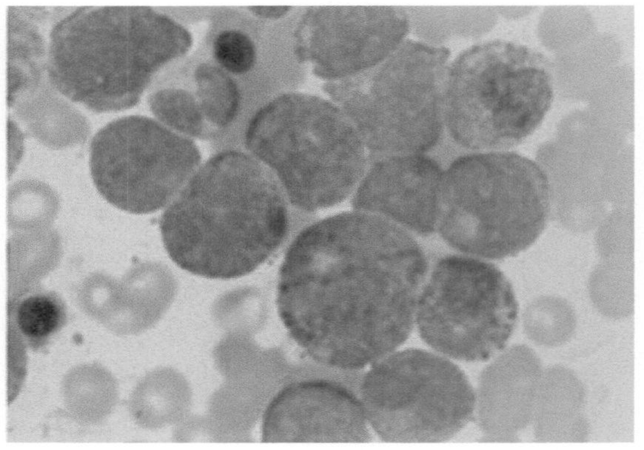

图 3-4-1　×1000 嗜酸粒细胞白血病(一)

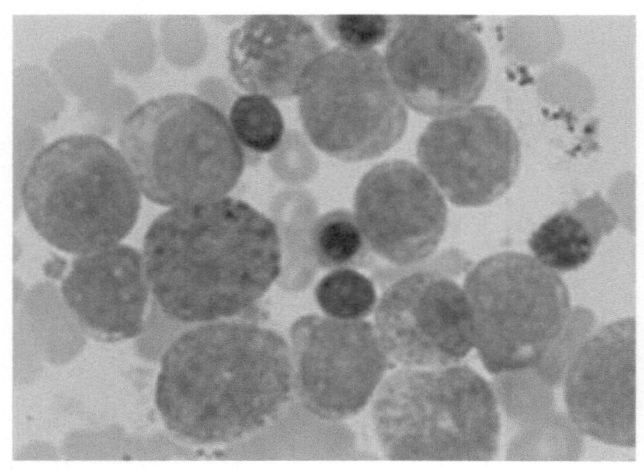
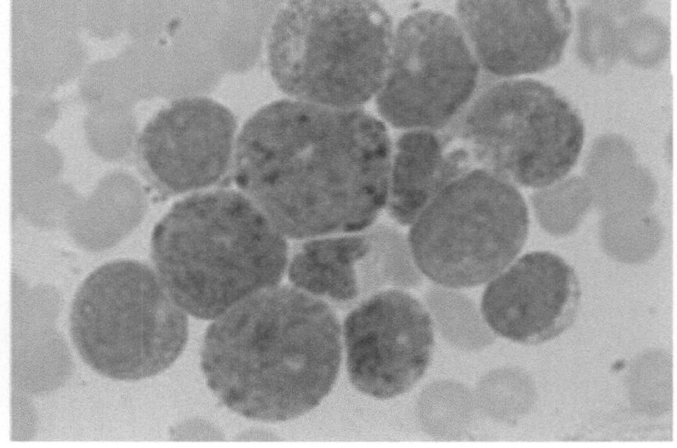

图 3-4-2　×1000 嗜酸粒细胞白血病(二)

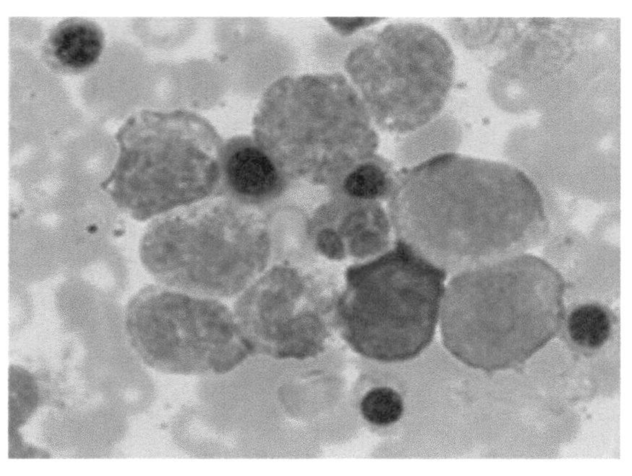
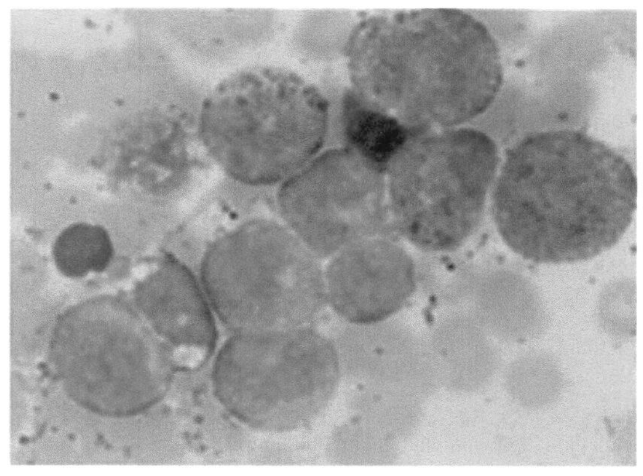

图 3-4-3　×1000 嗜酸粒细胞白血病(三)

二、浆细胞白血病骨髓涂片

浆细胞白血病骨髓涂片见图 3-4-4～图 3-4-6。

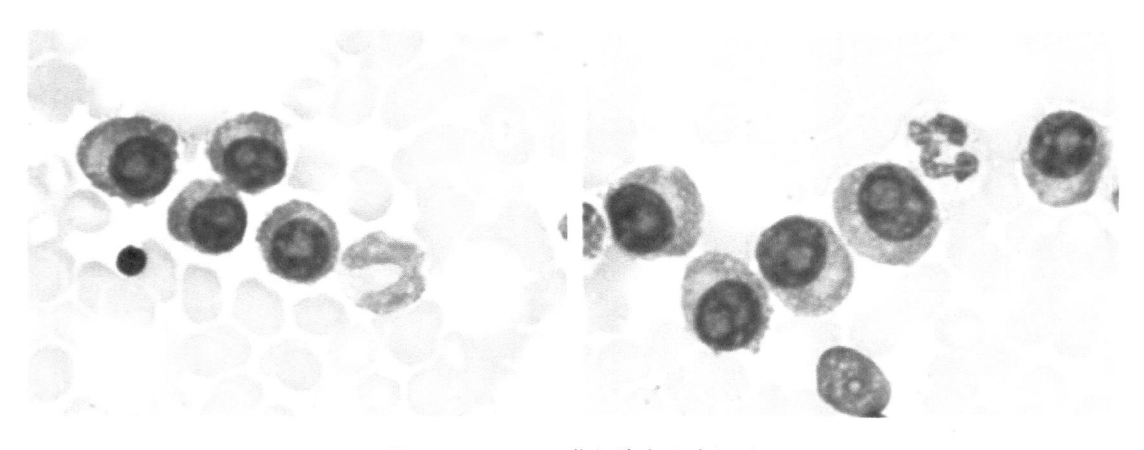

图 3-4-4　×1000 浆细胞白血病(一)

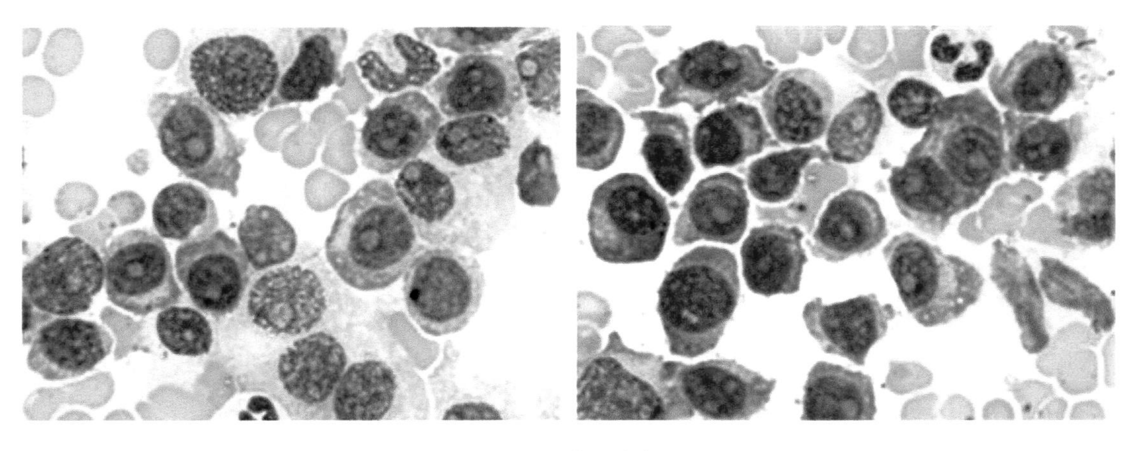

图 3-4-5　×1000 浆细胞白血病(二)

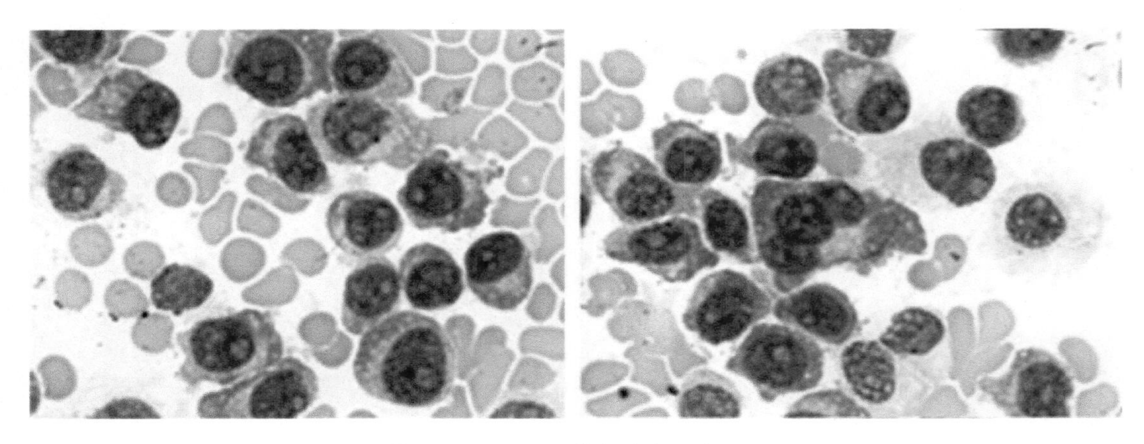

图 3-4-6　×1000 浆细胞白血病(三)

三、毛细胞白血病骨髓涂片

毛细胞白血病骨髓涂片见图 3-4-7～图 3-4-9。

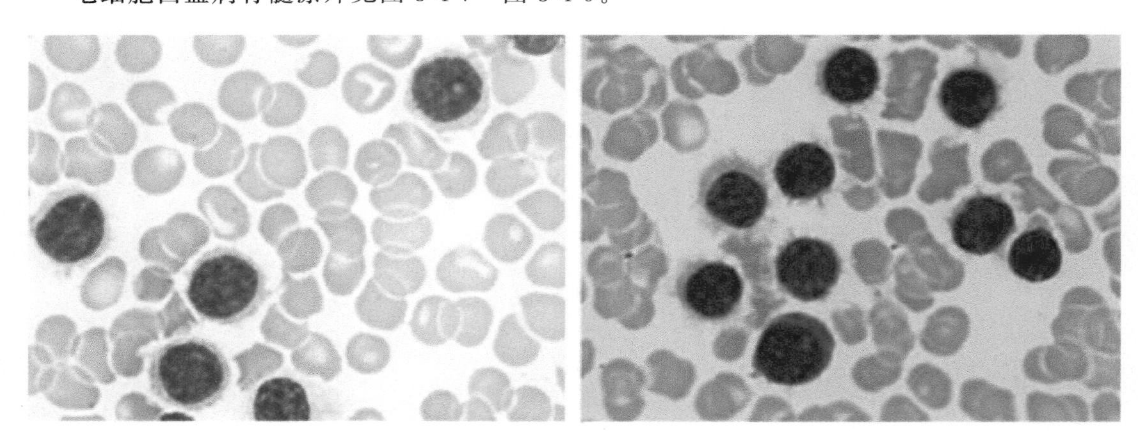

图 3-4-7　×1000 毛细胞白血病(一)

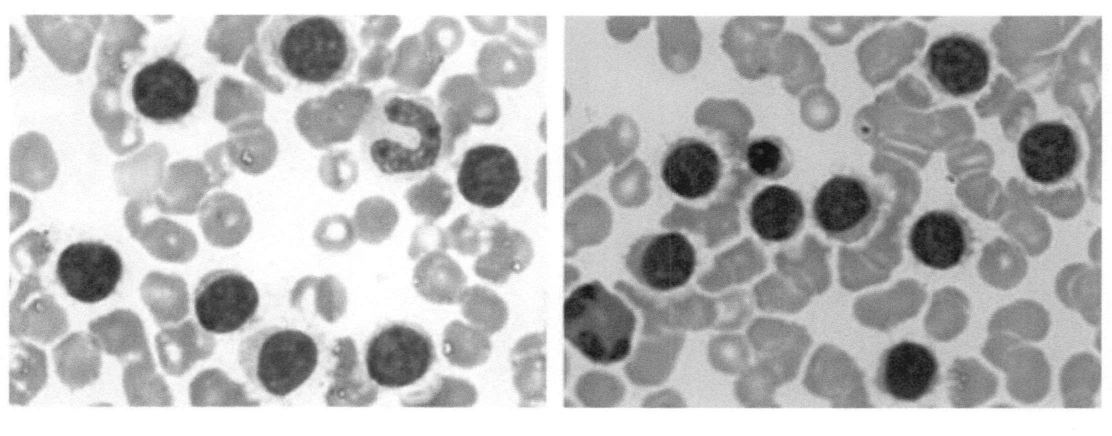

图 3-4-8　×1000 毛细胞白血病(二)

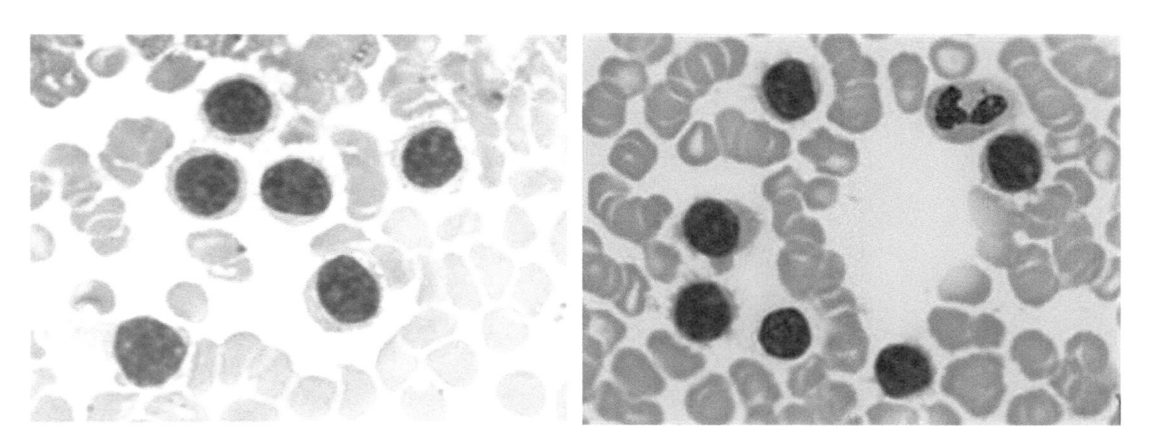

图 3-4-9　×1000 毛细胞白血病(三)

四、幼淋巴细胞白血病骨髓涂片

幼淋巴细胞白血病骨髓涂片见图 3-4-10～图 3-4-12。

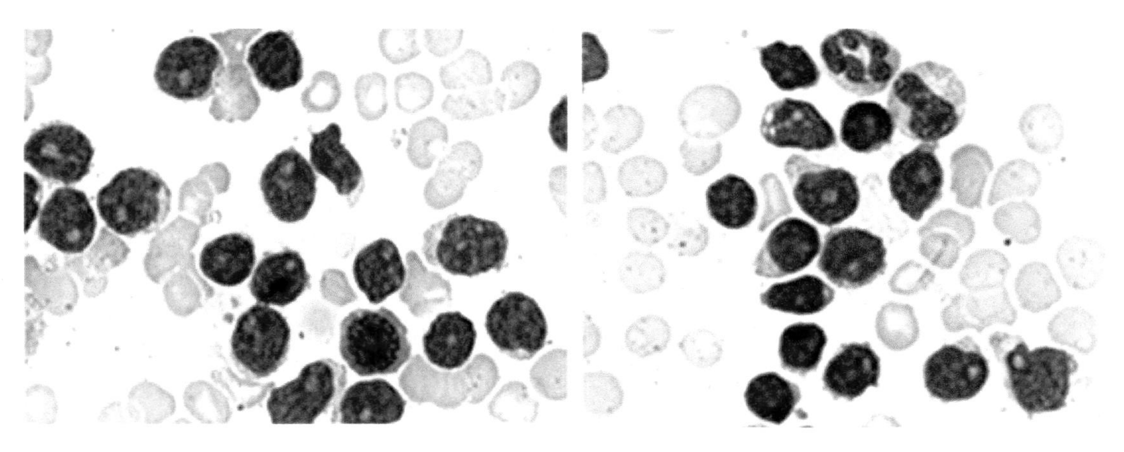

图 3-4-10　×1000 幼淋巴细胞白血病(一)

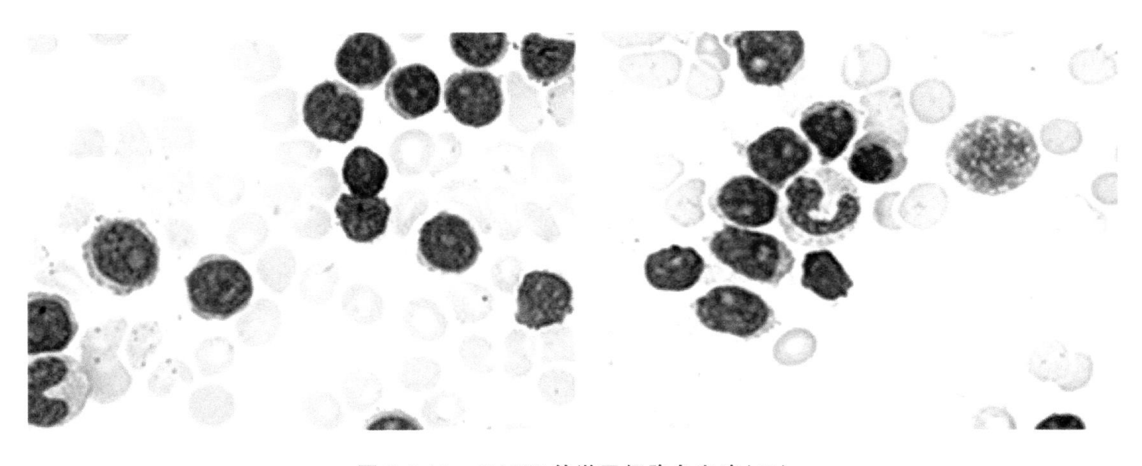

图 3-4-11　×1000 幼淋巴细胞白血病(二)

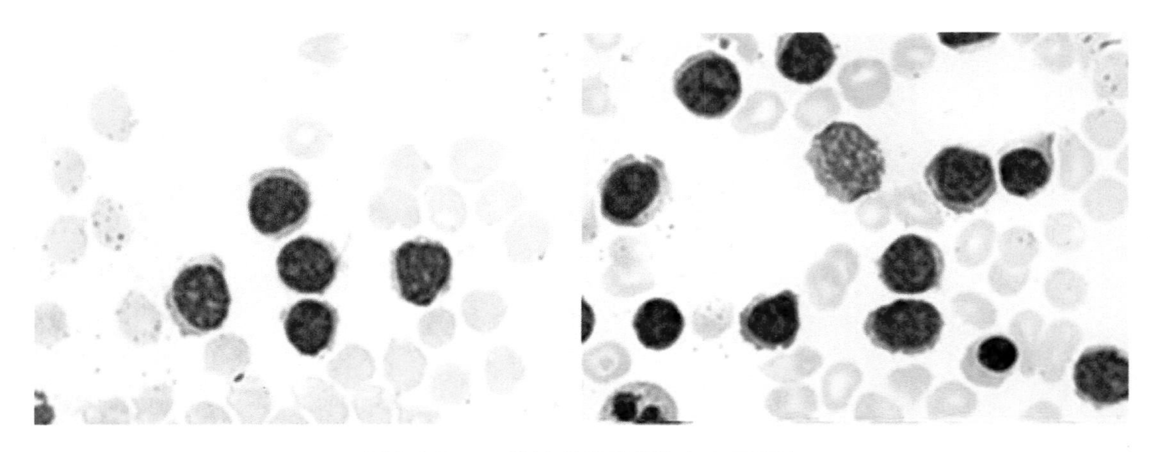

图 3-4-12 ×1000 幼淋巴细胞白血病(三)

第五节 多发性骨髓瘤病例细胞图片

多发性骨髓瘤骨髓涂片见图 3-5-1～图 3-5-3。

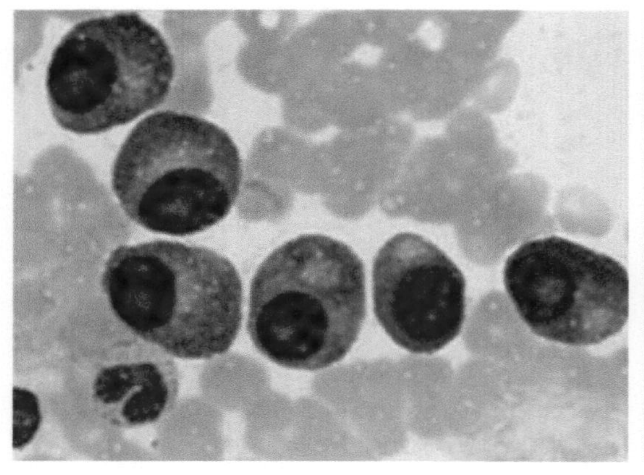
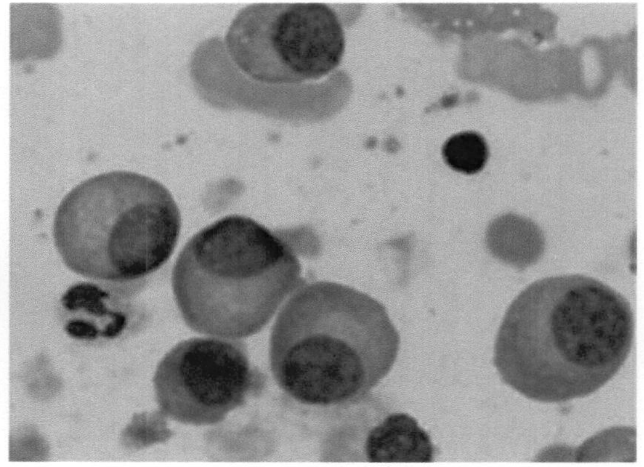

图 3-5-1 ×1000 多发性骨髓瘤(一)

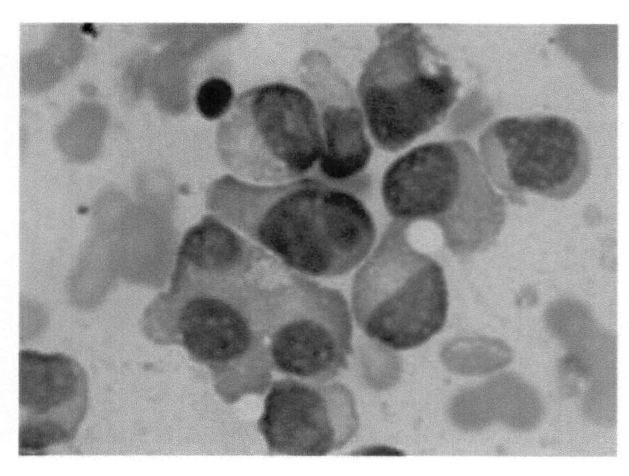
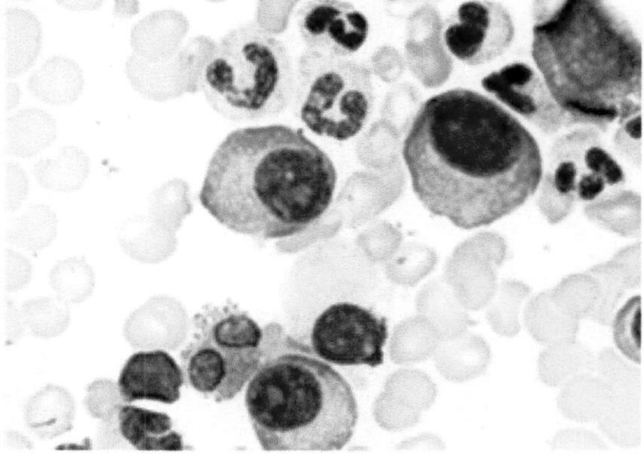

图 3-5-2 ×1000 多发性骨髓瘤(二)

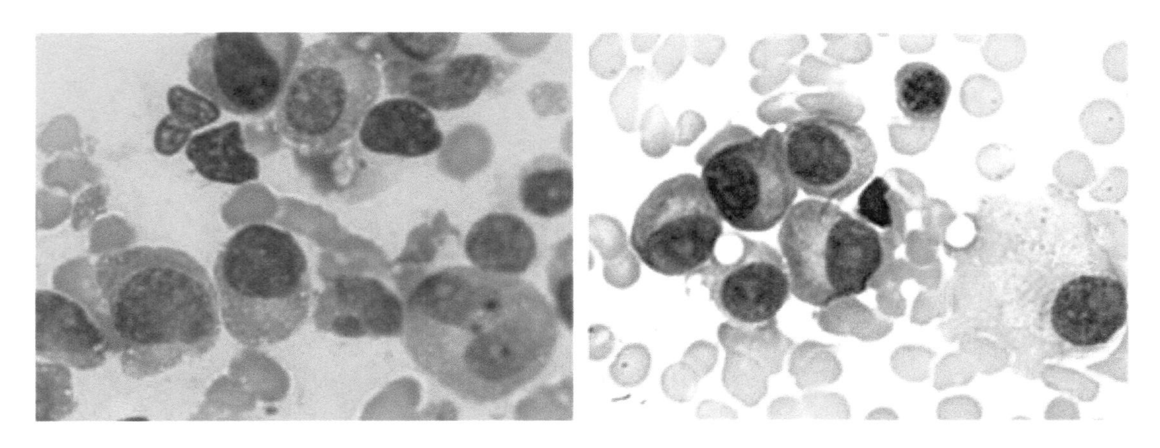

图 3-5-3 ×1000 多发性骨髓瘤(三)

第六节 恶性组织细胞病病例细胞图片

恶性组织细胞病骨髓涂片见图 3-6-1～图 3-6-3。

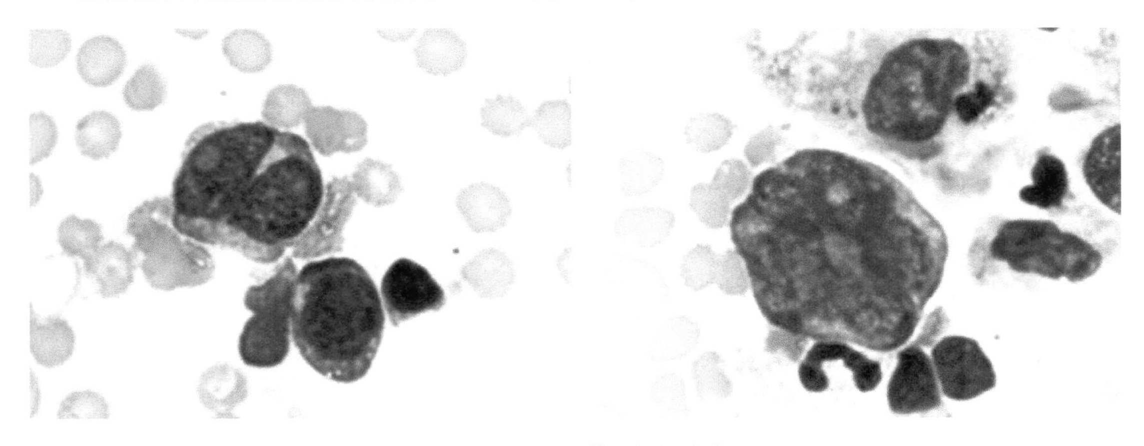

图 3-6-1 ×1000 恶性组织细胞病(一)

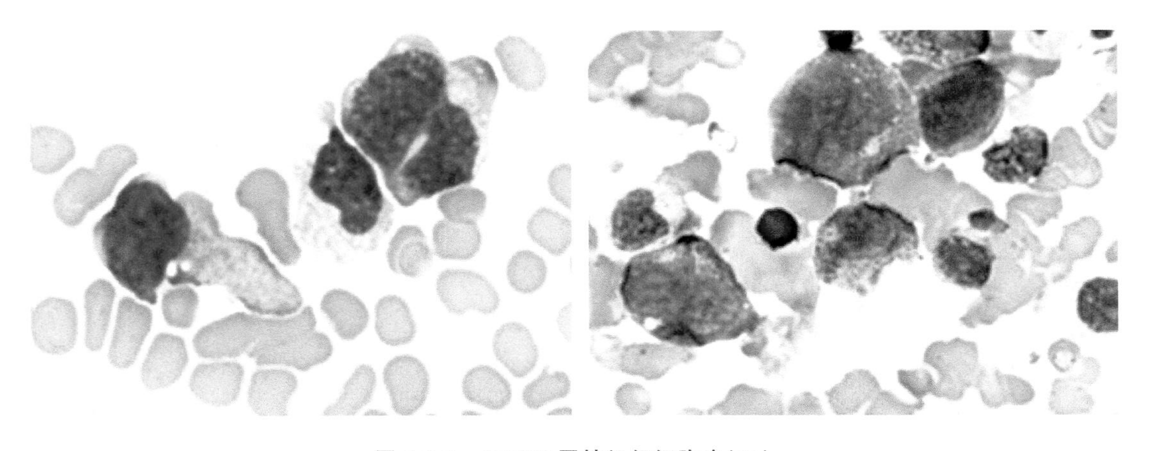

图 3-6-2 ×1000 恶性组织细胞病(二)

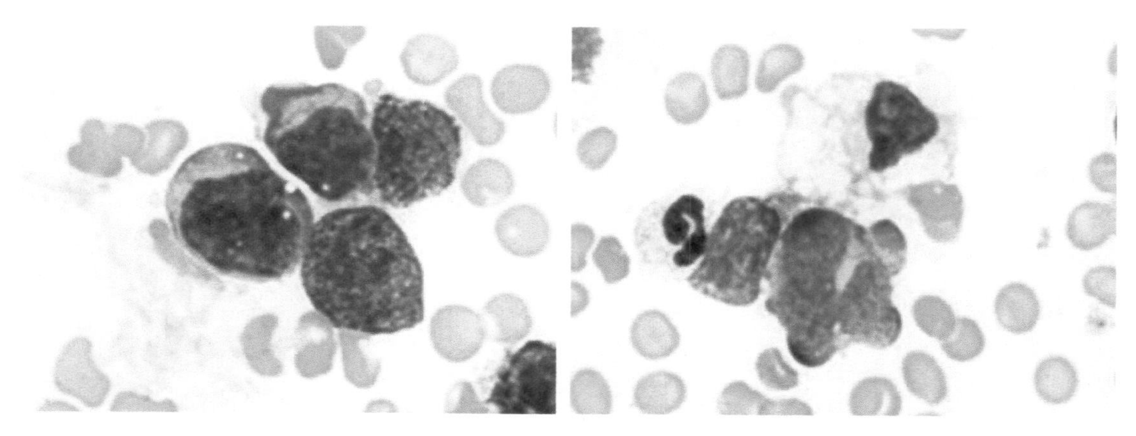

图 3-6-3　×1000 恶性组织细胞病(三)

第七节　海蓝组织细胞增生症病例细胞图片

海蓝组织细胞增生症骨髓涂片见图 3-7-1～图 3-7-3。

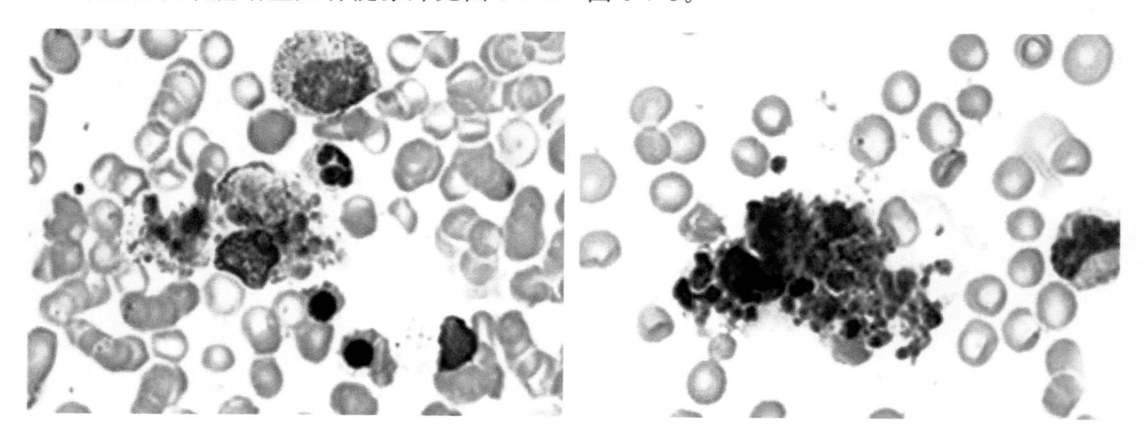

图 3-7-1　×1000 海蓝组织细胞增生症(一)

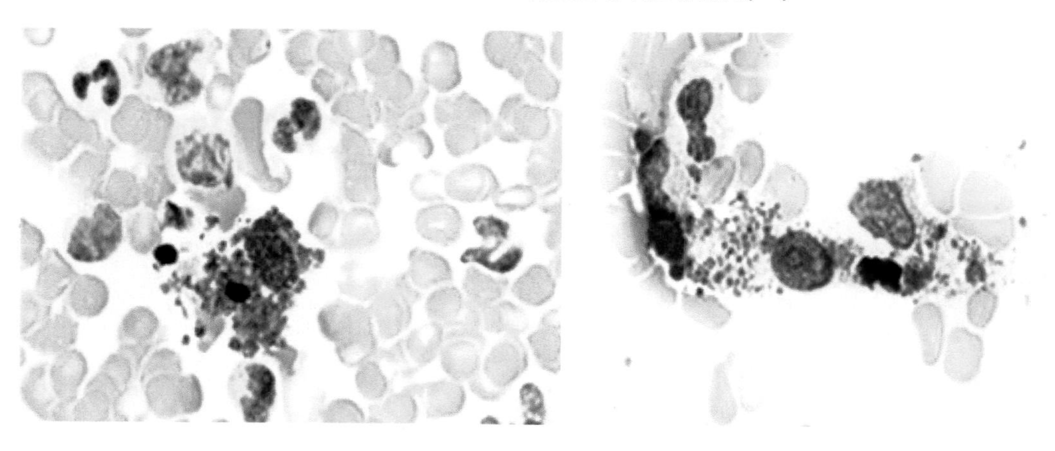

图 3-7-2　×1000 海蓝组织细胞增生症(二)

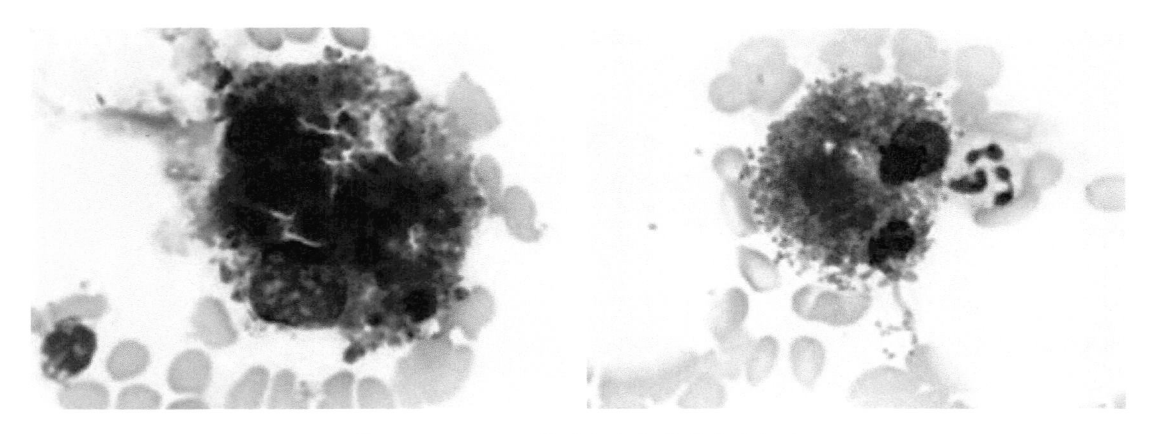

图 3-7-3　×1000 海蓝组织细胞增生症(三)

第八节　骨髓转移癌病例细胞图片

骨髓转移癌骨髓涂片见图 3-8-1～图 3-8-3。

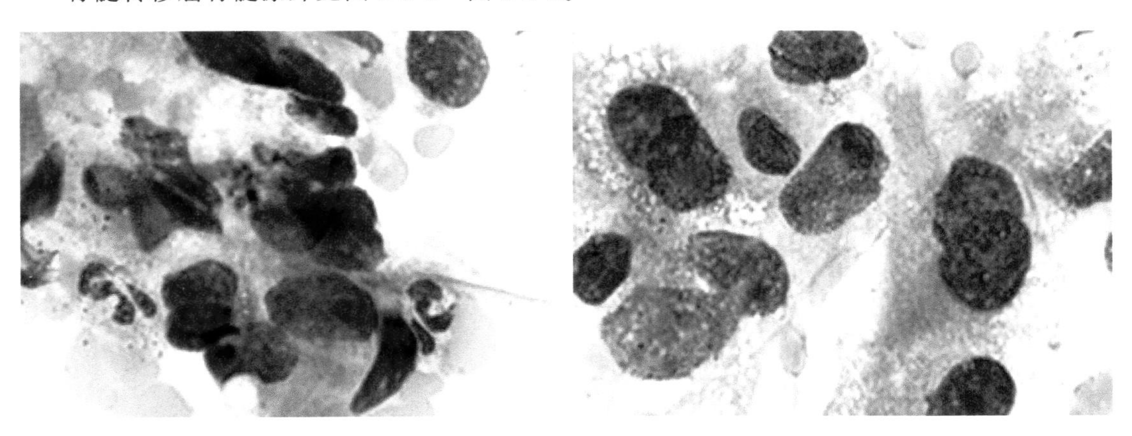

图 3-8-1　×1000 骨髓转移癌(一)

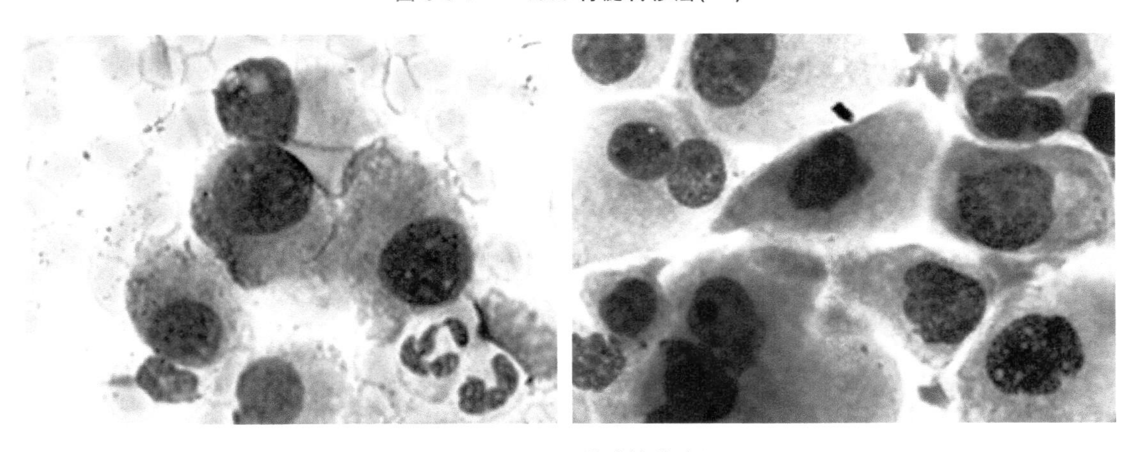

图 3-8-2　×1000 骨髓转移癌(二)

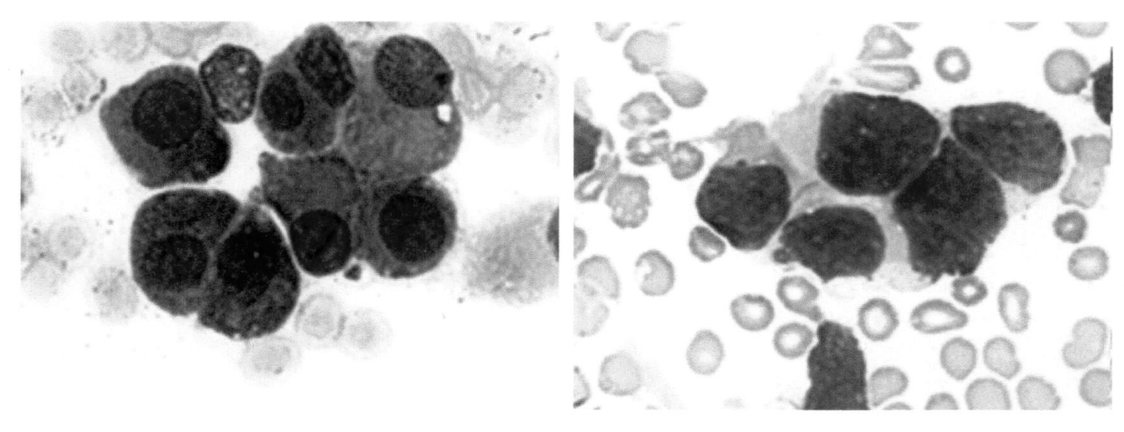

图 3-8-3 ×1000 骨髓转移癌(三)

第九节 非霍奇金淋巴瘤病例细胞图片

非霍奇金淋巴瘤骨髓浸润涂片见图 3-9-1～图 3-9-3。

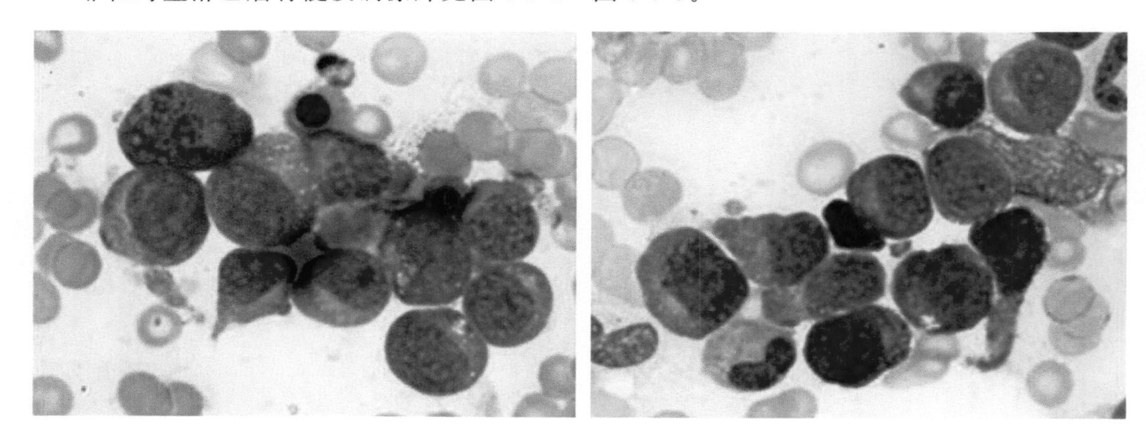

图 3-9-1 ×1000 非霍奇金淋巴瘤骨髓浸润(一)

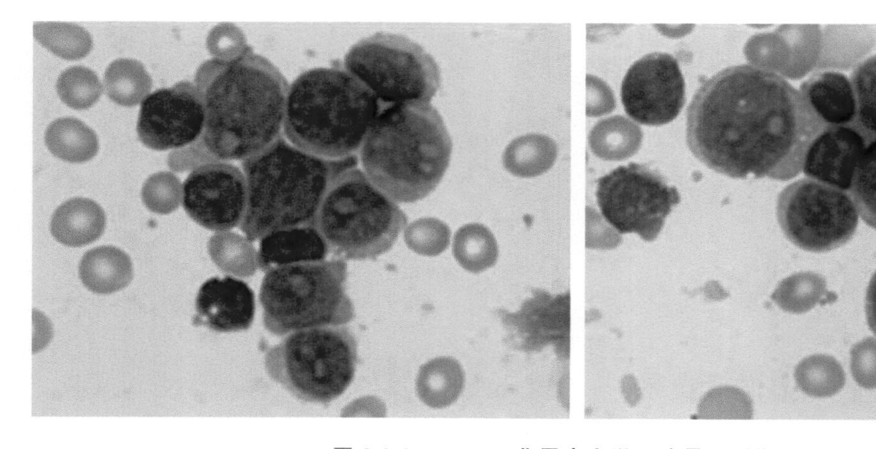

图 3-9-2 ×1000 非霍奇金淋巴瘤骨髓浸润(二)

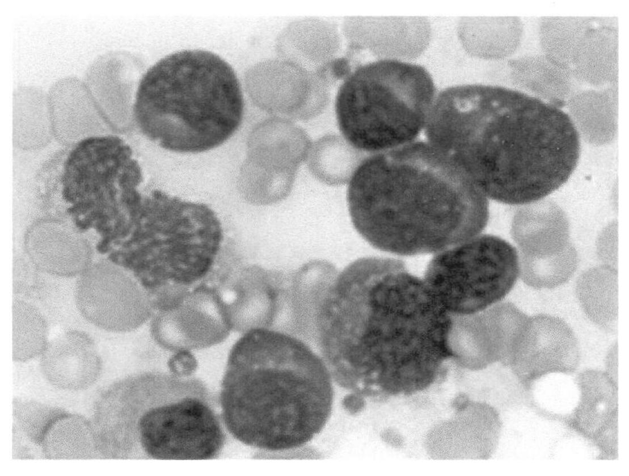
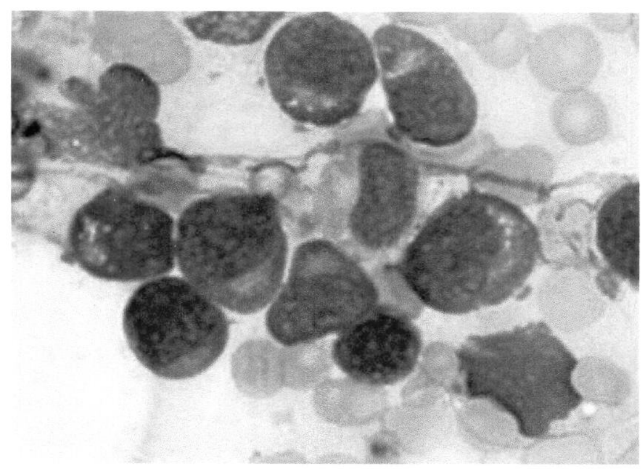

图 3-9-3　×1000 非霍奇金淋巴瘤骨髓浸润(三)

第十节　霍奇金淋巴瘤病例细胞图片

霍奇金淋巴瘤骨髓浸润涂片见图 3-10-1～图 3-10-3。

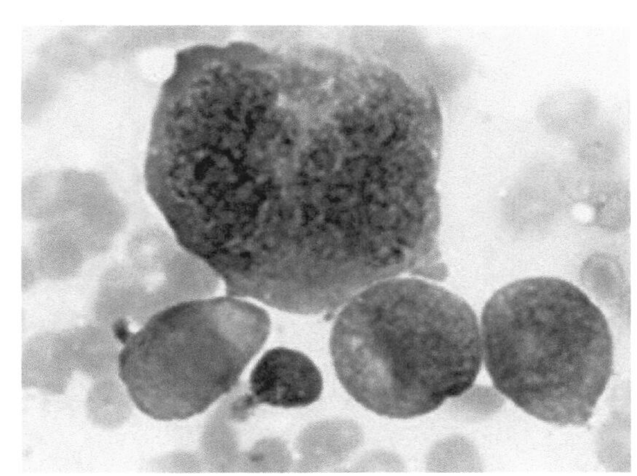
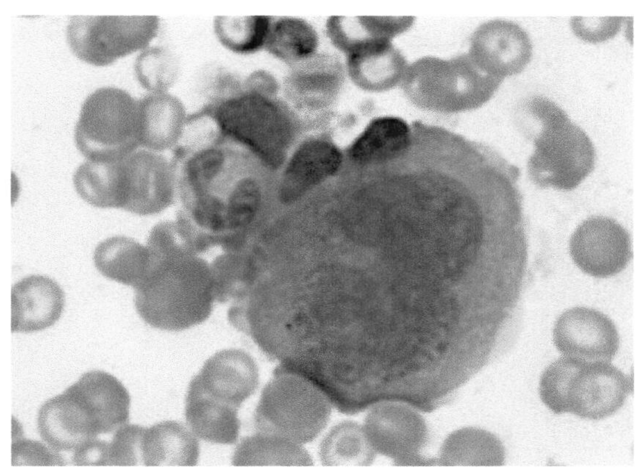

图 3-10-1　×1000 霍奇金淋巴瘤骨髓浸润(一)

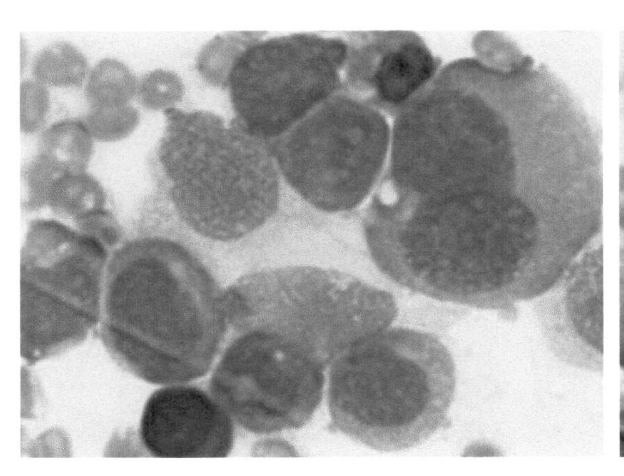
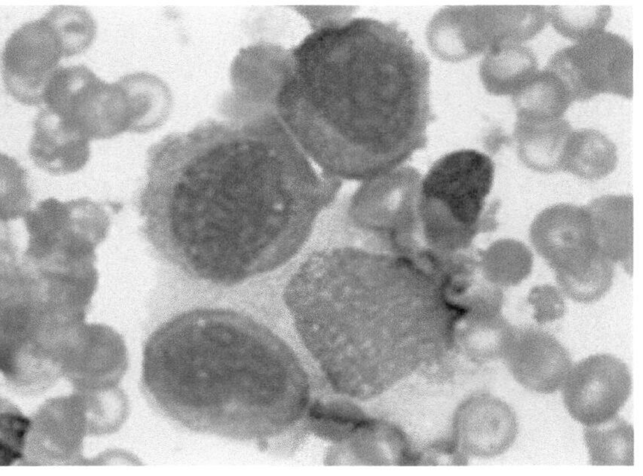

图 3-10-2　×1000 霍奇金淋巴瘤骨髓浸润(二)

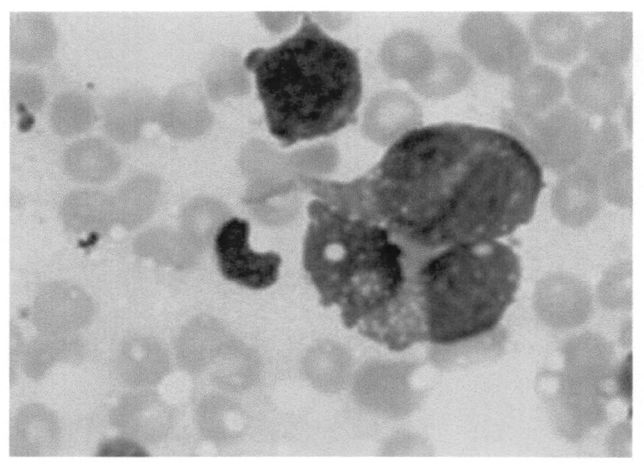
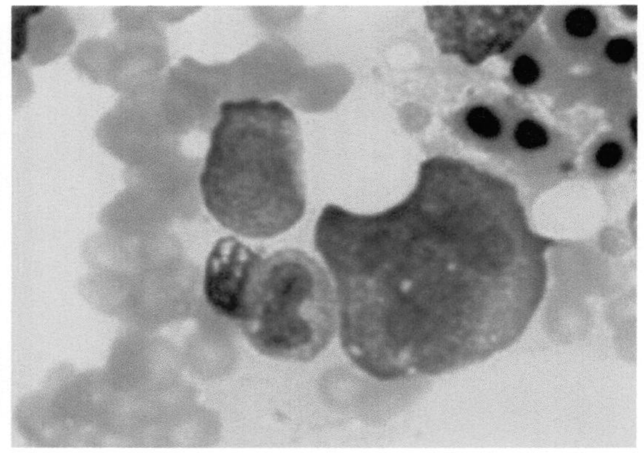

图 3-10-3　×1000 霍奇金淋巴瘤骨髓浸润(三)

第十一节　Sézary 综合征病例细胞图片

Sézary 综合征外周血涂片见图 3-11-1～图 3-11-3。

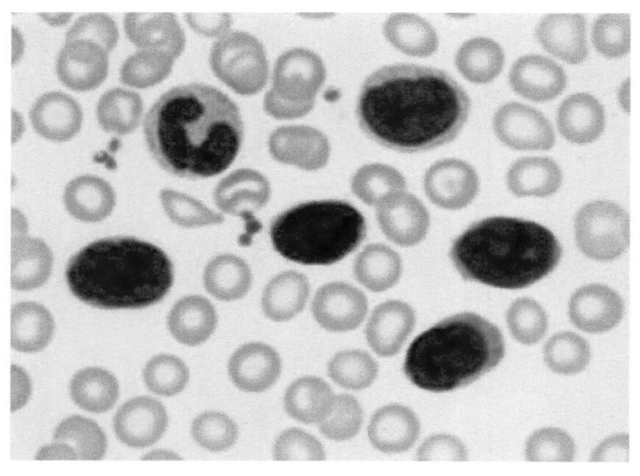
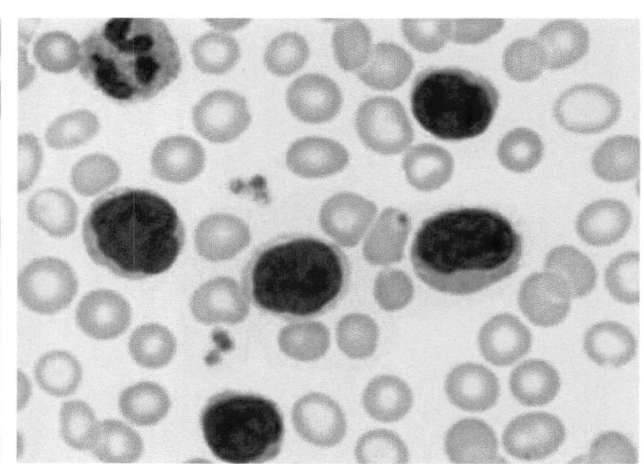

图 3-11-1　×1000 赛塞利细胞(Sézary cell)(一)

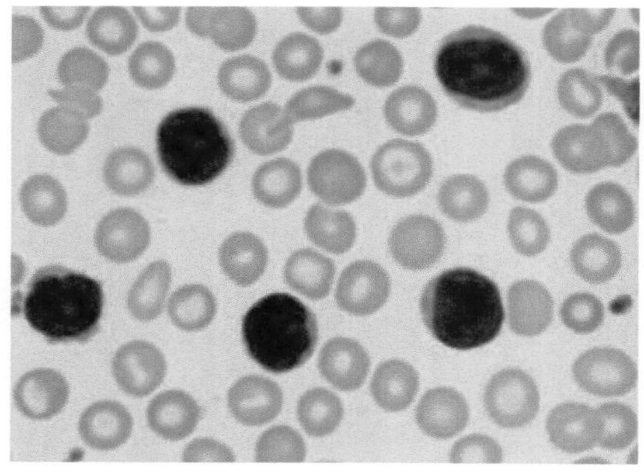
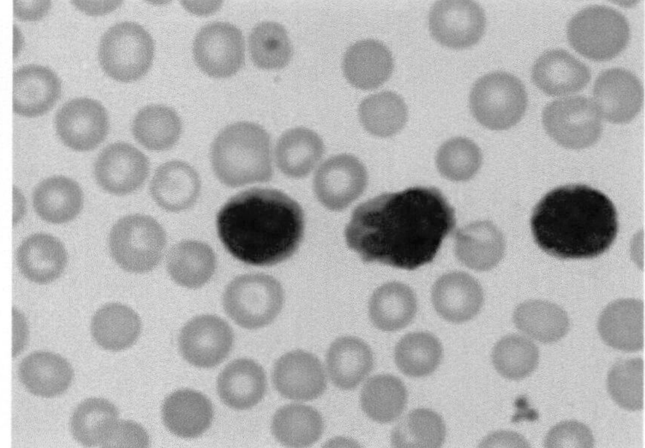

图 3-11-2　×1000 赛塞利细胞(二)

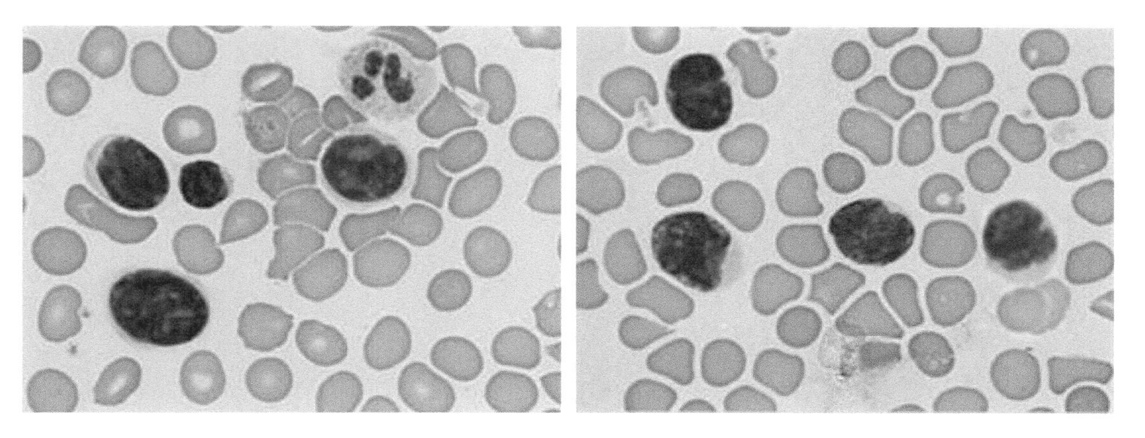

图 3-11-3 ×1000 赛塞利细胞(三)

第十二节 类脂质沉积病病例细胞图片

1. 戈谢病骨髓涂片 见图 3-12-1～图 3-12-3。

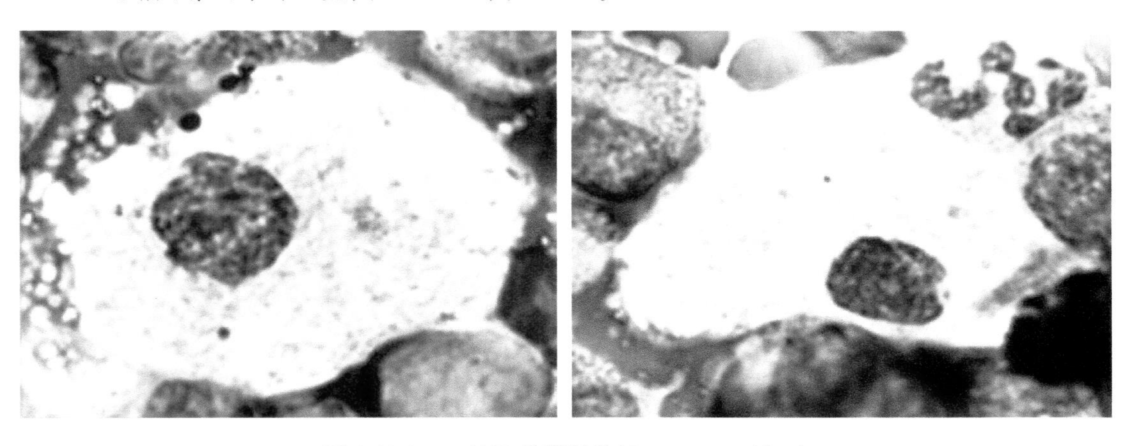

图 3-12-1 ×1000 戈谢细胞(Gaucher cell)(一)

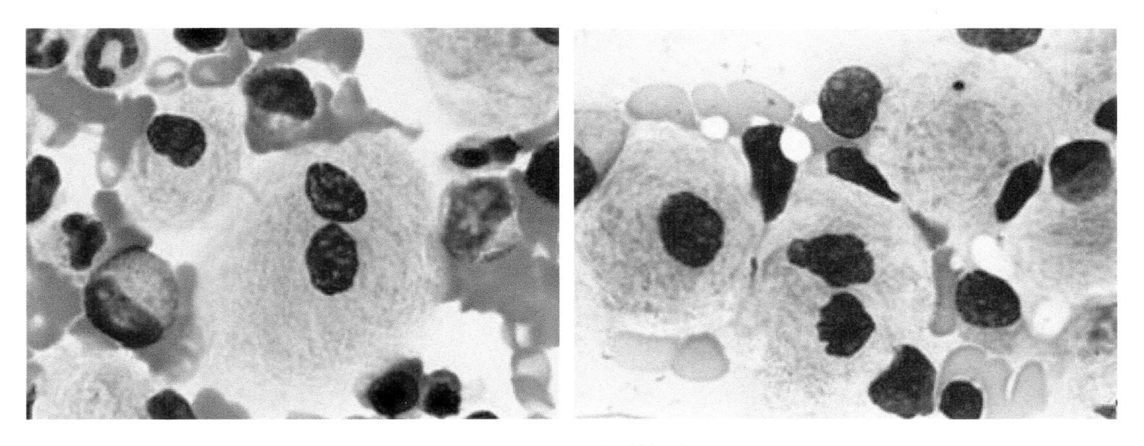

图 3-12-2 ×1000 戈谢细胞(二)

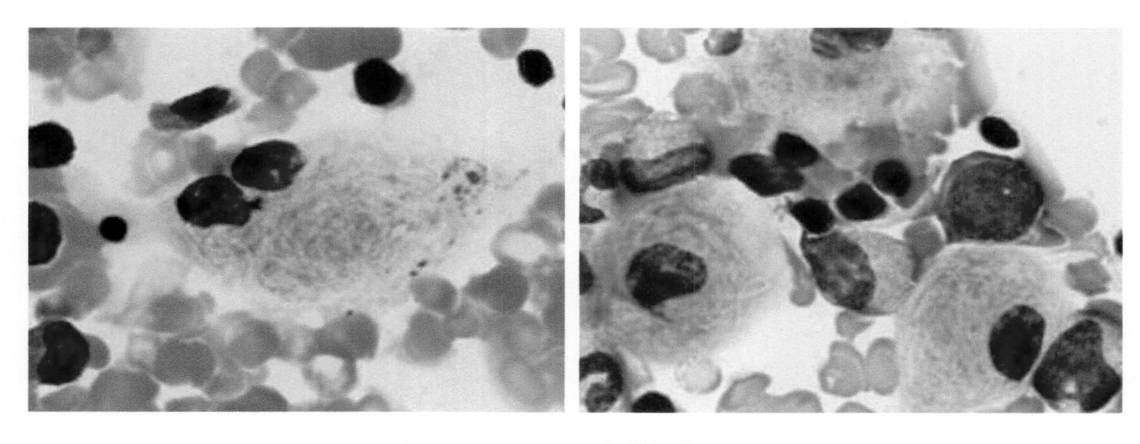

图 3-12-3 ×1000 戈谢细胞(三)

2. 尼曼-皮克病骨髓涂片 见图 3-12-4～图 3-12-6。

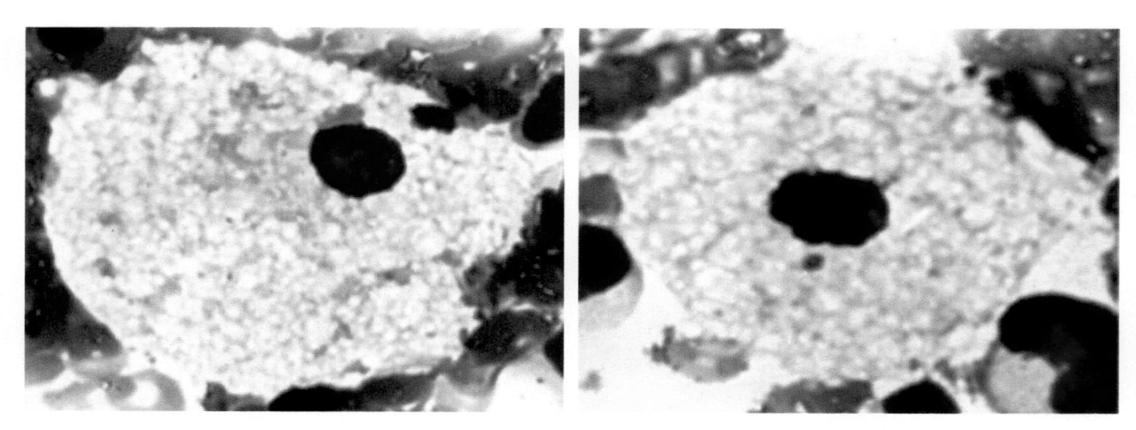

图 3-12-4 ×1000 尼曼-皮克细胞(Niemann-Pick cell)(一)

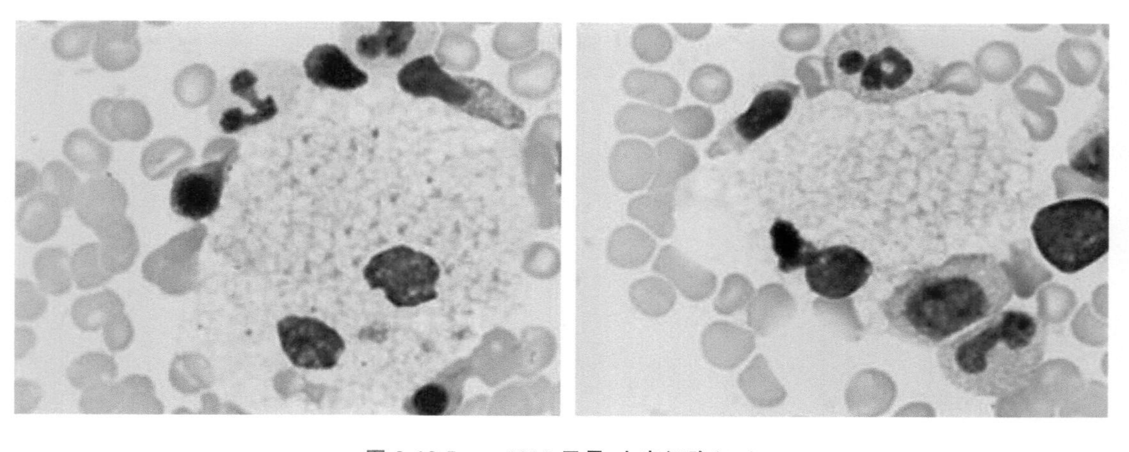

图 3-12-5 ×1000 尼曼-皮克细胞(二)

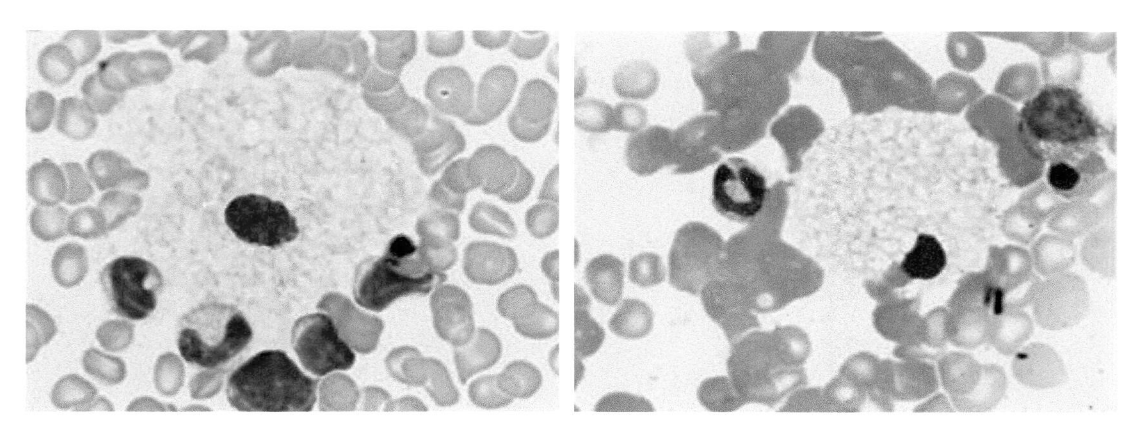

图 3-12-6　×1000 尼曼-皮克细胞(三)

第十三节　骨髓坏死病例细胞图片

骨髓坏死骨髓涂片见图 3-13-1～图 3-13-3。

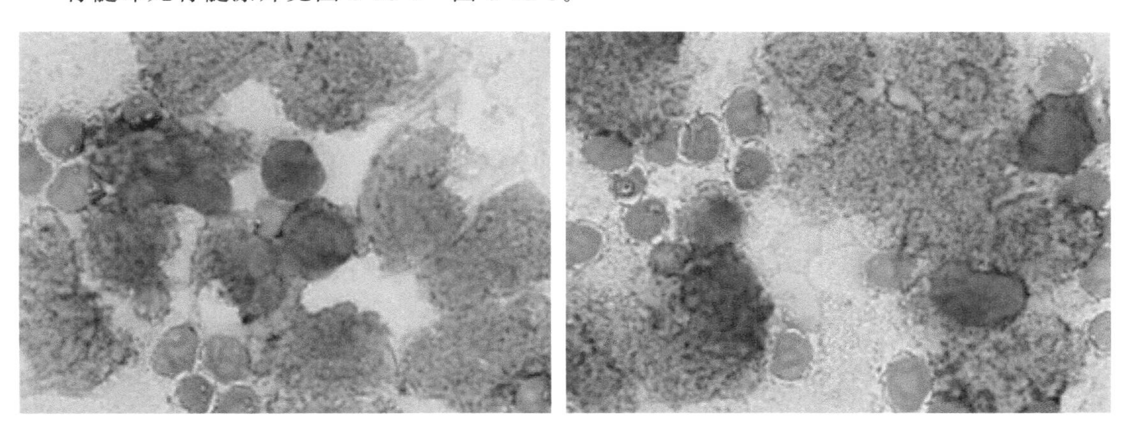

图 3-13-1　×1000 骨髓坏死(一)

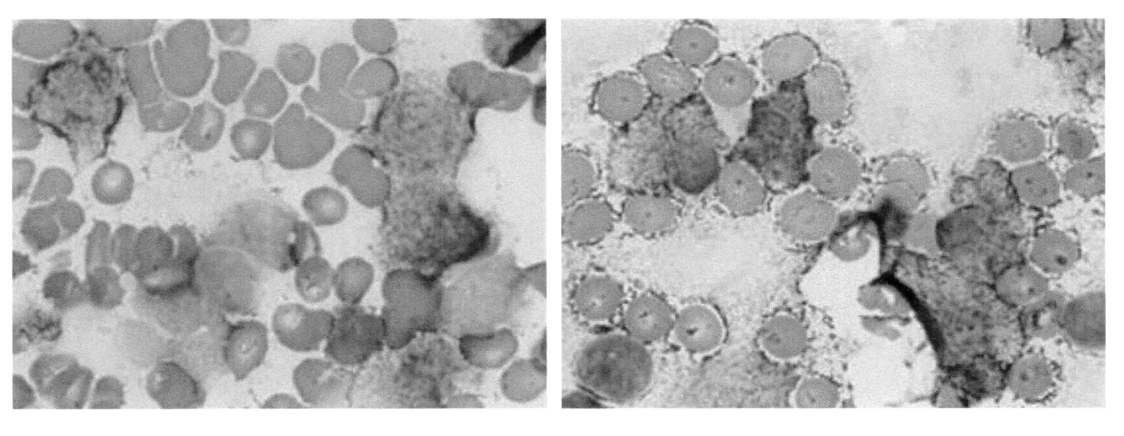

图 3-13-2　×1000 骨髓坏死(二)

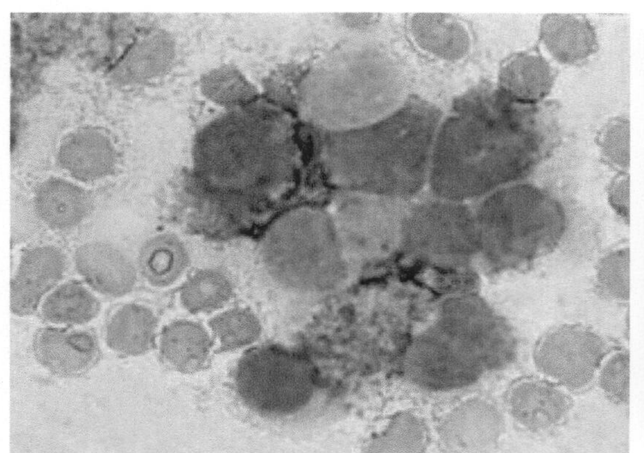

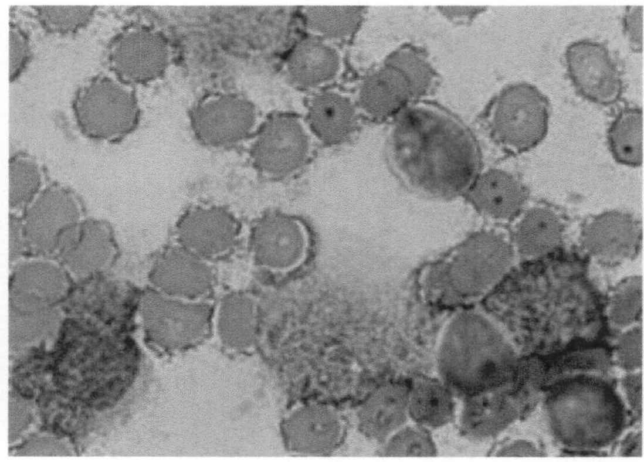

图 3-13-3　×1000 骨髓坏死(三)

第4章

临床肿瘤细胞形态学检验

临床肿瘤细胞形态学检验是采集患者病变部位的脱落细胞涂片经瑞氏-吉姆萨染色后，在光学显微镜下观察其脱落细胞的形态学变化。用该方法检查脱落细胞仍是当代临床对疑似肿瘤患者最常用、最简捷的筛检手段。

第一节 脱落细胞学检查的基本要领

一、标本采集环节的质量控制

采集脱落细胞标本一般由临床诊治医生执行，要求在采集标本时应根据不同的病变部位及病变的实际情况而选择最适宜的方法，以及采取最有代表性的标本。标本采集后及时送检。

采集方法的选择

常用的方法有：直视采集法、纤维内镜钳取及刷取法、穿刺针吸法、摩擦法、灌洗法、自然分泌物采集法等。

1. *直视采集法* 适宜于采集皮肤、口腔、鼻腔、鼻咽、咽喉、眼结膜、外阴、阴道、阴道后穹窿、子宫颈、肛管等病灶部位的脱落细胞标本。常用的直视采集法有：刮片法、擦拭法、刷洗法、吸管吸取法等。

2. *纤维内镜钳取及刷取法* 适宜于采集食管、胃、气管、肺支气管、结肠及直肠等病灶部位的脱落细胞标本。

3. *穿刺针吸法* 适宜于采集：①浅表肿大淋巴结；②皮肤和皮下组织肿块；③骨或软骨及关节部位肿块；④口腔、鼻、甲状腺、乳腺、前列腺等可触及的肿块；⑤不明原因的肝脾肿大；⑥借助影像学设备探测到的肿块或新生物；⑦不明原因的浆膜腔积液等。

4. *摩擦法* 使用摩擦工具直接摩擦病灶部位的黏膜，促使细胞脱落。它适宜于对鼻咽部、食管、直肠等部位脱落细胞标本的采集。

5. *灌洗法* 可向一些空腔器官直接灌注一定量的生理盐水冲洗，收集灌洗液中脱落细胞。它适宜于对胃、直肠及膀胱等灌洗液的脱落细胞的采集。

6. *体液采集法*

(1)痰液采集法：嘱患者晨起用清水漱口清洁口腔，然后用力从气管深处咳出痰液，盛于一次性(清洁的)蜡纸盒或广口塑料杯内。

(2)尿液采集法：尿液的质量对细胞学检查十分重要，要求留取的尿液必须新鲜、量不少于50ml，最好收集清晨第一次全程尿液。

7. *分泌物采集法* 体表分泌物可直接吸取或刮取进行涂片。

二、标本制片环节的质量控制

(一)规范涂片前准备工作

(1)涂片材料的准备：载玻片、推片在使用前应经除污处理过，要求表面光滑、清洁无油渍、无划痕；滴管干燥、清洁。

(2)操作者必须熟练掌握各种脱落细胞标本的涂片制备技术。

(二)规范标本涂片制备方法

1. *推片法* 用于稀薄标本,如血液、胸腔积液、腹水等。标本离心后取沉淀物(血性去上清液取白细胞层)一小滴在玻片偏右侧端,用推片以30°夹角将玻片上标本向左推出均匀薄膜。

2. *涂片法* 适宜于稍稠的标本,如鼻咽部标本、直肠分泌物、痰液等。用竹签蘸取少许标本由玻片中心按顺时针方向、从内向外转圈涂抹或从玻片一端开始平行涂抹,涂抹膜要均匀,不宜重复。

3. *压拉涂片法* 将标本夹于横竖交叉的两张玻片之间,然后移动两张玻片,使之重叠,再边压边拉,获得两张涂片,适用于较黏稠标本,如痰液。

4. *吸管推片法* 用吸管将标本滴在玻片的一端,然后将滴管前端平行置于标本滴上,平行向另一端匀速移动滴管,即可推出均匀薄膜。此法适用于非血性、非脓性的胸腔积液、腹水标本。

5. *喷射法* 用配有细针头的注射器将标本从左至右反复均匀喷射在玻片上,此法适用于细针穿刺吸取各种量少的体液标本。

6. *印片法* 将切取的病变组织用手术刀切开,立即将切面平放在玻片上,轻轻按印,此法常为活体组织脱落细胞的辅助检查方法。

(三)涂片的质量保证

(1)保证标本新鲜,取材后尽快制片。

(2)每位患者的标本至少涂片两张,并在涂片的一端立即标注样本的统一编号。

(3)涂片的涂膜要尽可能均匀、厚薄适度。

(4)涂片染色要求细胞色彩鲜明、结构清晰。

三、显微镜下观察脱落细胞涂片的环节控制

1. 严格核对患者与脱落细胞涂片编号的一致性,避免混淆。

2. 用显微镜镜检时,先用低倍镜按一定顺序观察,发现可疑细胞再调换油镜确认。为避免漏检,对恶性细胞阴性或发现可疑恶性细胞的涂片要求浏览完该患者本次送检的全部涂片。

3. 对形态学可疑标本,需进行会诊;对难以定性的标本,可提供参考意见或要求临床重取标本复检。

第二节　恶性肿瘤细胞形态学的共同特征

恶性肿瘤细胞形态学的共同特征见表4-2-1。

表4-2-1　恶性肿瘤细胞形态学的共同特征

显示要点	共同特征
分布	常呈集团(呈堆)分布
胞体	大或巨大,且大小悬殊亦大
形态	呈多形性
胞质	量多少不一,可相互融合

续表

显示要点	共同特征
核	大，可畸形、多核或核间相互重叠
核浆比	增大
核质	浓染，分化差的细致，分化好的增多粗糙
核仁	大、畸形，可数目增多

第三节　临床恶性肿瘤细胞形态学病例图片

一、胸腔积液、腹水涂片恶性肿瘤细胞示图

胸腔积液、腹水涂片中恶性肿瘤细胞示图见图 4-3-1～图 4-3-7。

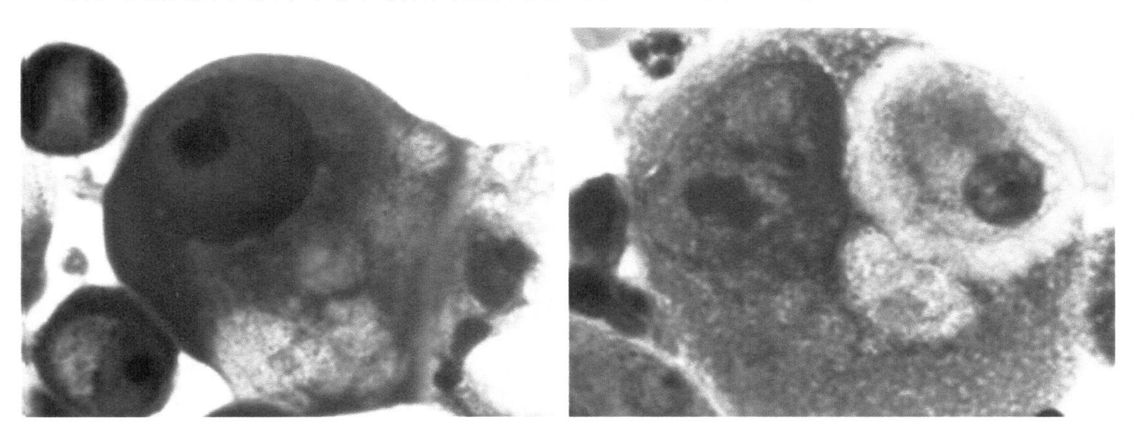

图 4-3-1　×1000 胸腔积液、腹水中腺癌细胞（分化较好）（一）

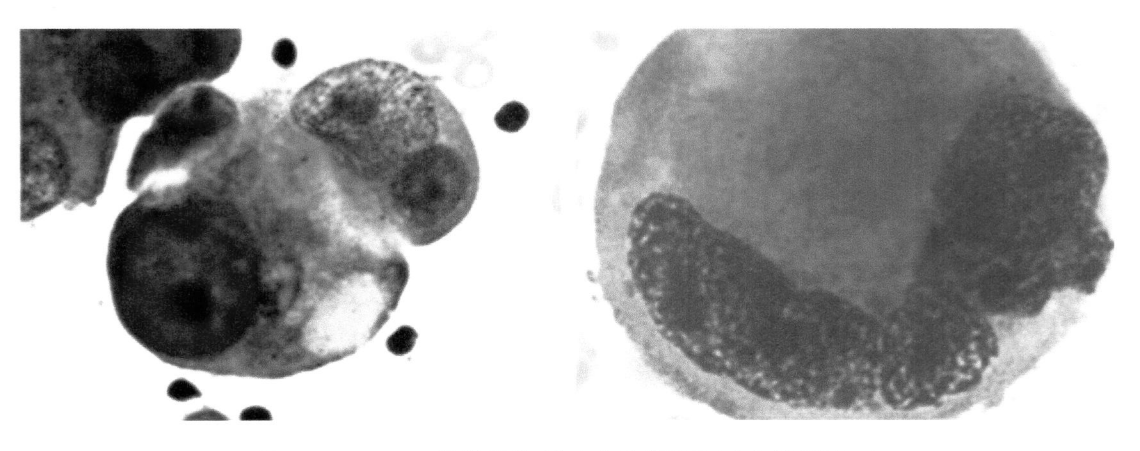

图 4-3-2　×1000 胸腔积液、腹水中腺癌细胞（分化较好）（二）

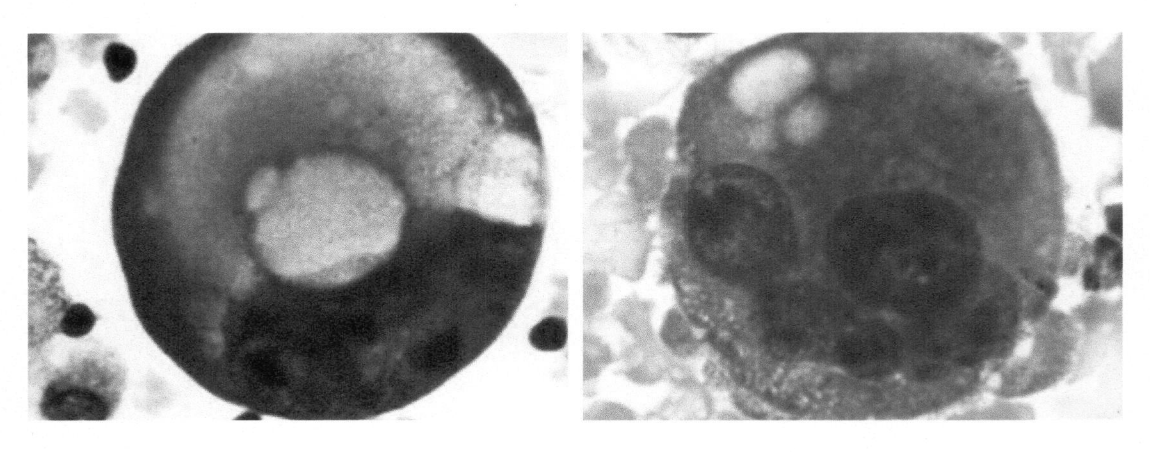

图 4-3-3　×1000 胸腔积液、腹水中腺癌细胞(分化较好)(三)

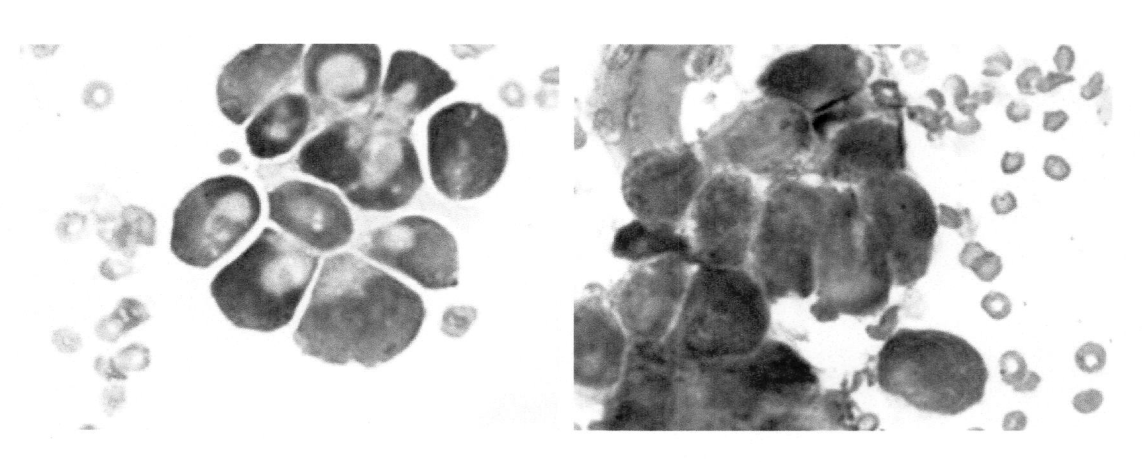

图 4-3-4　×1000 胸腔积液、腹水中腺癌细胞(分化较差)

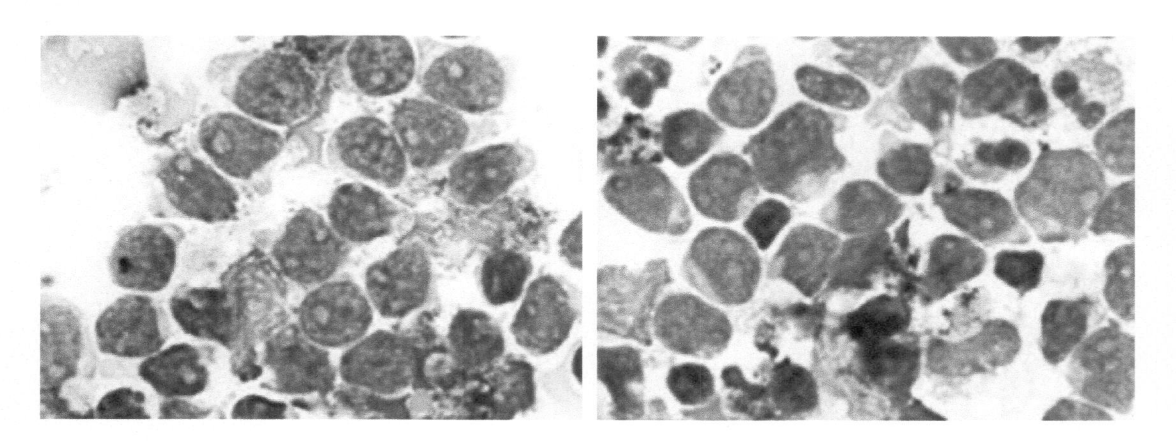

图 4-3-5　×1000 胸腔积液、腹水中白血病细胞

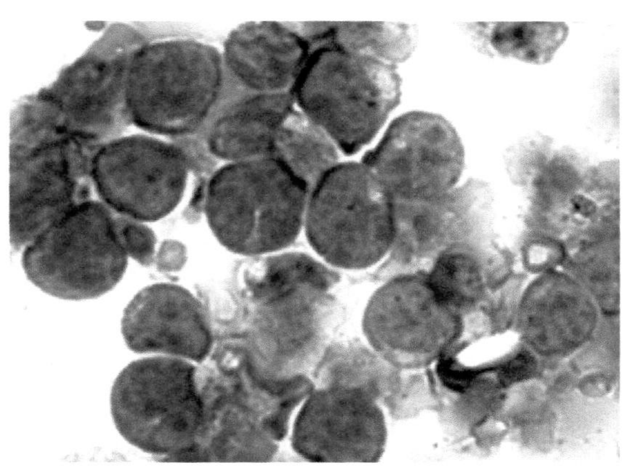
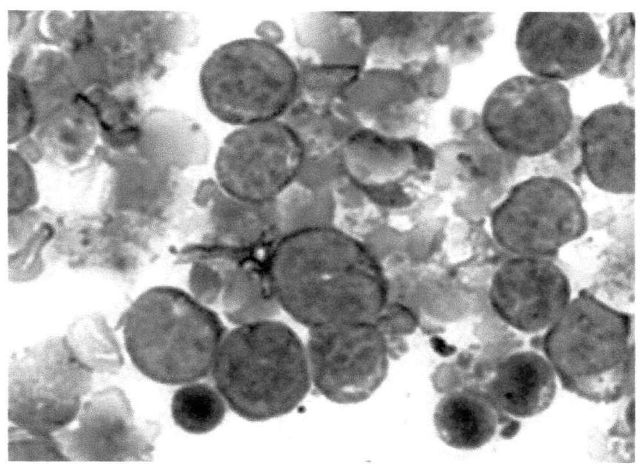

图 4-3-6　×1000 胸腔积液、腹水中非霍奇金淋巴瘤细胞（一）

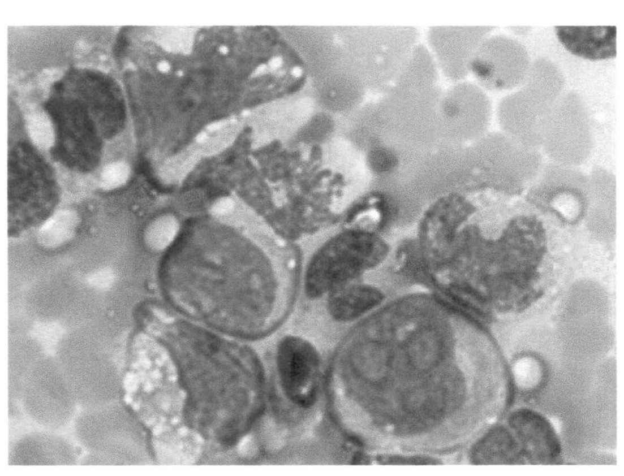
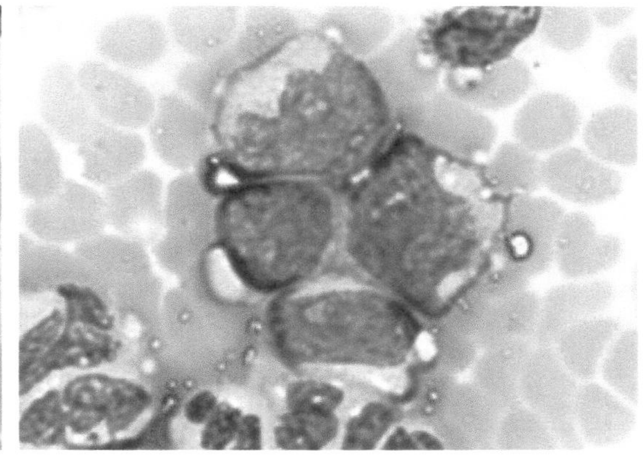

图 4-3-7　×1000 胸腔积液、腹水中非霍奇金淋巴瘤细胞（二）

二、脑脊液沉渣涂片白血病细胞示图

脑脊液沉渣涂片中白血病细胞示图见图 4-3-8。

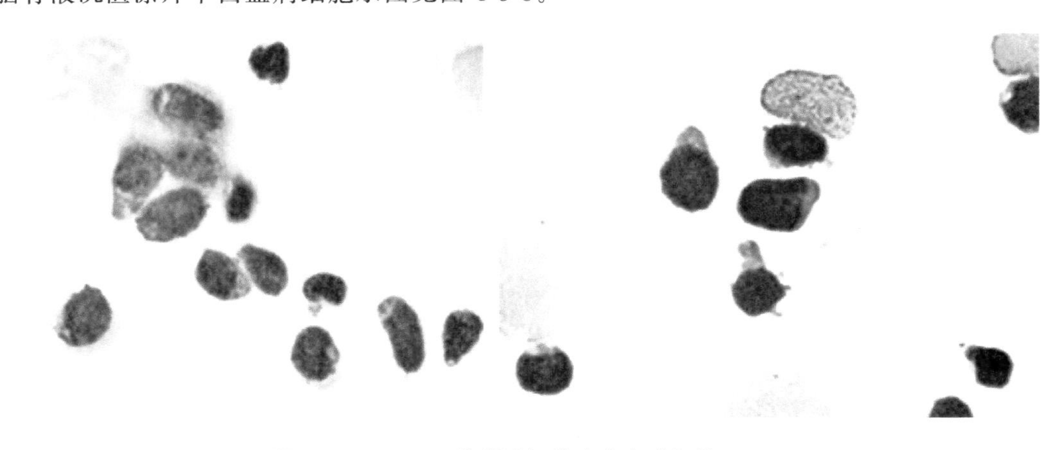

图 4-3-8　×1000 脑脊液沉渣中白血病细胞

三、痰液涂片癌细胞示图

痰液涂片中癌细胞示图见图 4-3-9～图 4-3-11。

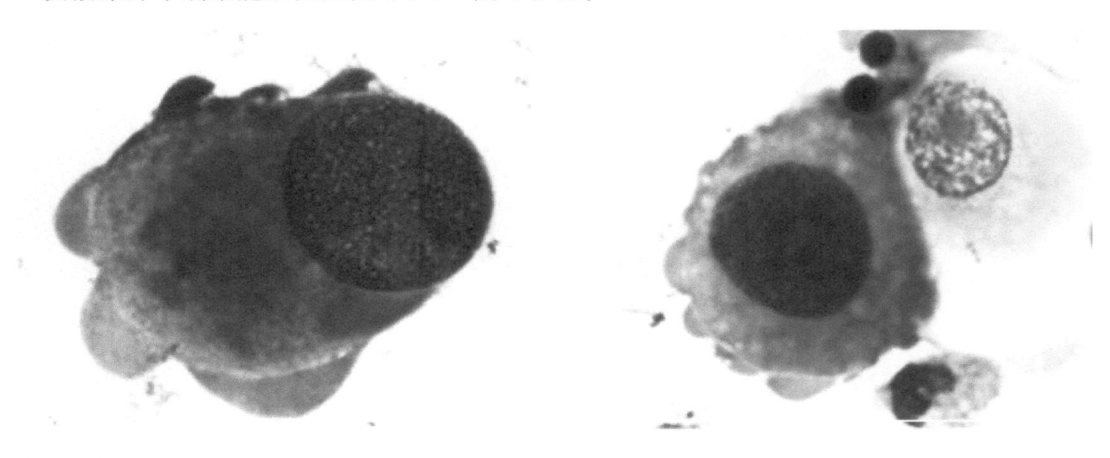

图 4-3-9　×1000 痰液中腺癌细胞(一)

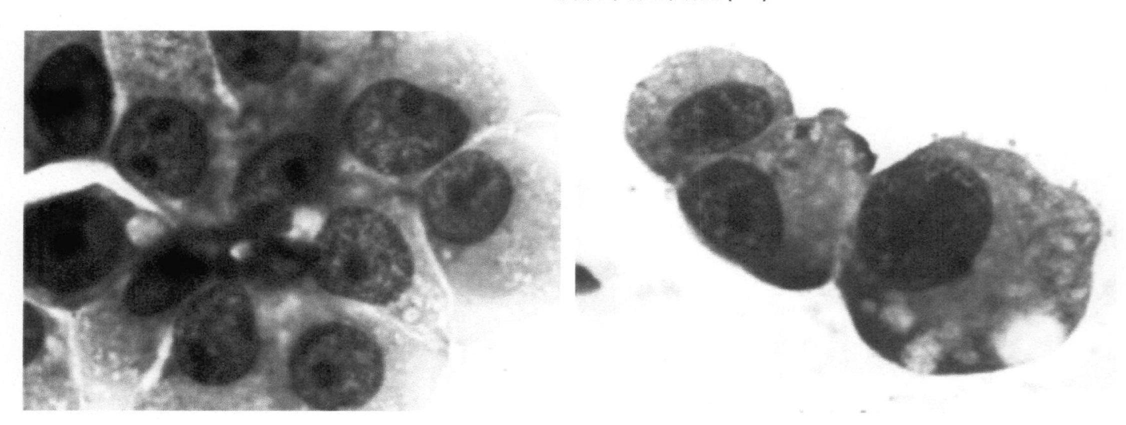

图 4-3-10　×1000 痰液中腺癌细胞(二)

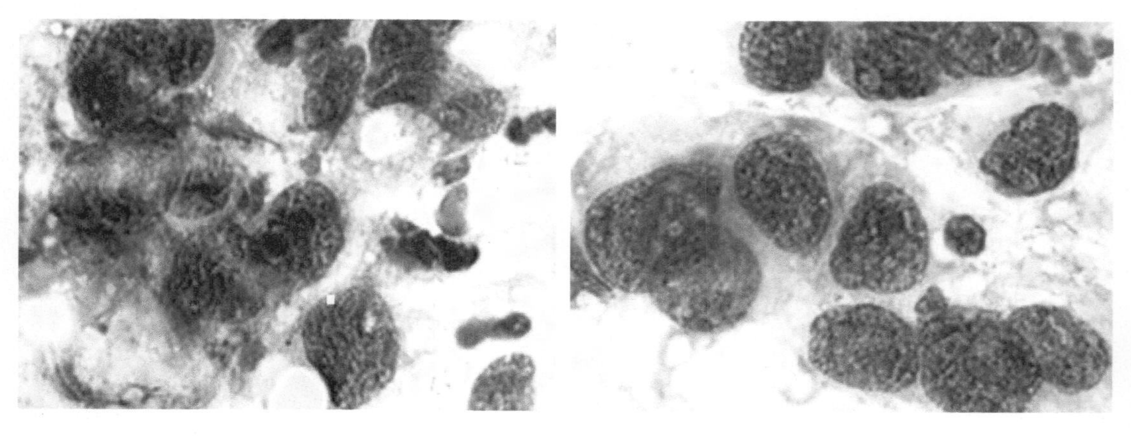

图 4-3-11　×1000 痰液中腺癌细胞(三)

四、乳头溢液涂片癌细胞示图

乳头溢液涂片癌细胞示见图 4-3-12。

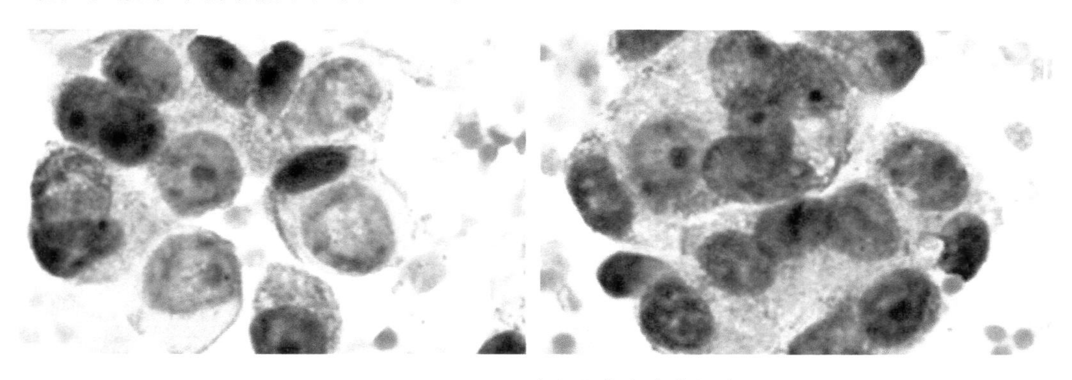

图 4-3-12　×1000 乳头溢液中腺癌细胞

五、前列腺液涂片癌细胞示图

前列腺液涂片癌细胞示图见图 4-3-13。

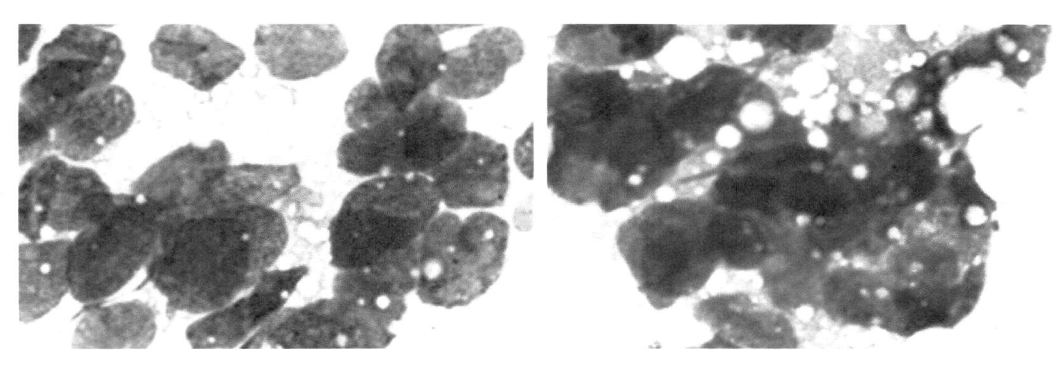

图 4-3-13　×1000 前列腺液中腺癌细胞

六、尿液沉渣涂片癌细胞示图

尿液沉渣涂片癌细胞示图图 4-3-14～图 4-3-15。

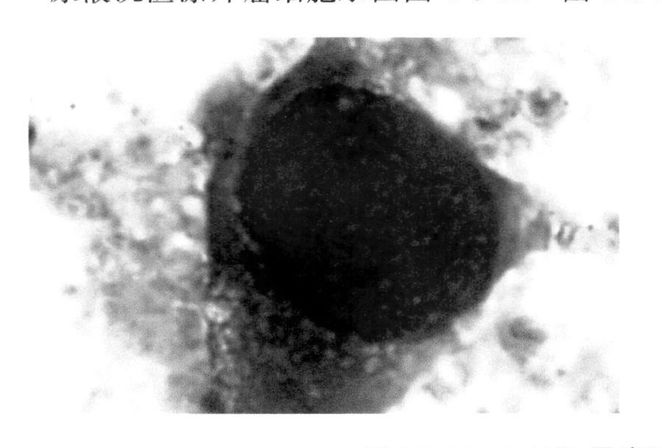

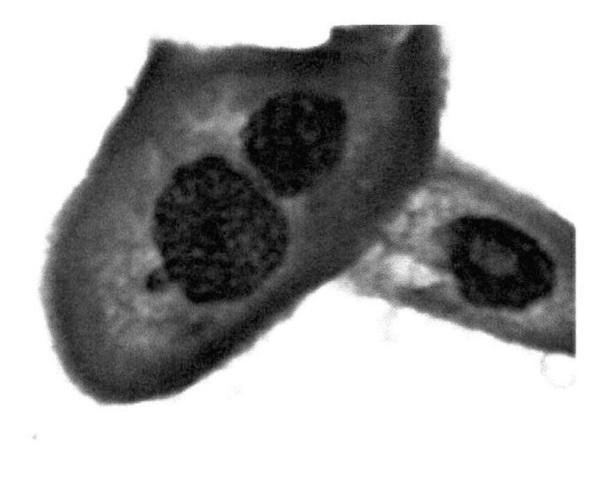

图 4-3-14　×1000 尿液沉渣中鳞癌细胞(一)

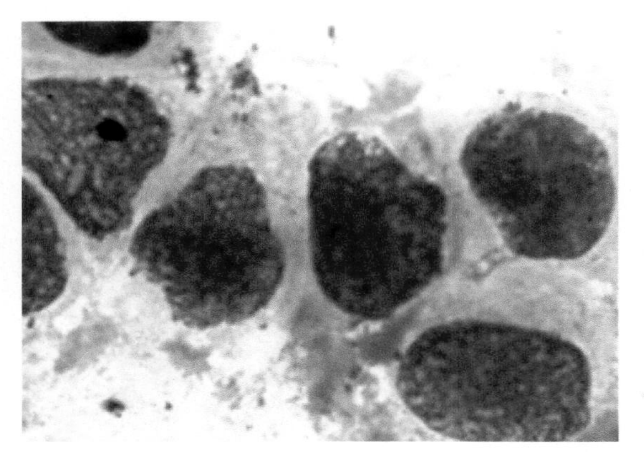
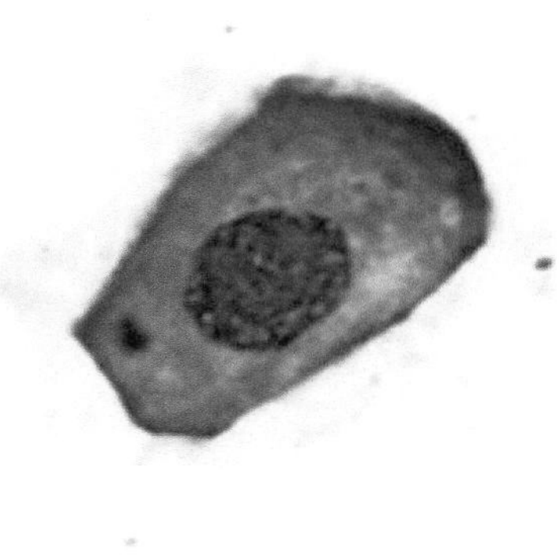

图 4-3-15　×1000 尿液沉渣中鳞癌细胞(二)

七、淋巴结穿刺涂片恶性肿瘤细胞示图

淋巴结穿刺涂片恶性肿瘤细胞示图见图 4-3-16～图 4-3-27。

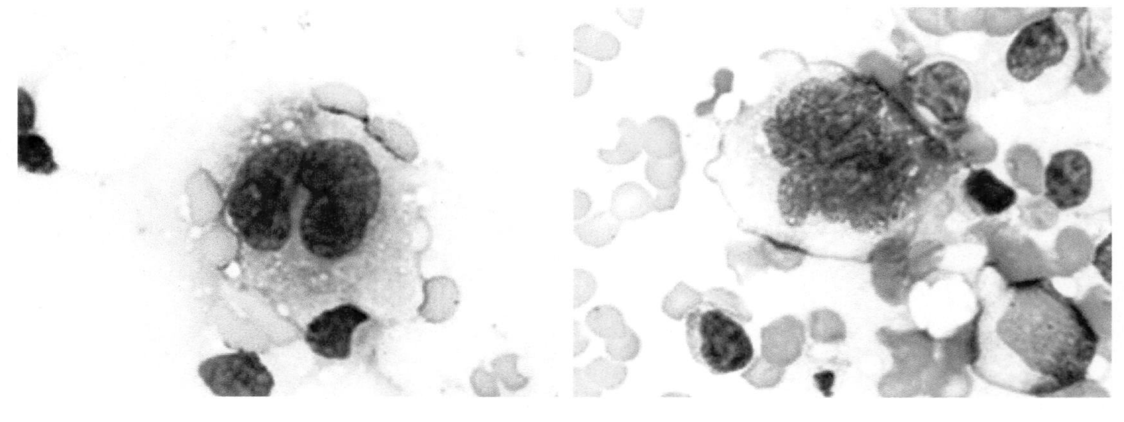

图 4-3-16　×1000 霍奇金淋巴瘤细胞(一)

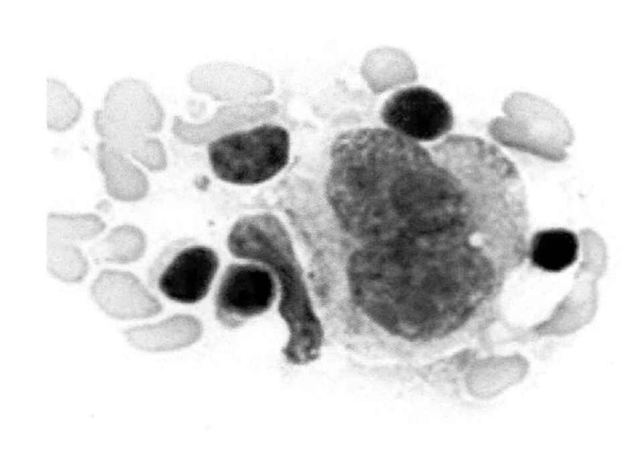
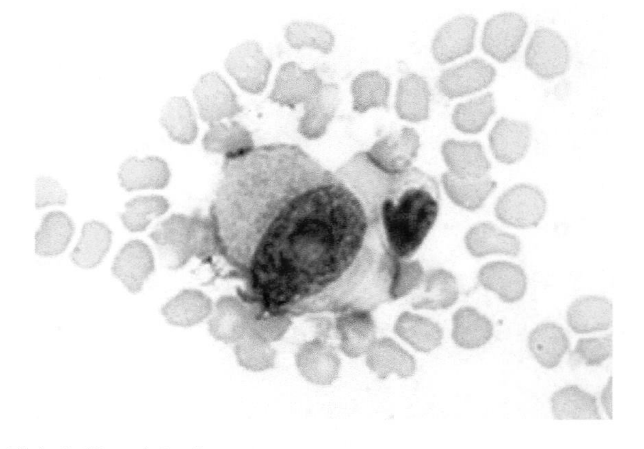

图 4-3-17　×1000 霍奇金淋巴瘤细胞(二)

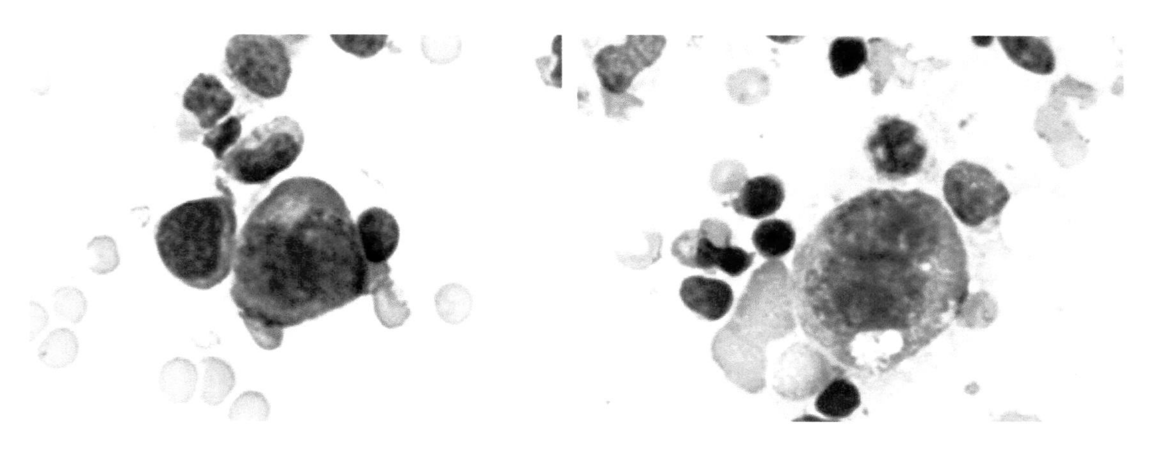

图 4-3-18　×1000 霍奇金淋巴瘤细胞(三)

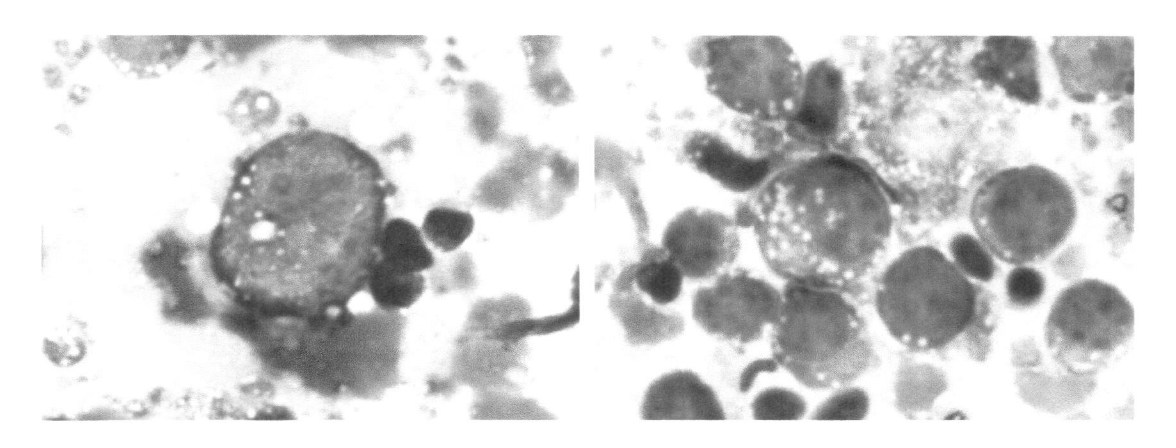

图 4-3-19　×1000 非霍奇金淋巴瘤细胞(一)

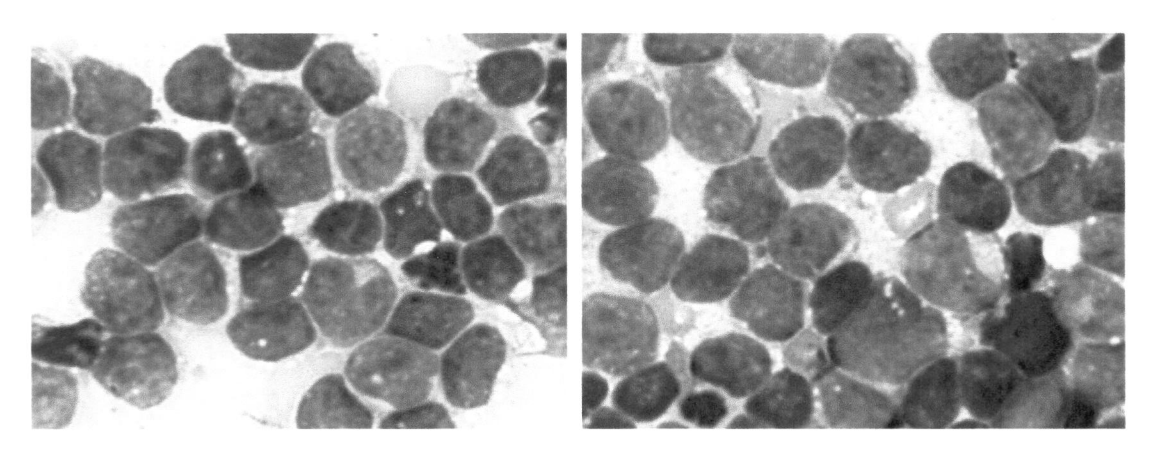

图 4-3-20　×1000 非霍奇金淋巴瘤细胞(二)

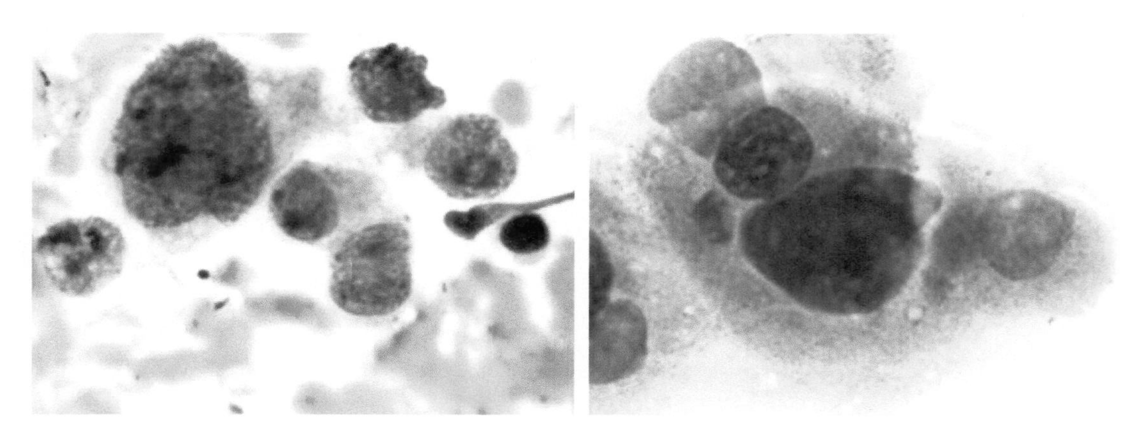

图 4-3-21　×1000 癌细胞淋巴结转移(一)

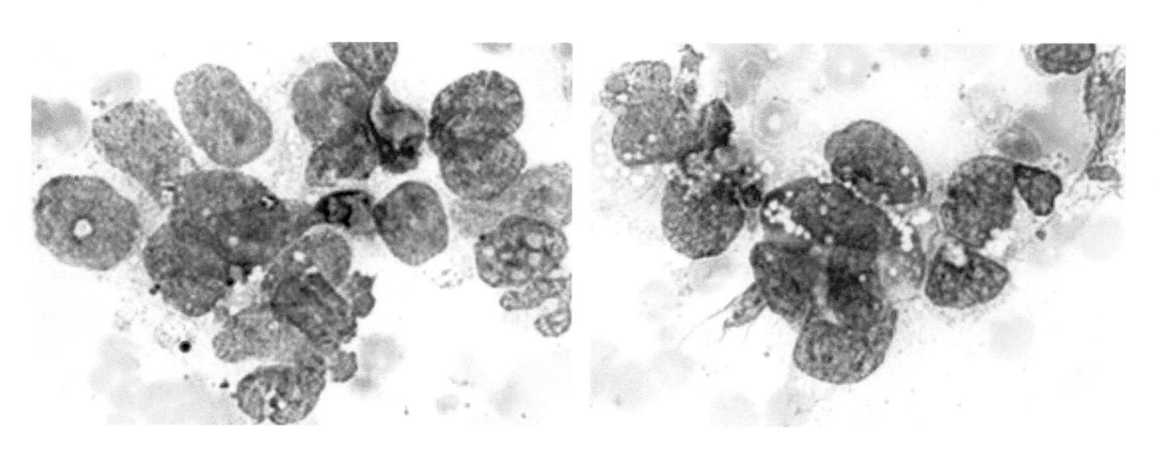

图 4-3-22　×1000 癌细胞淋巴结转移(二)

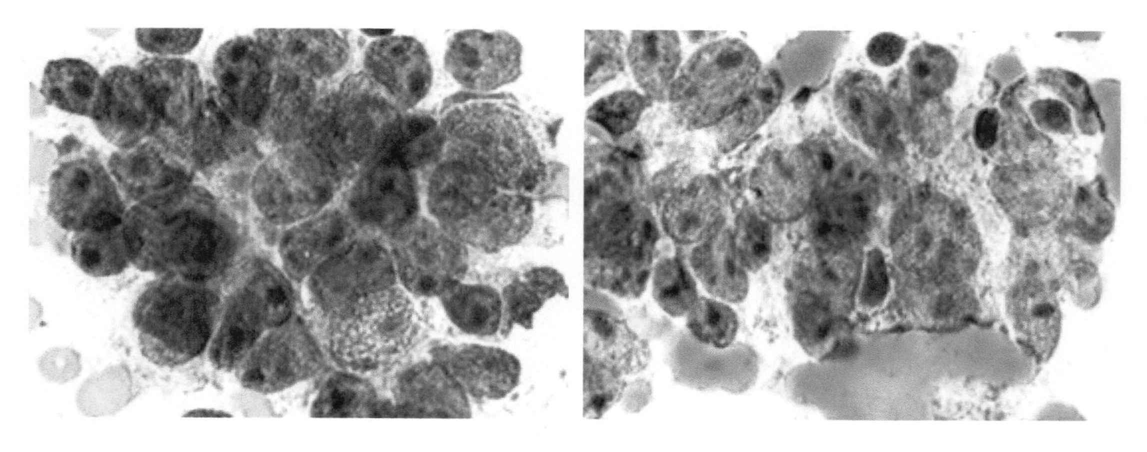

图 4-3-23　×1000 癌细胞淋巴结转移(三)

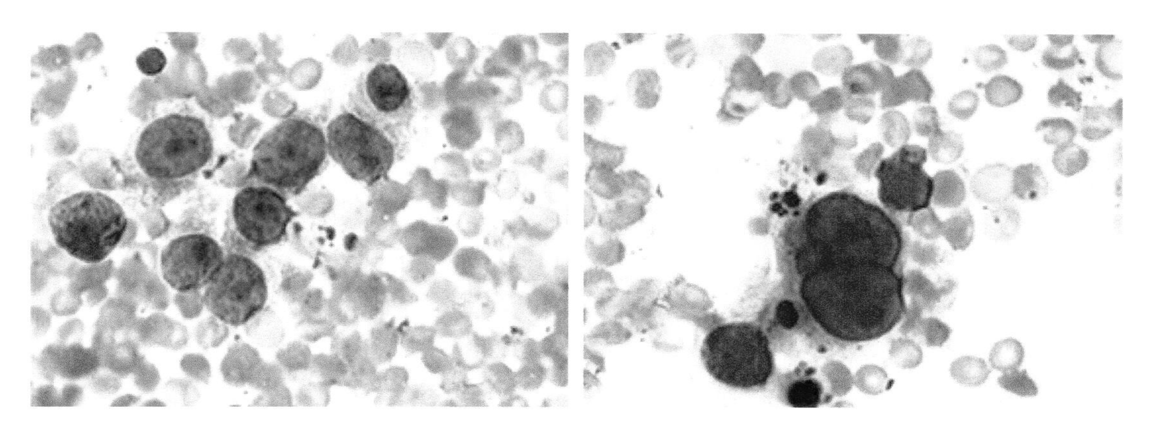

图 4-3-24　×1000 癌细胞淋巴结转移(四)

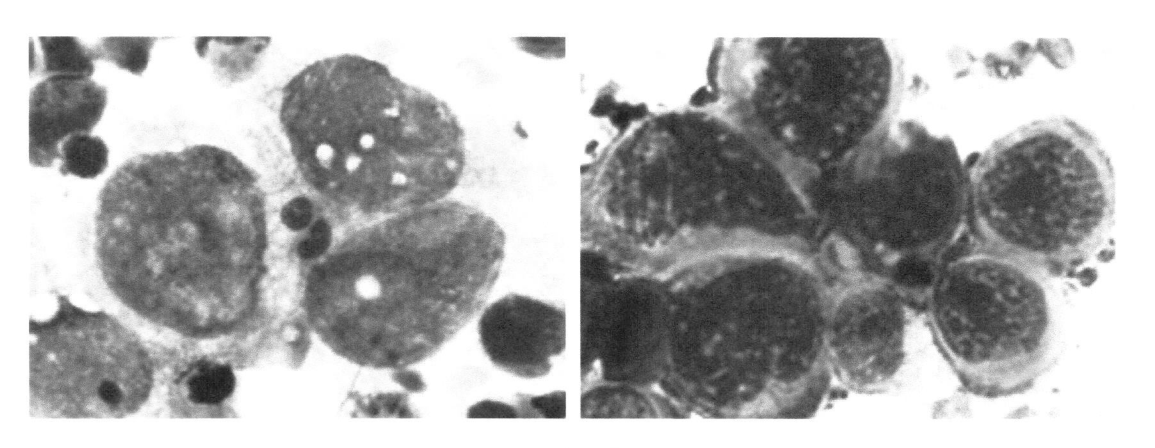

图 4-3-25　×1000 癌细胞淋巴结转移(五)

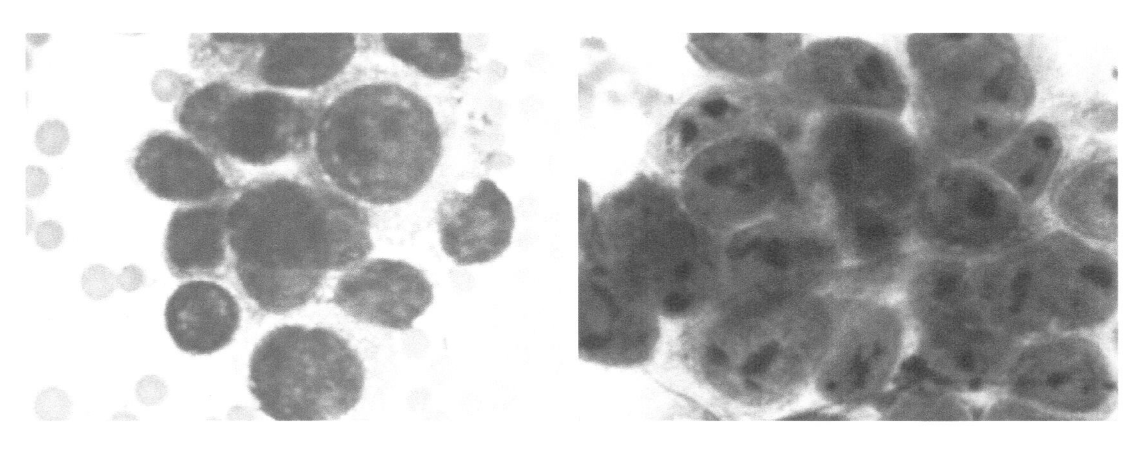

图 4-3-26　×1000 癌细胞淋巴结转移(六)

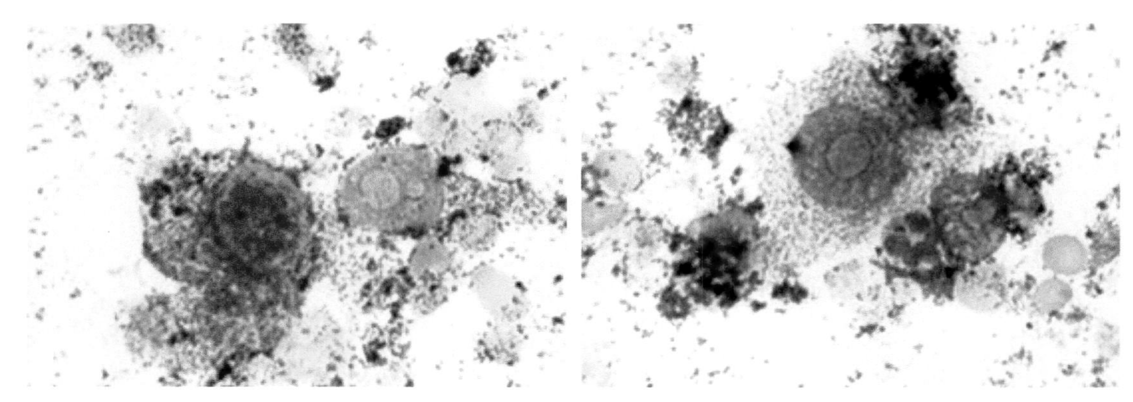

图 4-3-27　×1000 恶性黑色素瘤细胞淋巴结转移

八、上颌窦肿块穿刺涂片癌细胞示图

上颌窦肿块穿刺涂片癌细胞示图见图 4-3-28。

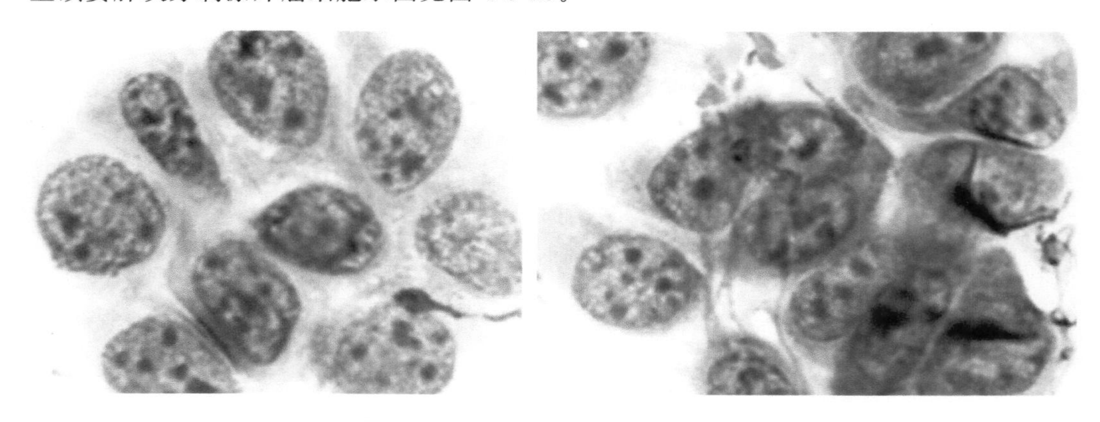

图 4-3-28　×1000 上颌窦癌细胞

九、乳腺肿块穿刺涂片癌细胞示图

乳腺肿块穿刺涂片癌细胞示图见图 4-3-29～图 4-3-33。

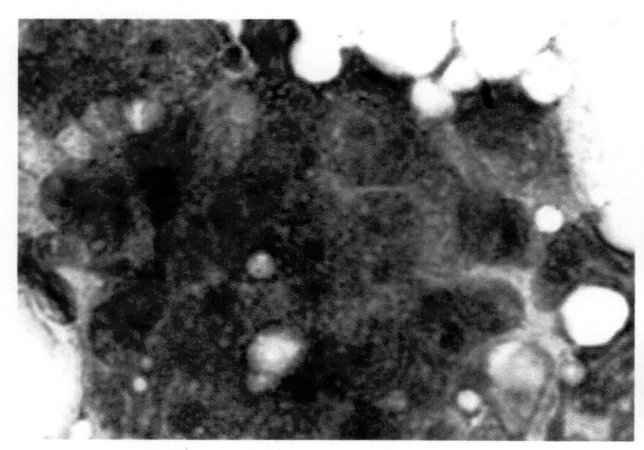

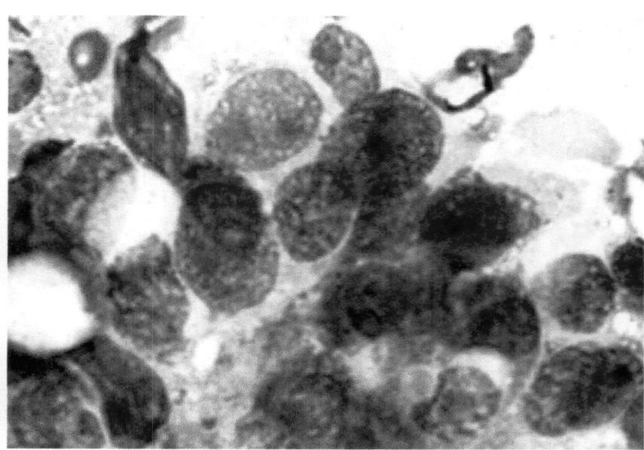

图 4-3-29　×1000 乳腺癌细胞(一)

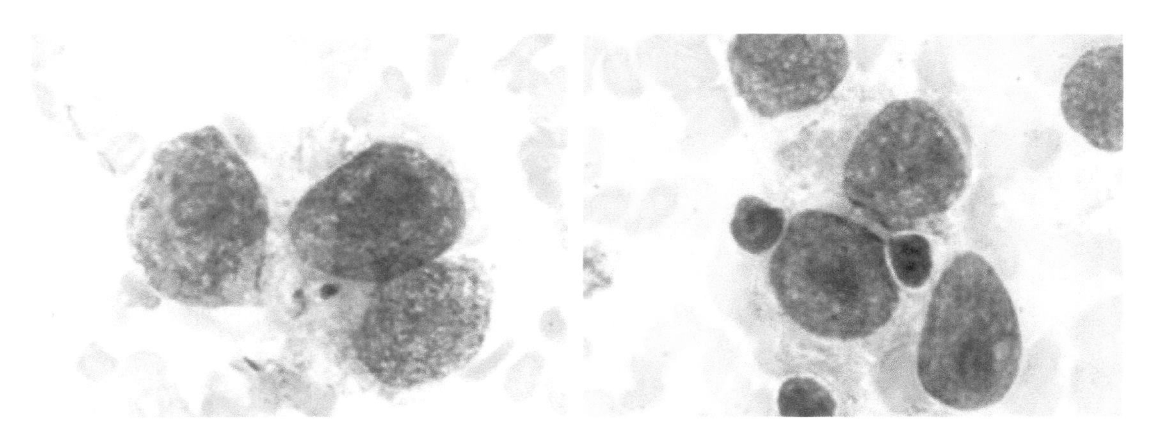

图 4-3-30　×1000 乳腺癌细胞(二)

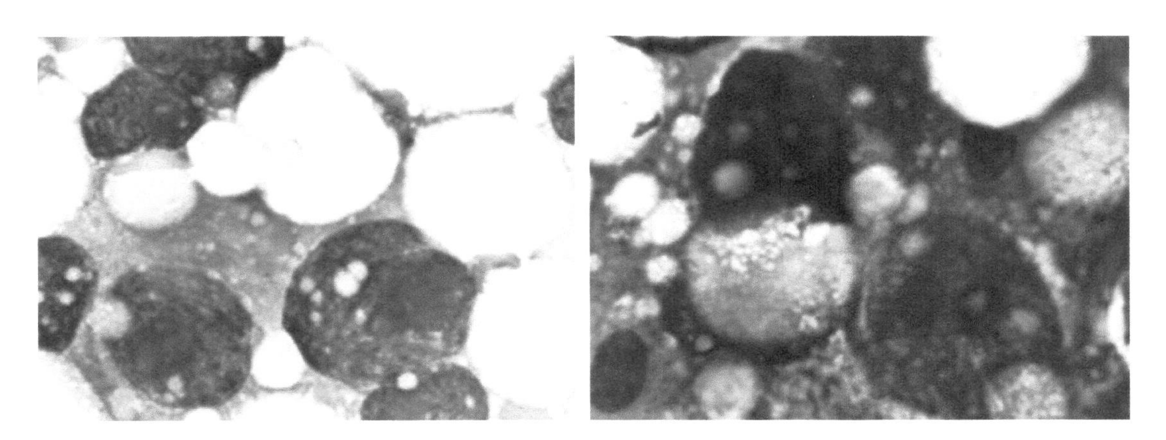

图 4-3-31　×1000 乳腺癌细胞(三)

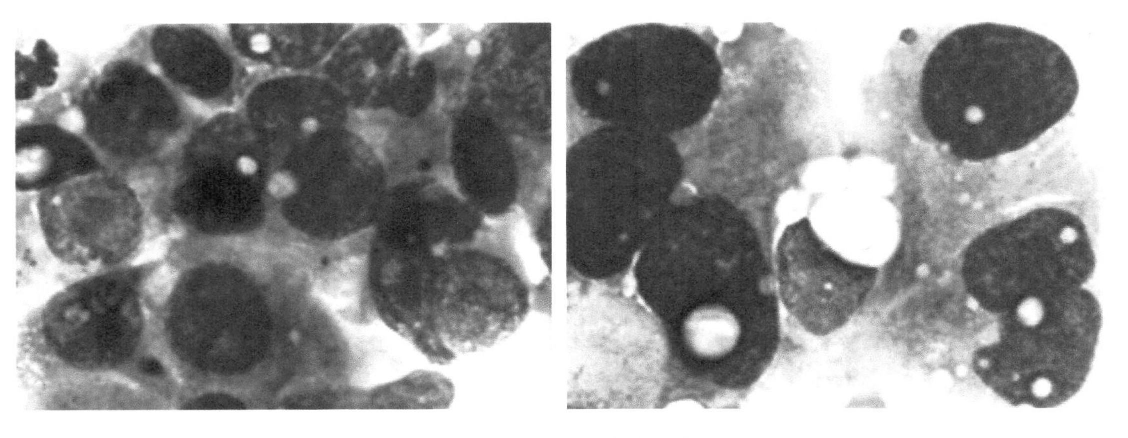

图 4-3-32　×1000 乳腺癌细胞(四)

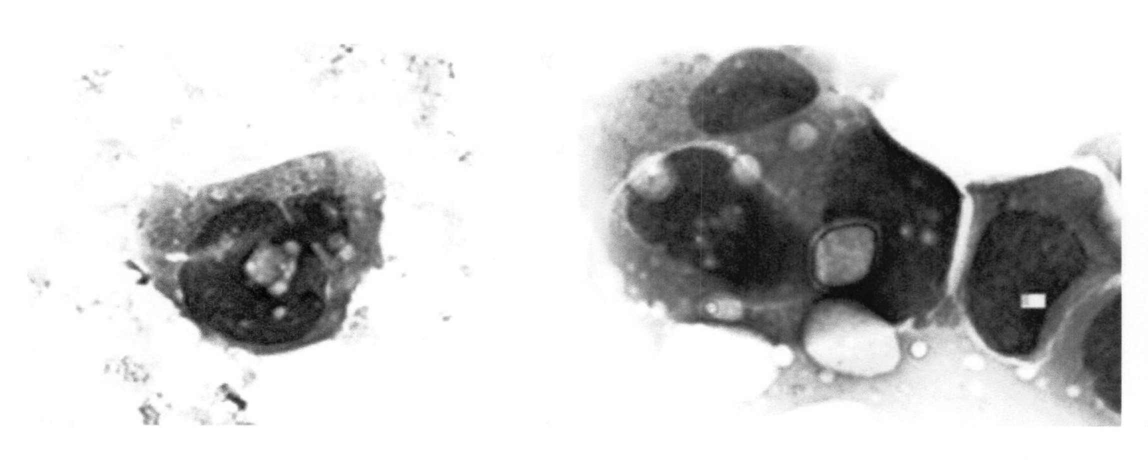

图 4-3-33 ×1000 乳腺癌细胞(五)

十、鼻咽部涂片癌细胞示图

鼻咽部涂片癌细胞示图见图 4-3-34～图 4-3-37。

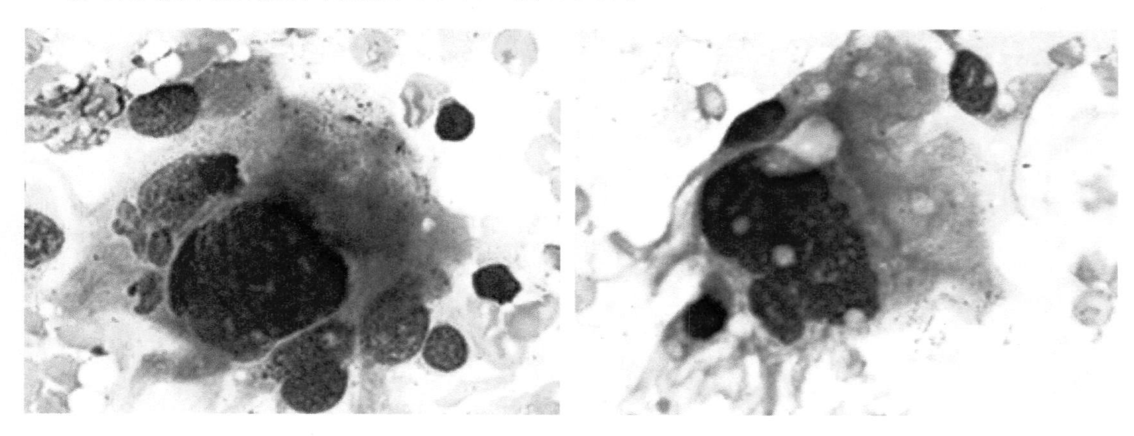

图 4-3-34 ×1000 鼻咽部癌细胞(一)

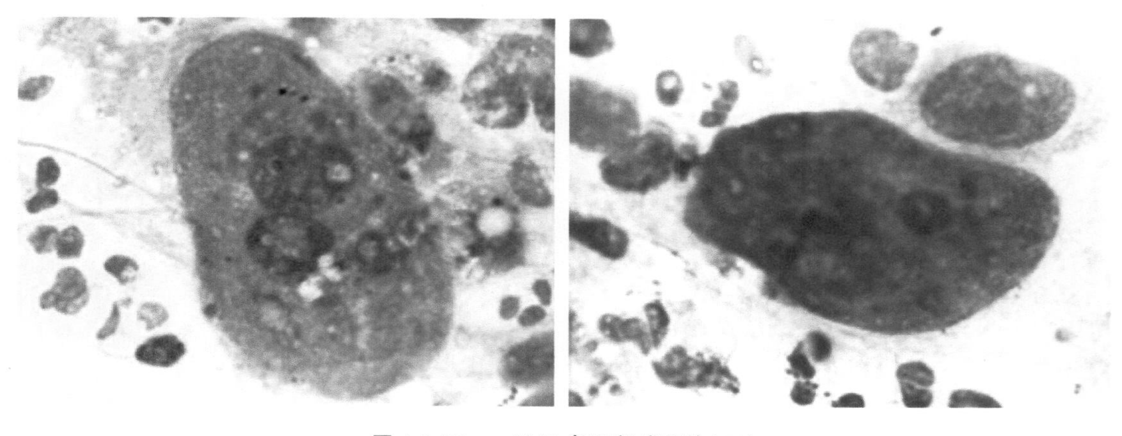

图 4-3-35 ×1000 鼻咽部癌细胞(二)

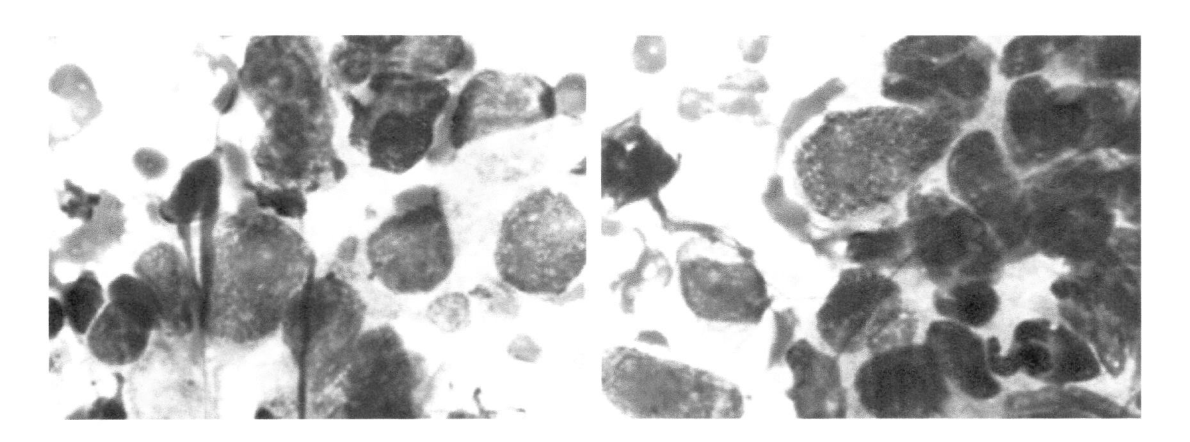

图 4-3-36　×1000 鼻咽部癌细胞(三)

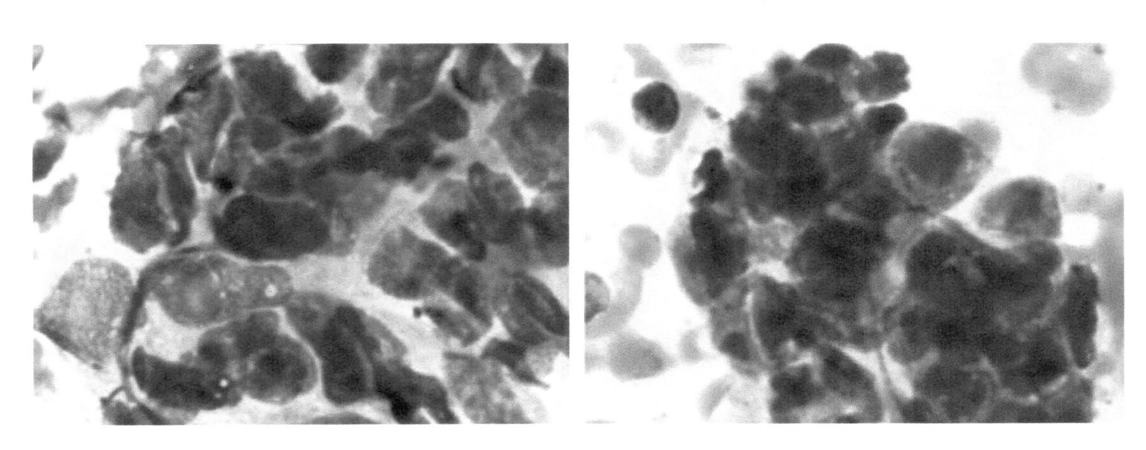

图 4-3-37　×1000 鼻咽部癌细胞(四)

十一、喉部涂片癌细胞示图

喉部涂片癌细胞示图见图 4-3-38。

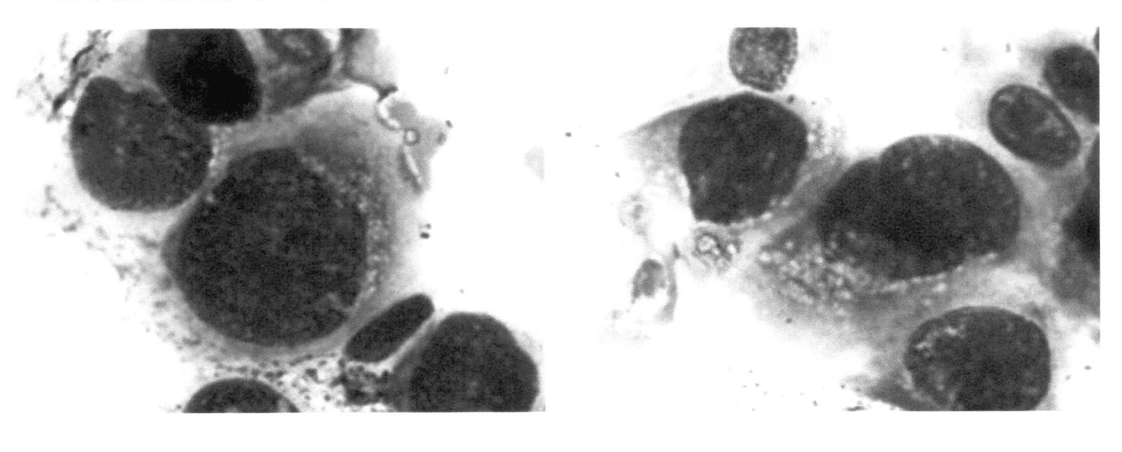

图 4-3-38　×1000 喉部癌细胞

十二、胃镜活检组织印片癌细胞示图

胃镜活检组织印片癌细胞示图见图 4-3-39～图 4-3-41。

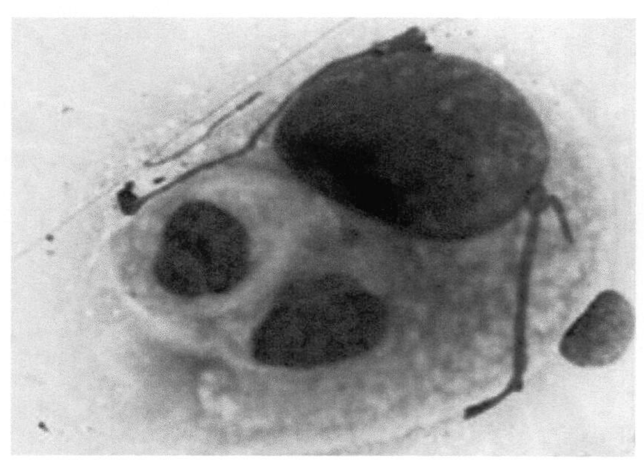
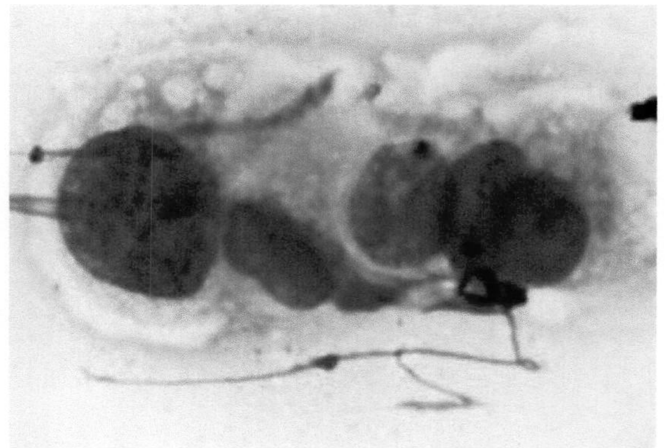

图 4-3-39　×1000 胃部癌细胞(一)

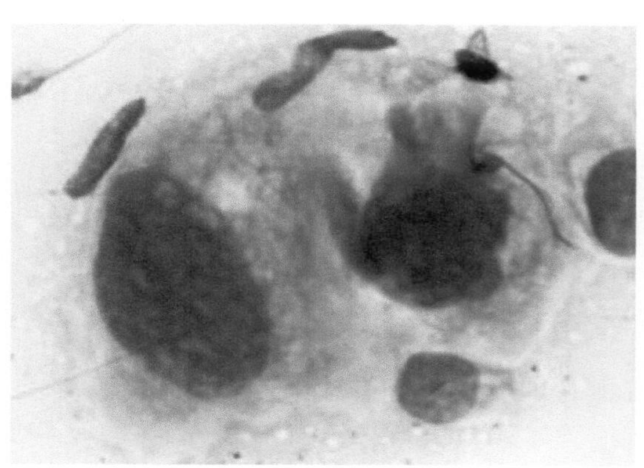
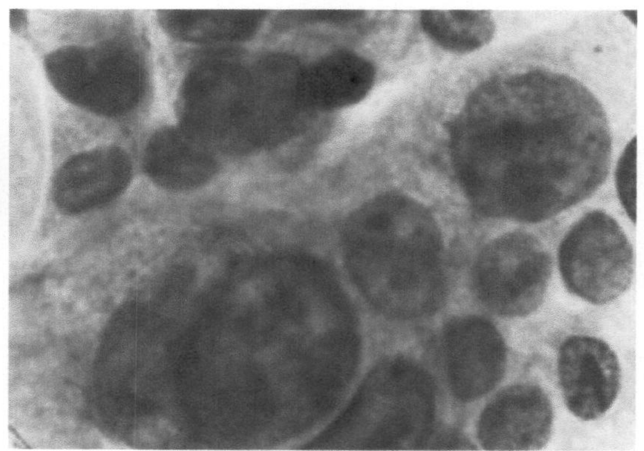

图 4-3-40　×1000 胃部癌细胞(二)

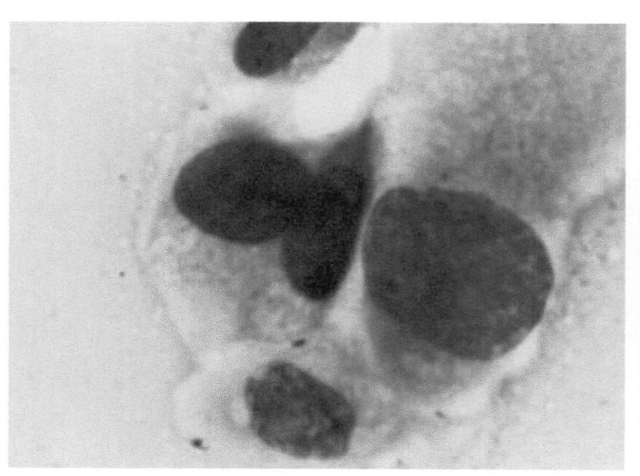
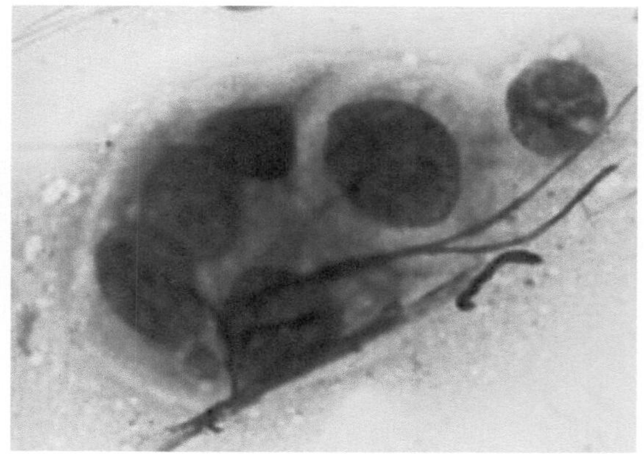

图 4-3-41　×1000 胃部癌细胞(三)

十三、宫颈刮片癌细胞示图

宫颈刮片癌细胞示图见图 4-3-42。

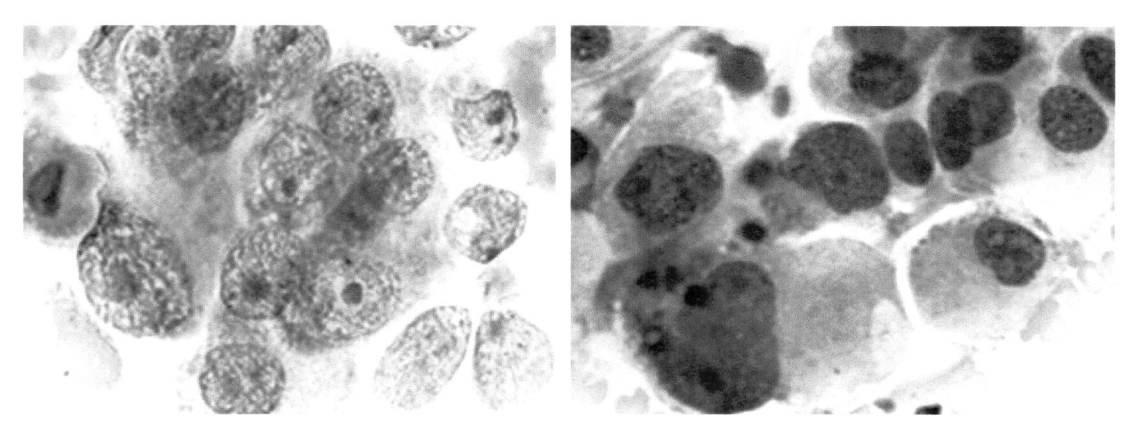

图 4-3-42 ×1000 宫颈癌细胞

十四、盆腔肿块物 B 超下穿刺涂片癌细胞示图

盆腔肿块物 B 超下穿刺涂片癌细胞示图见图 4-3-43。

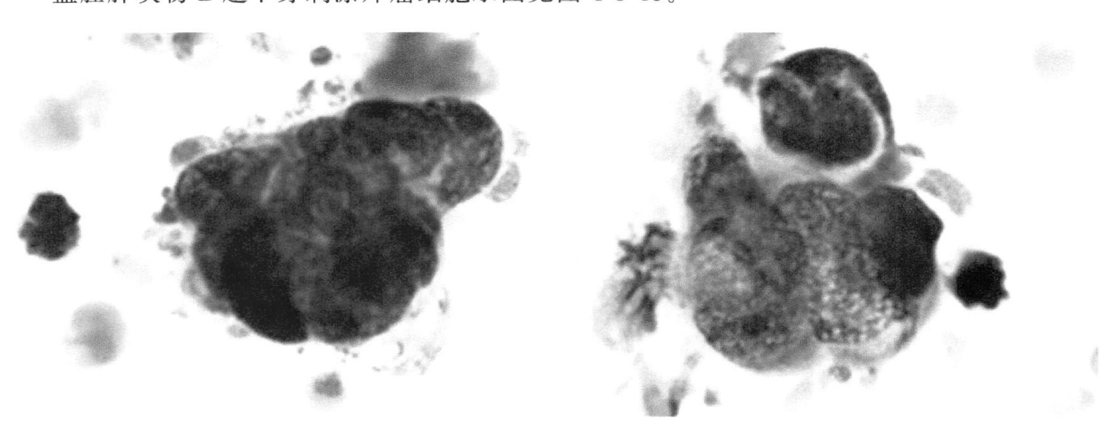

图 4-3-43 ×1000 盆腔肿块癌细胞

十五、直肠分泌物涂片癌细胞示图

直肠分泌物涂片癌细胞示图见图 4-3-44～图 4-3-46。

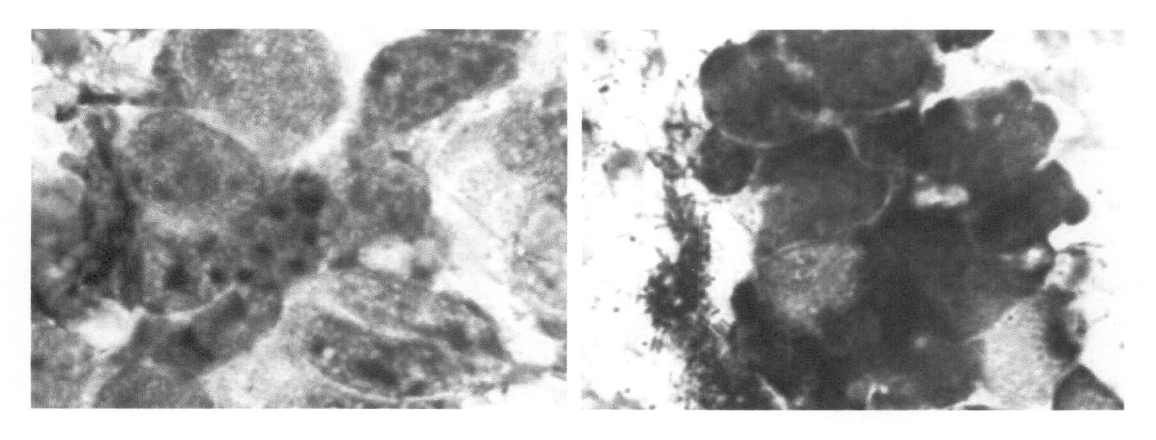

图 4-3-44　×1000 直肠分泌物癌细胞(一)

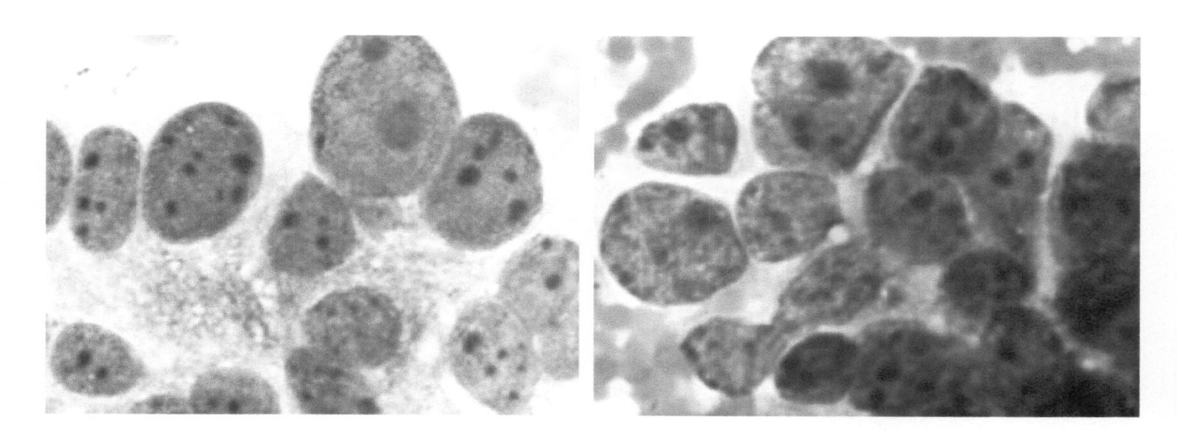

图 4-3-45　×1000 直肠分泌物癌细胞(二)

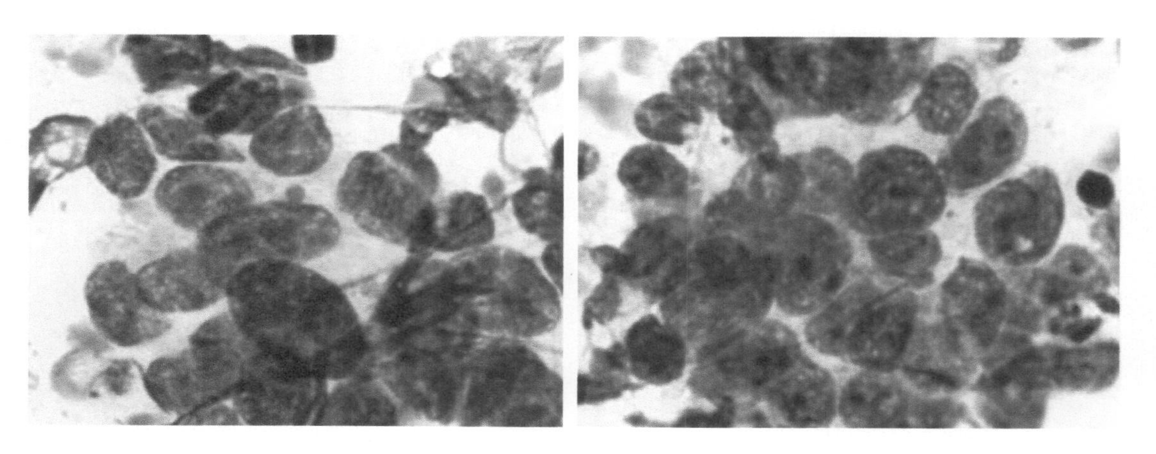

图 4-3-46　×1000 直肠分泌物癌细胞(三)

十六、支气管镜刷检物涂片癌细胞示图

支气管镜刷检物涂片癌细胞示图见图 4-3-47～图 4-3-51。

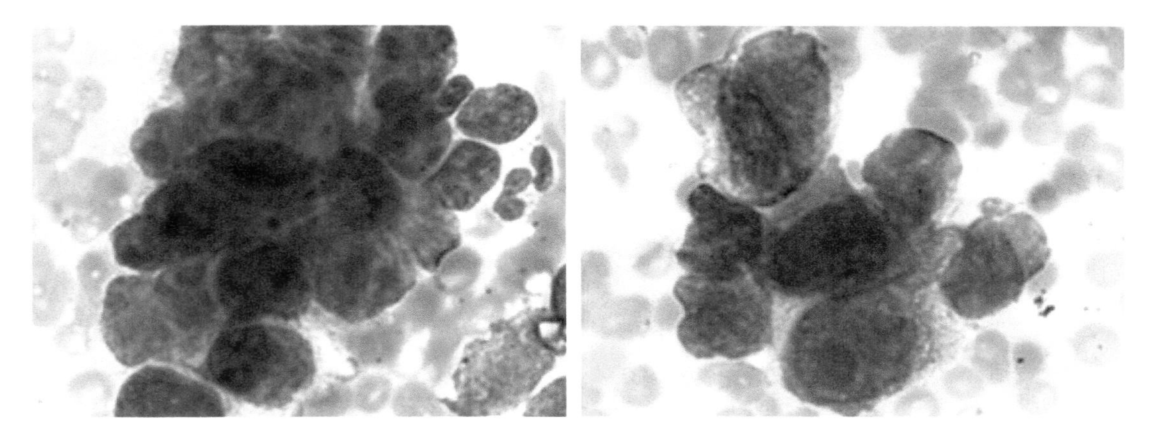

图 4-3-47 ×1000 支气管镜刷检物癌细胞(一)

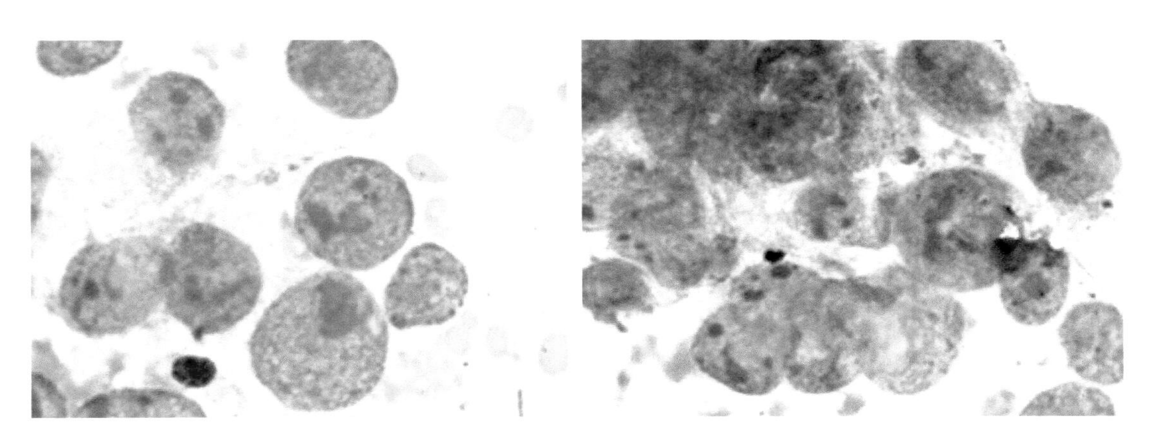

图 4-3-48 ×1000 支气管镜刷检物癌细胞(二)

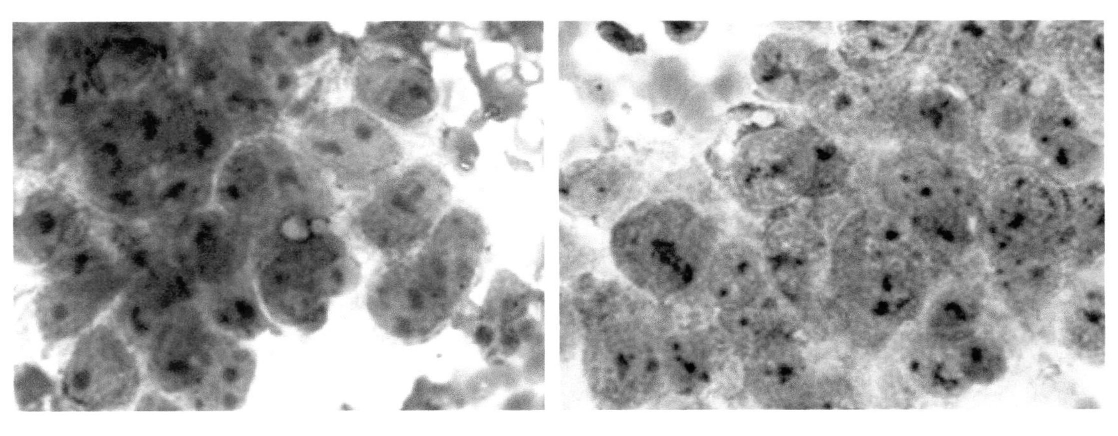

图 4-3-49 ×1000 支气管镜刷检物癌细胞(三)

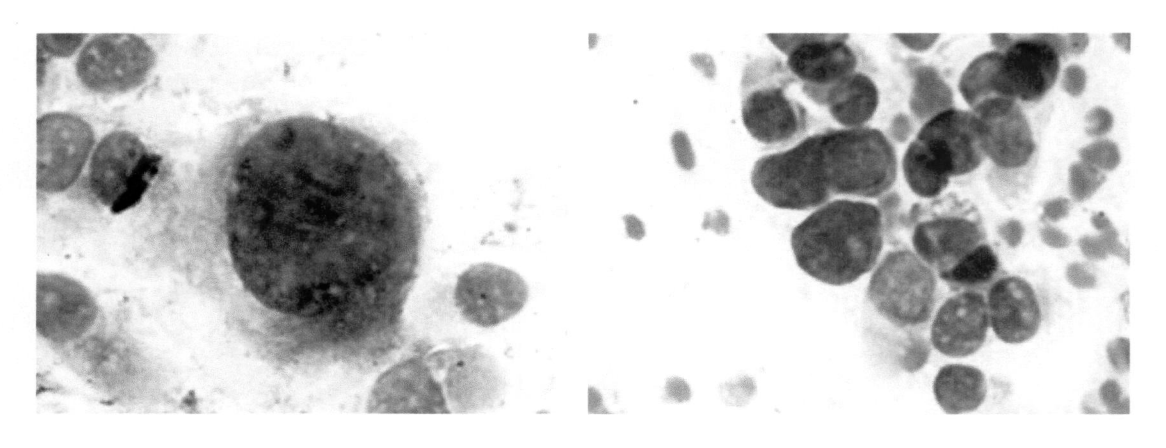

图 4-3-50　×1000 支气管镜刷检物癌细胞(四)

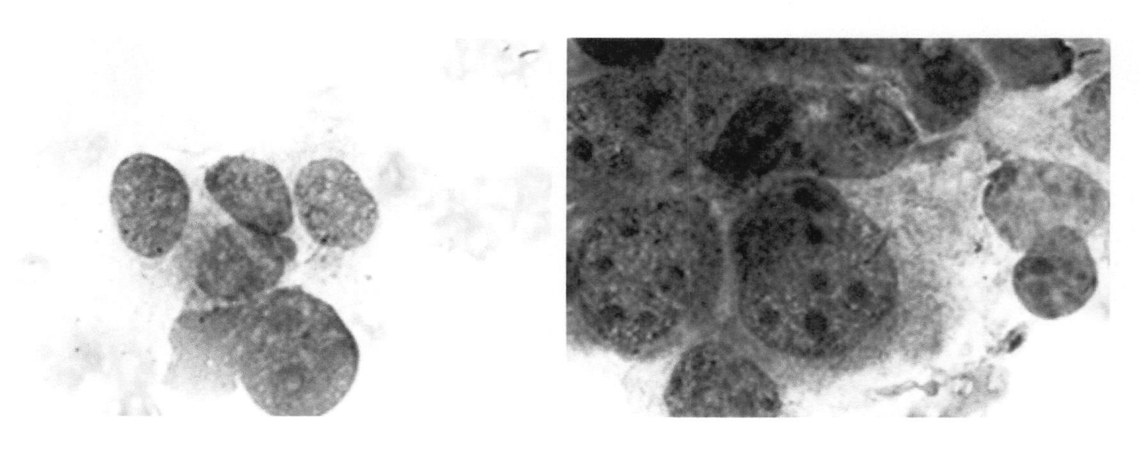

图 4-3-51　×1000 支气管镜刷检物癌细胞(五)

十七、肝穿刺涂片癌细胞示图

肝穿刺涂片癌细胞示图见图 4-3-52～图 4-3-54。

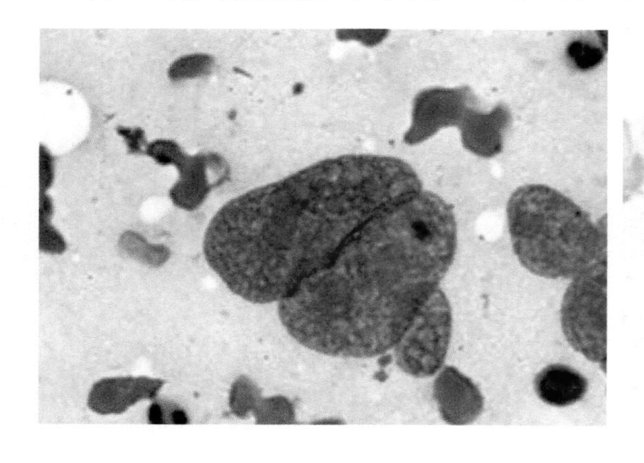

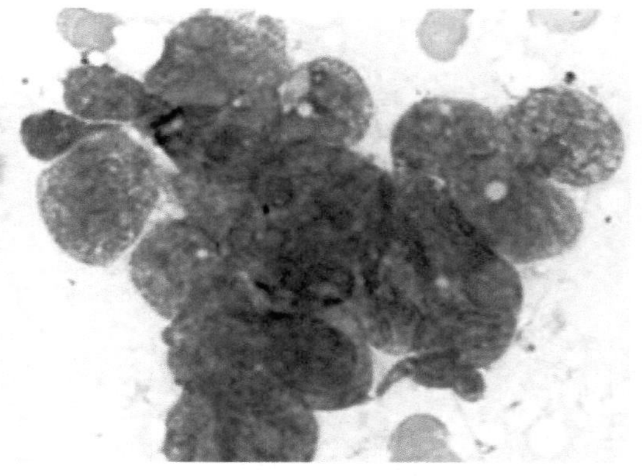

图 4-3-52　×1000 肝癌细胞(一)

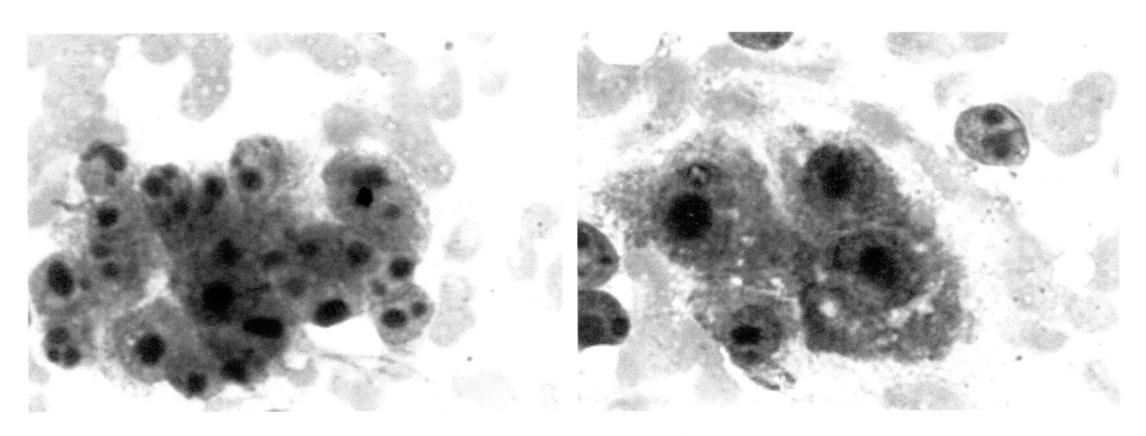

图 4-3-53　×1000 肝癌细胞(二)

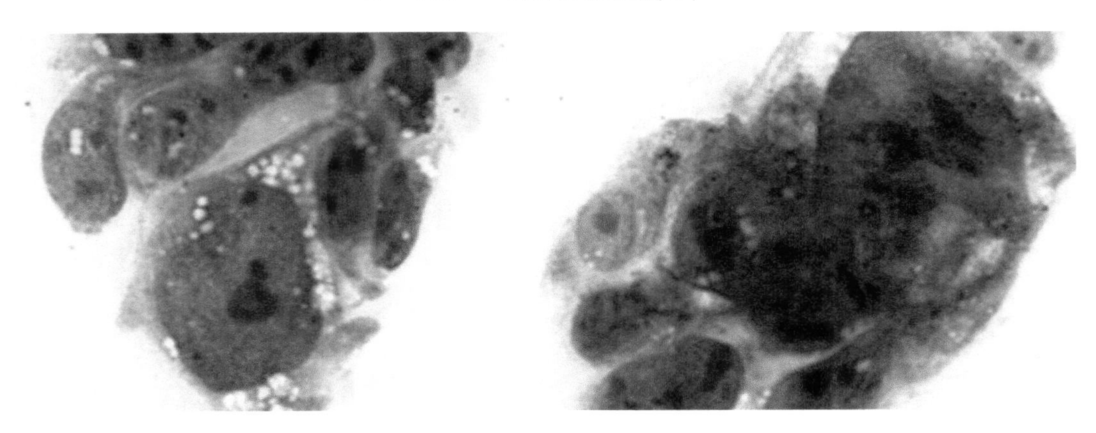

图 4-3-54　×1000 肝癌细胞(三)

十八、纤维状鳞癌细胞

纤维状鳞癌细胞可出现在痰液、支气管镜刷检物、肺穿物、鼻咽部、子宫颈等标本中(图 4-3-55～图 4-3-58)。

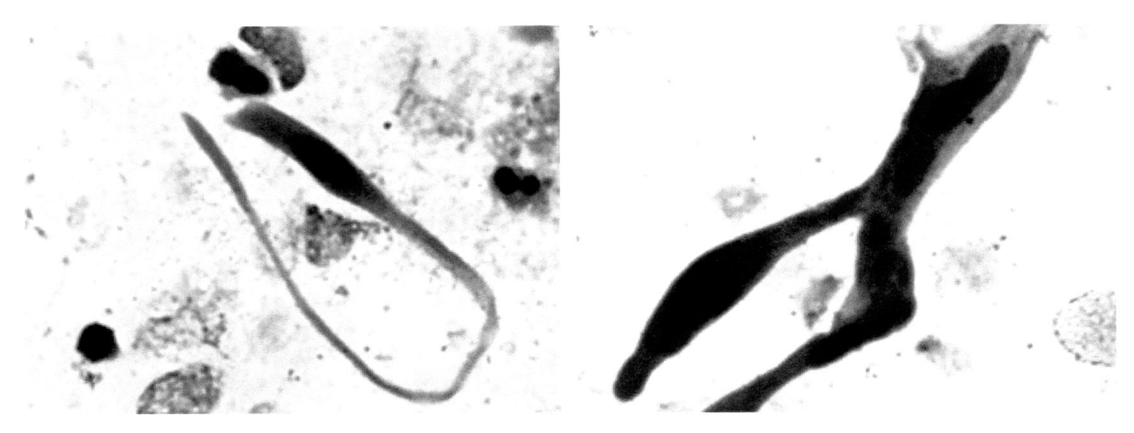

图 4-3-55　×1000 纤维状癌细胞(一)

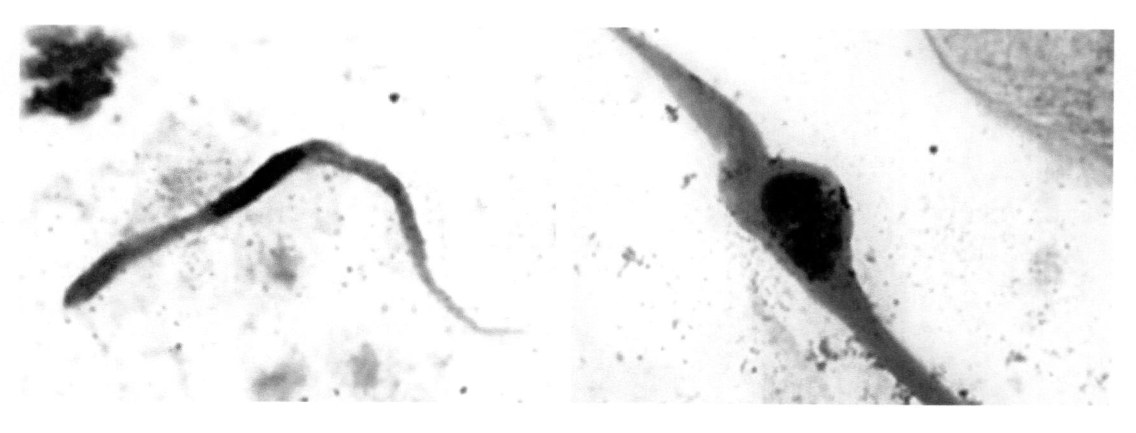

图 4-3-56 ×1000 纤维状癌细胞(二)

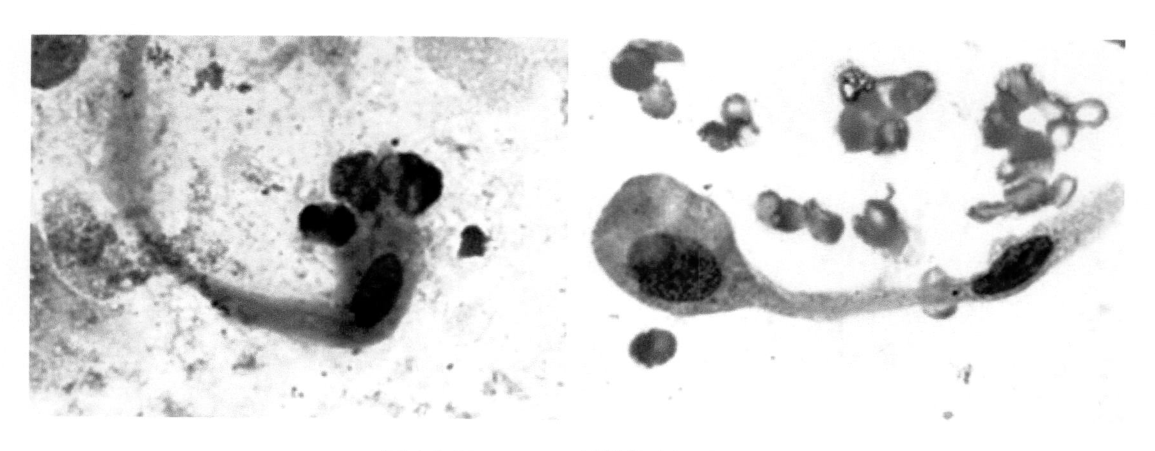

图 4-3-57 ×1000 纤维状癌细胞(三)

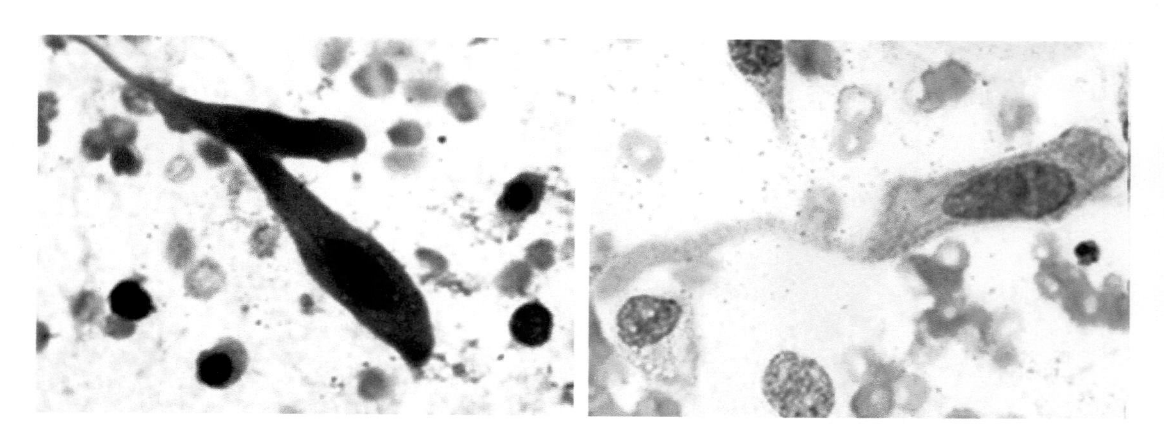

图 4-3-58 ×1000 纤维状癌细胞(四)